# 医学影像技术专业

# 临床实践操作指南

主　编 ◎ 鲜军舫　牛延涛　胡玲静

副主编 ◎ 刘丹丹　张永县　燕　飞

科学技术文献出版社
SCIENTIFIC AND TECHNICAL DOCUMENTATION PRESS

·北京·

**图书在版编目（CIP）数据**

医学影像技术专业临床实践操作指南 / 鲜军舫，牛延涛，胡玲静主编 . -- 北京：科学技术文献出版社，2025. 1. -- ISBN 978-7-5235-2240-0

Ⅰ. R445-62

中国国家版本馆 CIP 数据核字第 2025LM9930 号

## 医学影像技术专业临床实践操作指南

策划编辑：张　蓉　责任编辑：张　蓉　史钰颖　责任校对：宋红梅　责任出版：张志平

| | |
|---|---|
| 出 版 者 | 科学技术文献出版社 |
| 地　　址 | 北京市复兴路15号　邮编 100038 |
| 编 务 部 | （010）58882938，58882087（传真） |
| 发 行 部 | （010）58882868，58882870（传真） |
| 邮 购 部 | （010）58882873 |
| 官 方 网 址 | www.stdp.com.cn |
| 发 行 者 | 科学技术文献出版社发行　全国各地新华书店经销 |
| 印 刷 者 | 北京地大彩印有限公司 |
| 版　　次 | 2025年1月第1版　2025年1月第1次印刷 |
| 开　　本 | 889×1194　1/16 |
| 字　　数 | 462千 |
| 印　　张 | 15　彩插24面 |
| 书　　号 | ISBN 978-7-5235-2240-0 |
| 定　　价 | 138.00元 |

# ▶▶ 主编简介

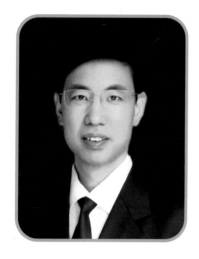

**鲜军舫**

教授，主任医师，博士研究生导师，首都医科大学附属北京同仁医院医学影像中心主任、放射科主任。享受国务院政府特殊津贴专家、国家人力资源和社会保障部有突出贡献中青年专家、国家卫生计生突出贡献中青年专家，第十六届北京市优秀思想政治工作者，入选国家百千万人才工程、北京市高层次创新创业人才支持计划领军人才、北京市百千万人才工程。

【社会任职】

担任中华医学会放射学分会第15、第16届委员会常务委员，中华医学会放射学分会第14届委员会委员，中华医学会放射学分会第15届委员会头颈学组组长，中华医学会放射学分会第16届委员会医学影像质量控制与管理规范工作组组长，中国医疗保健国际交流促进会影像医学分会第二届委员会主任委员，白求恩公益基金会影像诊断专家委员会副主任委员，中国医师协会放射医师分会委员，北京医学会放射学会副主任委员。担任 *Chinese Medical Journal* 编委、《中华放射学杂志》编委、《中华解剖与临床杂志》副总编辑、《磁共振成像》副主编、《中国医学影像技术》《临床放射学杂志》等期刊常务编委。

【专业特长】

精通头颈部影像学、脑功能磁共振成像技术，同时在医学影像质量控制与管理方面拥有丰富经验。

【工作经历】

1992年8月至今，任职于首都医科大学附属北京同仁医院。

【学术成果】

作为第一作者或通讯作者发表SCI收录论文82篇、中文核心期刊论文248篇；主编专著10部，主译专著5部。获国家科学技术进步奖二等奖2项，省部级科学技术进步成果奖一等奖2项、二等奖2项、三等奖1项。主持国家重点研发计划和国家自然科学基金等项目23项。

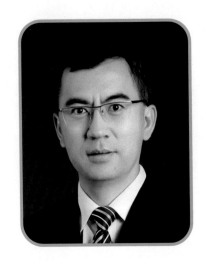

## 牛延涛

教授，主任技师，博士研究生导师，首都医科大学附属北京友谊医院放射科副主任。

【社会任职】

担任北京医学会放射技术分会主任委员、中国医师协会医学技师专业委员会副主任委员兼总干事、中国医药教育协会医学影像技术学专业委员会主任委员、国家卫生健康标准委员会放射卫生标准专业委员会委员、国家级放射卫生技术评审专家、北京市医学影像质量控制和改进中心副主任。担任《中华放射学杂志》《中华放射医学与防护杂志》《数字医学与健康》等期刊编委、《CT 理论与应用研究（中英文）》副主编。

【专业特长】

擅长医学影像成像技术理论研究，在质量控制、辐射剂量管理及成像参数优化方面经验丰富。

【工作经历】

1996 年 8 月至 2024 年 12 月，任职于首都医科大学附属北京同仁医院，2025 年 1 月至今，任职于首都医科大学附属北京友谊医院。

【学术成果】

作为第一作者或通讯作者发表中华级和 SCI 收录论文 60 余篇，其中 1 篇获中国科学技术协会优秀科技论文，2 篇入选"领跑者 5000——中国精品科技期刊顶尖学术论文"；主编教材或专著 9 部，主译专著 2 部，作为副主编编写专著 6 部。获国家科学技术进步奖二等奖 1 项，主持国家自然科学基金项目 2 项、北京市自然科学基金项目 2 项，获北京市科技新星计划、北京市卫生系统高层次公共卫生技术人才资助。牵头制定国家卫生行业标准 3 项，获批专利 3 件。

# ▶▶ 主编简介

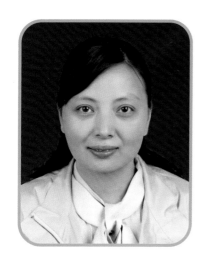

### 胡玲静

教授，首都医科大学燕京医学院医学影像学学系主任、党支部书记。

【社会任职】

担任中国医药教育协会医学影像技术学专业委员会常务委员、中国医师协会医学技师专业委员会第二届委员会委员、中华医学会影像技术分会第八届教育专业委员会副主任委员、中华医学会影像技术分会第八届委员会医学影像 AI 专业委员会青年委员会副主任委员、北京医学会放射技术分会第八届委员会教育与继续教育学组组长。

【专业特长】

擅长医学影像图像的处理及分析，精于搭建基于医学影像的人工智能模型，并推动其在医学影像领域的应用。

【工作经历】

1998 年 6 月至今，任职于首都医科大学燕京医学院。

【学术成果】

发表中英文论文 10 余篇，其中大部分发表于人工智能或医学图像处理领域顶级刊物及国际顶级会议（NIPS/ICCV/ECCV/AAAI/MICCAI/TIST 等）中；主编、参编教材 9 部。主持、参与国家级、市厅级以上科研项目 8 项。独立获市厅级以上科学技术奖 1 项，获软件著作权 3 项。

# ▶▶ 编委会

**主　编**　鲜军舫　牛延涛　胡玲静
**副主编**　刘丹丹　张永县　燕　飞

**编　者**（按姓氏笔画排序）
马梓轩　首都医科大学附属北京同仁医院
王世军　首都医科大学附属北京同仁医院
牛延涛　首都医科大学附属北京友谊医院
朱　蕾　首都医科大学附属北京同仁医院
任　悦　首都医科大学附属北京同仁医院
刘云福　首都医科大学附属北京同仁医院
刘丹丹　首都医科大学附属北京同仁医院
刘宇航　首都医科大学附属北京同仁医院
许丽萍　首都医科大学附属北京同仁医院
吴建兴　首都医科大学附属北京同仁医院
张永县　首都医科大学附属北京同仁医院
张丽丽　首都医科大学附属北京同仁医院
张宗锐　首都医科大学附属北京同仁医院
张梦诗　首都医科大学燕京医学院
陈青华　清华大学附属北京清华长庚医院，
　　　　清华大学临床医学院
郁　鹏　首都医科大学附属北京同仁医院
周　辰　首都医科大学燕京医学院
胡玲静　首都医科大学燕京医学院
胡贵祥　首都医科大学燕京医学院
郭森林　首都医科大学附属北京同仁医院
常丹丹　首都医科大学燕京医学院
康天良　首都医科大学附属北京同仁医院
董建鑫　首都医科大学燕京医学院
韩文静　首都医科大学燕京医学院
虞滨滨　首都医科大学附属北京同仁医院
鲜军舫　首都医科大学附属北京同仁医院
燕　飞　首都医科大学附属北京同仁医院
霍　然　首都医科大学附属北京同仁医院

# ▶▶ 前　言

随着医学影像设备硬件和软件技术的迅猛发展，我国影像设备的装机量大幅提升，随之而来的是影像检查人次数的快速攀升。近年来，影像组学和人工智能的发展对影像技术人员提出了新的和更高的要求。然而，目前我国对医学影像技师的从业资格还没有统一要求，执业资格的准入体系还没有建立，致使高等学校的影像技术教育水平和临床影像技师的专业能力参差不齐，无法有效满足影像技术高速发展和现代化医院高水平建设的需求。

近年来，国家卫生健康委多次强调提升医学影像同质化水平，这为临床医学影像检查的规范化指明了方向。目前我国多个省份开展了医学技术人员包括影像技师的规范化培训，这对合理利用影像设备、正确应用新技术、提高影像质量具有重要的意义，进而为临床疾病诊疗提供更好的影像学支持。首都医科大学自 2018 年起开设影像技术本科专业，而首都医科大学附属北京同仁医院作为依托单位和承担专业课程教学的医院之一，对影像技术专业学生的课堂教学、实习带教、科教融合拥有较丰富的经验，建立了一支能力较强的教学队伍。基于此，我们一起筹划了本专著的编写大纲，组织了编写团队，经过近两年的努力，终于完成了编写工作。

本书共十二章，分别介绍了医学影像技术学的内涵和发展现状、人文关怀与医患沟通、实习计划和大纲的制订、实习过程中对师生的要求、普通 X 射线摄影实践操作指南、乳腺 X 射线摄影实践操作指南、床旁 X 射线摄影实践操作指南、CT 实践操作指南、MRI 实践操作指南、介入放射实践操作指南，以及毕业设计和答辩、毕业技能考核，同时配有思维导图和考核要点，方便读者在阅读中厘清学习脉络，提高学习效率和效果。

本书重点强调在数字化 X 射线摄影术、CT、MRI 和数字减影血管造影临床学习中的操作要点和注意事项，并结合常见问题进行分析。书中图文并茂，逻辑清晰，系统性强，且从临床操作规范化的实际需求出发，针对性与适配性俱佳，确保读者能够切实掌握并有效运用所学知识。本书既可作为医学影像技术专业学生的实习指导教材，也可作为影像技师规范化培训教材，以及临床医学影像从业人员的参考书。

本书的编者主要来自首都医科大学附属北京同仁医院和首都医科大学燕京医学院，他们具有深厚的理论基础、丰富的临床实操和教学经验。然而，医学影像技术相关专业知识复杂且新技术更新较快，本书作为第一版，可借鉴的经验有限且限于编者水平，难免存在不足之处，望各位同道在使用中提出宝贵意见和建议，以便再版时修订和改进。

鲜军舫　牛延涛　胡玲静

2023 年 8 月 8 日

# ▶▶ 目 录

# 第一章
## 绪论

## 第一节  医学影像技术学的内涵

### 一、学科定义和内涵

《教育学名词》对"技术"的定义为"以现代科学为基础，为完成研究、生产或服务任务，获得预期成果所设计的执行性方法和手段"。对于"医学技术"的定义，我们可以借用以上的描述方式，即"以现代医学为基础，为完成疾病的预防、筛查、诊断、治疗或预后预测等任务，获得预期成果所设计的执行性方法和手段"。进一步具体到"医学影像技术"，我们可以将其定义为"以现代医学影像成像方法学为基础，为完成疾病的预防、筛查、诊断、治疗或预后预测等任务，获得预期的影像学信息所设计的成像方法和影像后处理技术"。

医学影像技术学是以基础医学、临床医学、理学和工学的基本理论为支撑，研究医学成像的原理、方法及其临床应用，为疾病的诊断、治疗和预后预测提供医学影像学信息支持的交叉学科。医学影像技术学以培养理论型、创新型、应用型人才为目标，要求其熟练掌握医学成像方案设计、数据采集和后处理的理论和技能，并进一步优化成像链的环节和患者的管理，以卫生经济学为指导，以获得满足疾病诊疗并解决患者问题的优质影像为目的，同时要求其具备医患沟通和人文关怀的专业素养，熟悉常见疾病的影像诊断知识、影像质量的控制及成像设备的性能评价与辐射防护，不断加强新技术的研发应用和推广。

### 二、专业定位和培养方向

医学影像技术专业培养的人才主要有"三个面向"：面向医疗机构医学影像学检查和治疗岗位，面向科研机构医学影像技术岗位和学校教学岗位，面向企业从事研发、检测、管理和生产等岗位。因此，医学影像技术专业主要培养以临床需求为导向的医学影像应用型技术人才，其不仅要掌握医学、理学、工学及人文等基础知识，而且要熟悉各类医学成像模式的新技术、影像处理、质量控制与保证、辐射剂量优化与防护、信息管理与数据挖掘、影像组学与人工智能等，为达到上述要求，需要具备五个方面的能力：终生学习的能力（包括基本理论、基本知识和基本技能及最新进展等）、实际操作能力（包括影像检查方案设计和参数优化、影像数据采集、影像后处理与质量控制等）、沟通交流与合作能力（包括与患者和家属、影像科室内各岗位、医院各科室、医院外同行及相关部门等）、科研能力（在实际工作中发现问题并用创新的思路和技术解决问题等）及教学能力（包括科室内继续教育及学校本专科和研究生教学等），通过系统规范化学习，培养符合新时代要求的医学影像技术复合型人才。

### 三、与其他二级学科的关系

医学影像技术学的发展对传统临床诊疗体系及相关研究起到显著的推动作用，本专业的相关技术也广泛应用于核医学和肿瘤放射治疗学领域。医学影像技术学是一门交叉融合性学科，与医学技术学的二级学科（如医学检验技术、病理技术）构成临床疾病诊疗的重要依据，与呼吸治疗学、康复治疗学、医学物理技术学、眼视光学等专业互相融汇，共同形成门类齐全、承托临床医学的医学技术学体系。

## 第二节  医学影像技术学的发展现状和方向

### 一、医学技术学科的设立和分类

我国医学技术学的起步较晚。2009 年 7 月，国务院学位委员会办公室向全国发出"征集一级学科目录调整的建议书"的通知，标志着国务院学位委员会办公室对一级学科目录修订工作正式重新启动。

2011 年，国务院学位委员会办公室批准通过四川大学华西医院 / 华西临床医学院提出的《新设"医学技术"一级学科调整建议书》，将医学技术由临床医学下的二级学科调整为医学类一级学科（代码 1010，授予理学学位）。至此，医学类学科分为基础医学类、临床医学类、口腔医学类、公共卫生与预防医学类、中医学类、中西医结合类、药学类、中药学类、法医学类、医学技术类、护理学类共 11 个一级学科。

2012 年 9 月，教育部在印发的《普通高等学校本科专业目录（2012年）》的通知中，将医学技术类下设7个二级学科，分别为医学影像技术、医学检验技术、医学实验技术、眼视光学、康复治疗学、口腔医学技术和卫生检验与检疫，均授予理学学位。其中，医学影像技术（代码101003）是学科发展速度最快、从业人员最多的专业之一。

《中华人民共和国职业分类大典（2015年版）》中，明确列出"医疗卫生技术人员（2-05-07）"职业类别，并分为影像技师等16个医学技术的职业细类。

2019年8月，中国医师协会医学技师专业委员会在成都召开成立大会，影像技术、病理技术、放疗技术、眼视光技术等学科和专业人员加入，为我国医学技术多学科交流、医学技术人员队伍建设搭建了平台。

2021年5月，四川大学和北京大学牵头，承担了国务院学位委员会办公室医学技术学科的二级学科调整论证会，与会专家对医学检验技术、医学影像技术、放射肿瘤物理技术学、超声影像技术、眼视光学、临床营养、呼吸治疗学、听力学、物理治疗学、作业治疗学、康复工程学、口腔医学技术、病理技术、辅助生殖技术、血液净化、临床电生理技术、医学工程技术学、健康数据科学技术等19个二级学科进行了论证。

2021年的《普通高等学校本科专业目录》中，医学技术类分为医学检验技术、医学实验技术、医学影像技术、眼视光学、康复治疗学、口腔医学技术、卫生检验与检疫、听力与言语康复学、康复物理治疗、康复作业治疗、智能医学工程、生物医药数据科学、智能影像工程共13个专业。

2018年11月，北京大学肿瘤医院成立医学技术人员管理办公室；2021年9月，首都医科大学附属北京同仁医院成立医学技术部，作为负责全院医学技术人员的职能处室。

## 二、医学技术在医疗中的作用

医学精准，技术先行。医学技术的发展十分迅速，在循证医学和精准医疗的今天，医学技术是临床的支撑学科。例如，在信息化和图像存储与传输系统广泛应用的背景下，"医学影像技术"可通过形态学和功能代谢成像方法，准确诊断疾病和判断疾病转归；"医学检验技术"依据疾病进程中病理生理改变，采用化学、物理学、生物学、免疫学等多种技术手段，检验各类指标的水平及其变化，为临床诊治提供极其重要的实验室依据；"病理技术"是临床疾病诊断的"金标准"，为精准治疗提供基础；"康复治疗技术"能够促进受检者和残疾人身心功能康复；"物理治疗技术"应用物理因子（即运动、电、热、声、光等）对受检者的功能障碍进行系统训练；"放射治疗术"是为肿瘤患者提供各种有效的放射治疗方法。其他如"眼视光技术""听力技术""临床营养技术"等，在临床中都具有举足轻重的作用。

医学技术是现代医学不可或缺的重要组成部分。例如，自新型冠状病毒感染暴发以来，医学技术在抗疫一线发挥着重要的作用。从计算机体层成像（computed tomograph，CT）检查的医学影像技术、核酸检测的医学检验技术，到探究病毒致病机制的医学病理技术、改善受检者预后的医学康复技术，还有化解受检者和公众心理恐慌的心理治疗技术、排查病毒来源的公共卫生检验技术，以及场所和器械消杀的消毒技术等，医学技术在流行病学乃至现代医学的各个领域发挥着越来越重要的作用。医学技术人员是掌握特殊医疗技术和技能的高级技师和治疗师，他们紧密配合临床医师的医疗服务工作，这个团队的专业能力直接关系到我国整个医疗行业的水平。

## 三、医学影像技术学的高等教育

1985年，泰山医学院开设了医学影像技术专业的大学专科高等教育；2013年起，我国多所高校陆续开设医学影像技术本科专业，学制四年，授理学学位。截至2021年，全国共有94所本科院校和132所高职高专院校招收医学影像技术本专科学生。

2018年3月，国务院学位委员会审议批准，北京大学、北京协和医学院、天津医科大学、四川大学和中山大学5所高校成为全国首批获得"医学技术"一级学科博士学位授权点。截至2021年，我国已有医学技术博士学位授权点7个，硕士学位授权点33个。

1997年，四川大学华西临床医学院建立医学技术系，并开设医学技术的本科教育；2006年建立医学技术系学生毕业后规范化培训体系；2020年成立四川大学华西医学技术学院。2019年4月，天津医科大学在整合已有的医学影像技术、医学检验技术、康复治疗技术和眼视光技术等本科专业，成立了医学技术学院。2019年11月，北京大学医学部成立医学技术研究院。2021年12月，上海交通大学医学院医学技术学院宣布成立。我国医学技术学科尤其是影像技术学科已进入快速发展期，也进入高层次人才培养的新时代。

## 四、医学影像技术学术组织

学科的发展离不开学会或协会等学术组织的建设。1988年6月22日，北京医学会放射技术分会成立，1993年7月15日，中华医学会影像技术分会成立。2019年8月23日，中国医师协会医学技师专业委员会成立。我国大部分省（市）、自治区、直辖市的医学会陆续成立了放射技术/影像技术分会，一些省（市）的医师协会也在陆续成立放射技师分会，这极大地促进了影像技术学科的发展。

医学影像技术学术组织的主要职责是"规范、引领、普及、提升"，旨在带领放射技术同道共同提高专业水平和疾病诊疗服务的能力。多年来，学术组织举办区域性或全国性学术会议，设立专题发言和论文交流，制定检查规范和专家共识，推广新技术临床应用，为广大同道提供了沟通和提升的平台，对专业的发展起到了重要的推动作用。同时，我国学术组织与国际学术组织密切沟通，邀请知名学者讲学，并积极走出去，参加国际学术交流，拓展视野，提升专业能力。

我国医学影像学术组织重视与高校的合作，设立教育学组等学术团体，联合培养硕士研究生等，将高校学生的培养和医疗机构对影像技术人才的需求有机结合。同时，越来越多的临床放射技术人员受聘教学职称，参与到高校的授课教学中，把最新的影像技术带进校园。

## 五、医学技术人员的职业资格

在我国，1999年开始施行的《中华人民共和国执业医师法》，2008年开始施行的《护士条例》，以及1999年4月开始施行的《执业药师资格制度暂行规定》和2019年3月施行的《执业药师职业资格制度规定》，从法律的层面分别规定了执业医师资格、执业护士资格和执业药师资格的行业准入标准和要求。世界各国对于医学技术专业的入职都有严格的职业资格认定制度和资格证管理的要求。

但是，我国目前还没有建立医学技术人员的职业资格准入和认证体系，医学技术学科应有的重要性没有充分发挥，这已经成为制约医学技术人员提升和医学技术学科发展的瓶颈，与现代化医院建设和我国医疗体制改革的要求不相匹配。

### （一）医学技术人员在现代医学发展中的作用日趋重要

医学技术人员是在紧密配合临床医师完成医疗服务工作中，掌握特殊医疗技术与医疗技能的高级技师和治疗师，其中包括医学影像技师、呼吸治疗师、康复治疗师、听力师、视光师、营养治疗师等。

医学精准，技术先行；技术精准，技师先行。医学技术人员通过提供一系列诊断、治疗、营养、康复等技术直接或间接地服务患者，以及为临床医师提供技术支持等方式，来保证医疗体系的正常运转。医学诊断和治疗的硬件及软件先进技术层出不穷，但其使用率及与临床诊疗目的的对接程度都比较低。需要医学技术人员以临床诊疗需求为导向，协助临床医师开发和使用新技术，形成开放的医学技术支持与合作平台，建立一个完善的管理和运行体系。

### （二）医学技术人员的规范化培养迫切需要职业资格认证

我国医疗卫生专业人员分为医、护、药、技四大类。《中国卫生健康统计年鉴（2020）》数据显示，我国现有医疗卫生技术人员共1066万人，其中医师386.7万人、护师444.5万人、药师48.3万人，其他的186.5万人多数为医学技术人员，约占17.5%。

在发达国家，医学技术人员在现代化医院中的人数占比非常高。例如，德国Großhadern医院拥有2322张床位和9800名员工，其中，医师1800名、护士3400名，而医学技术人员为4600名，占46.96%，远高于我国17.5%的比例，可见医学技术人员在现代化医院中的作用，其数量还有很大的扩展空间。随着我国现代化医院建设和医疗水平的不断提升，医疗卫生专业人员的结构比例也会发生很大变化。

《中国卫生健康统计年鉴（2020）》数据显示，医学技术各专业人员均以本科及本科以下学历为主，研究生学历仅占3.6%，医学技术高水平人才培养不足已严重制约我国医疗服务甚至医学研究的进一步发展。当前，医学诊断和治疗的硬件和软件先进技术层出不穷，但其使用率及与临床诊疗目的的对接程度存在较大的提升空间。其主要原因在于，与具有执业资格考核和职业准入的医师、护师、药师不同，我国尚没有建立医学技师的准入和注册机制，医学技术人员的教育背景、专业水平参差不齐，与现代化医学发展和医院诊疗技术开展的需求不匹配。同时，医疗机构中的医学技术人员分布在很多科室，由于专业门类多、人员分散，导致他们的知识更新不够及时、没有明确的职业规划。此外，缺乏一个专门的职能部门对医学技术人员进行统一组织、培训、考核和管理。

对培养医学技术人员的院校来讲，由于国家没有一个相对合理和统一的质量把控体系，没有严格统一的医学技术人员职业资格准入规定，毕业和从业资格都是由各院校来评价和确定，导致全国各地医疗机构的医学技术从业人员专业水平参差不齐。许多未经过良好的系统专业学习和专门训练的低素质的医学技术人员，在操作价值上百万甚至几千万的大型诊疗设备时，无法充分发挥设备的性能和效率，这不仅造成医疗资源的严重浪费，还难以满足人民日益增长的健康需求。

因此，迫切需要在国家层面设立医学技术人员的从业资格和执业资格考核机制，加强医学技术人员的组织、培训、考核和管理，这对培养符合我国健康需求的医学技术人才具有迫切的现实意义。

### （三）医学技术人员职业资格认证的可行性

目前，我国已具有较为完备的医学技术学科发展基础。早在 2011 年，医学技术已被国务院学位委员会和教育部明确为一级学科，且后续被细分为十几个二级学科在全国院校广泛招生。以影像技术为例，全国在校学生规模高达近 3 万人。我们既可以借鉴医、护、药的职业资格认证体系，也可以参考其他国家和地区，包括东亚、欧美各国的医学技术人员准入制度。同时，已实行多年的医师规范化培训也已经很成熟，这些都是可以借鉴的做法。

2001 年，国家卫生和计划生育委员会就开展了医学技术类职称资格考试，包括士、师、主管技师等层次。2015 年 6 月，中华医学会影像技术分会受教育部医学技术教学指导委员会的委托，广泛组织专家对国家医学影像技术专业本科和职业教育的教育标准进行讨论和修订。2016 年完成了全国放射医学技术正高级、副高级职称考试用书的编写及命审

题工作，多次对全国放射医学技术的初、中级职称考试用书进行修订，并筛选、清理了原题库几万道考试题。在这些工作的基础上，推动职业资格认证工作的具体实施，是切实可行的。

### （四）对医学技术学科发展的建议

应推动《医学技师条例（或执业资格制度）》的出台，这是医学技术学科高水平长远发展和医学技师准入的基础。把好了入口关，推进医学技术人员的规范化培训就相对容易了。可参照《中华人民共和国医师法》《护士条例》《执业药师资格制度暂行规定》，拟定医学技师的执业资格要求，推进医学技师队伍准入机制的确立。

利用中国医师协会医学技师专业委员会的平台，促进医学技师的职业定位和发展规划，加强医学技师操作规范的建设和落实，建立各学科技术操作规范，并督促和落实各学科医学技师的业务能力培训与考核，不断适应临床诊疗的增长需求。随着中国医师协会承接更多行业准入和水平评定等职能，医学技师规范化培训基地的建设正逐步推进。

医疗机构应加强各个学科和科室医学技师的统一管理和培训，搭建医学技师管理的平台和架构，协助临床科室完成医学技师的业务能力培训、职业发展规划、操作规范建立、多学科团队（multidisciplinary team，MDT）技术交流及教学和实习等工作，更大程度地发挥医学技术和医学技术人员在临床诊疗活动中的作用。

## 第三节　临床医学影像技师的现状和需求

一百多年来，X 射线的临床应用广泛普及，设备种类和医学影像技术逐渐呈多样化和复杂化。放射诊断从业人员的职责也进一步细化和专业化，放射诊断医师和放射诊断技师作为放射诊断领域的两个职业类别，有着各自的执业范畴和规范。近几年，影像技师新入职的员工中，本科及以上学历毕业生呈上升趋势，硕士和博士学位人才也渐成规模。放射技师的角色从单纯的摄影摆位和设备操作逐渐向与临床相结合的科研型道路上发展，越来越多的影像技师在国内外顶级杂志上发表文章，在国际顶级影像学会议上发言，甚至在国际学术组织中崭露头角。

近年来，随着成像设备性能和技术的迅猛提升，医学成像已全面实现数字化。在医学影像数字化、融合化、网络化和标准化的发展趋势下，对放射技师提出了更高的要求。因此，在医学成像技术规范化、成像方法学拓展、受检者辐射剂量最优化、适应数字影像的网络化、成像性能评估和质量控制、影像信息挖掘和大数据管理等方面，放射技师还存在较大的提升空间，这也是今后努力和发展的方向。

## 一、放射诊断技师由技术型向复合型转变

放射技师位于放射诊断工作流程的前端，临床工作中的主要职责是根据临床需求利用成像设备拍摄符合诊断、治疗及健康体检要求的影像。放射技师以临床操作为基础，动手能力要强，尤其是对于早期的成像设备。临床经验和熟练程度是评价技师的重要指标。比如，早期的双视神经孔摄影在一张约 12 cm × 17 cm 的胶片上完成，需要过硬的体位设计手法和技术才能获得一幅满意的体位照片；单排 CT 的颞骨扫描需要精确的摆位和基线，双侧内耳结构在层厚为 1 mm 的层面内对称显示。随着 CT 的普及和检查项目的拓展，一些复杂的摄影体位已被容积 CT 取代，临床实践中普通 X 射线摄影体位类型大量减少，体位设计难度也大幅降低。同时，数字探测器的大宽容度、自动曝光控制系统功能的提升，以及人工智能对成像过程的辅助和对图像质量的改善，都大幅降低了重拍率。

先前的放射诊断技师通常着重强调体位设计和参数选择等临床操作，属于技术型人才，而现代放射技师逐渐过渡为知识型人才。除既有的临床体位设计等操作技术外，放射技师不仅要掌握数字探测器的性能特点并识别多种多样的临床伪影，还要理解影像噪声水平和辐射剂量的关系；不仅要掌握 CT 临床扫描的时相和对比剂使用规范，还要了解辐射剂量的相关影响因素及其优化匹配；不仅要掌握磁共振成像（magnetic resonance imaging，MRI）的安全性及禁忌证，还要了解不同病变所需的最佳扫描序列；不仅要掌握硬件和软件新技术在疾病诊疗中的临床应用，还要熟悉图像后处理和定量信息的分析处理。相对于传统模拟成像方式，数字化影像的最突出优势在于灵活的后处理，通过适宜的重建算法和后处理可为临床提供最大化的诊断信息。这些都对放射诊断技师提出了新的要求。放射诊断

技师一定要意识到这一转变的重要意义，并适应这一转变，从而顺应时代发展的要求，发挥现代放射诊断技师的重要作用。

近年来，MRI 技术有了长足的发展，静磁场、梯度系统和射频系统的性能都有很大的提升，与其相对应的成像序列也呈现多样化趋势，以适应临床研究和疾病诊断的需求。MRI 以量子物理学为基础，成像参数众多，操作技师对原理、设备的理解和操作水平在很大程度上决定着影像的质量和成像的结果。虽然自 2007 年起我国实施 MRI 技师的上岗证考试制度，但放射技师普遍对 MRI 原理掌握不透彻，对成像序列的组成结构和相关参数理解不深；对新技术和新序列的了解不足；对影响 MRI 影像质量的因素研究较少。因此，大多数放射技师仅能按照要求完成日常受检者的扫描工作，没有参与到 MRI 序列优化和开发的科研工作中。只有扎实读懂磁共振的物理原理，并与实际操作中的参数设置、图像优化结合起来，知其然而知其所以然，既要掌握基本原理，又要动态了解设备性能和序列研究的发展动态，才能达到科研与临床工作的相互促进，才能够根据临床的不同需求而合理调整扫描方案。

## 二、成像技术的规范化亟待提高

随着经济水平的提升和医疗卫生事业的快速发展，我国医学影像设备的装机量大幅提升。据统计，2010 年我国约 3.3 亿人次接受放射诊疗，其中 X 射线诊断约 3.2 亿人次。2016 年，我国放射诊疗达 7.82 亿人次，其中 X 射线摄影约 4.1 亿人次，CT 扫描约 2.9 亿人次。2021 年，我国放射诊疗的达 10 亿人次。大型三级甲等医院放射科的日均检查达 5000 甚至 7000 以上人次，放射检查为临床提供大量诊断信息的同时，产生了不可低估的辐射风险。因此，能否规范地进行放射检查，产生能够在不同医院间通用的影像学资料，对医学资料的共享、降低受检者经济负担、缩短受检者等待时间、提高受检者满意度具有重要的意义。同时，重复的放射检查会对受检者产生不必要的辐射剂量，从而造成可能的辐射损伤。磁共振检查虽然没有电离辐射，但其图像质量的影响因素多而复杂，成像序列的选择对于疾病的显示尤为重要，此类检查的质量对操作技师的依赖度较高。基于此，医学成像检查的规范化或同质化已成为关注的焦点。我国目前还没有医学技术

人员的职业资格准入体系，放射技师教育背景参差不齐，对成像技术和设备功能的掌握和应用存在很大差别，从而造成了临床实践中操作不规范、不同医院间影像不能互认，增加了受检者的时间和经济成本，不必要的重复检查也增加了辐射剂量，延迟了治疗时间，增加了放射科的工作量，并造成有限医疗资源的浪费。因此，加强放射技师的继续教育和专业培训，建立医学成像技术的临床操作规范具有重要的实际意义。

### 三、成像方法学需要进一步拓展

近年来，医学影像设备在软件和硬件方面都有长足的发展。数字化 X 射线摄影（digital radiography，DR）除了常规功能，还有双能减影、脊柱和下肢全长拼接、数字断层、能量成像等多种功能。乳腺 DR 也出现了数字体层合成、对比增强减影等技术。多排螺旋 CT 在冠状动脉计算机体层血管成像（computed tomography angiography，CTA）、全器官灌注、动态成像、能谱扫描等方面已成常态化。同时，MRI 序列多样化、功能成像、分子成像、与核医学的融合等，以及特异性对比剂的出现和应用等，都大大拓展了传统意义上的放射诊断专业范畴。

但是，由于临床受检者检查人次数逐年增加，放射技师以完成临床医师开具的放射诊断检查为首要任务，工作负荷重，基本上都是按照院内约定俗成的扫描方案被动地完成每天的临床工作。再加上临床科室与放射科缺乏必要的沟通，久而久之，形成了临床对影像技术发展不了解、放射检查项目单一的局面。同时，放射技师外出交流的机会较少，接受新技术的培训不足。临床医师对影像设备新技术的发展了解不够，致使现代影像学新技术的临床适应性大打折扣，现代化设备的成像潜能未被充分挖掘出来。作为数字化时代的放射技师，应充分利用所掌握的成像方法学知识，积极与放射诊断医师和临床相关医师沟通，了解诊断和治疗及健康体检的需求，拓展成像方法学。同时，充分发挥容积数据采集的优势，最大化利用图像后处理的潜在优势，提供满足临床诊断、治疗及健康体检需求的影像数据与信息，进一步提升影像学价值，促进影像学高质量发展。

### 四、辐射剂量优化的能力应进一步加强

由于存在随机性效应，在临床 X 射线检查和治疗中，人们普遍遵循尽可能低剂量原则。近年来，随着 X 射线设备数量尤其是多排螺旋 CT 和乳腺摄影设备的迅速增加，先进成像技术带来检查项目的多样化，以及乳腺癌、肺癌等筛查的推广，放射诊断检查人次数逐年呈递增趋势。新技术为临床带来更多诊断信息的同时，也大大增加了公众的集体累积剂量。2005 年，*European Radiology* 杂志发表的文章中有 3 例日本受检者在接受颅脑灌注 CT 和数字减影血管造影（digital subtraction angiography，DSA）检查后出现条带状脱发；2008—2009 年，美国发现有 200 多例受检者在进行颅脑灌注 CT 扫描后出现局部皮肤红肿灼伤，头发、眉毛脱落的确定性效应，其均是局部辐射剂量过高且达到皮肤确定性效应的阈值引起的。据调查，有的受检者一天之内接受超过 10 个部位的 CT 扫描，辐射剂量可达 200 mSv 甚至 300 mSv，带来的辐射危险应引起包括临床医师在内的全体医务人员的重视。

我国相继发布了许多相关的放射防护标准，以国家标准的形式对放射诊断中放射卫生防护进行了规定，但缺乏涉及放射诊断实践中以临床应用为基础的放射防护指导和参数优化策略。国际放射防护委员会于 2011 年发布了第 102 号出版物《多排探测器计算机 X 射线体层摄影患者剂量控制》，旨在加强临床实践中对影响辐射剂量的因素进行综合考虑，选择最佳的参数匹配。在临床实践中，放射技师对于辐射剂量影响因素的认识程度不够深入，辐射剂量优化的意识不足。由于 CT 探测器越来越宽、机架旋转速度越来越快、X 射线管热容量越来越高，扫描速度和受检者流通量大大增加，同时也出现了扫描范围普遍增加的趋势。同时，由于医疗环境的影响，多部位联合扫描、适应证控制不严、图像质量要求过高等因素，也直接增加了受检者的累积剂量。因此，放射技师需要加强业务知识学习，加强辐射剂量优化的意识和能力。

国际放射技师协会每年 11 月 8 日庆祝世界 X 射线日，2011 年向全世界放射技师呼吁"做一名辐射剂量智能（dosewise）技师"。医用辐射已成为国内外共同关注的热点，作为控制 X 射线发出的临床一线人员，放射技师对于辐射剂量的认知程度与优化策略的理解程度在降低辐射剂量的共同行动中显得尤为突出。但是，由于高等教育覆盖不足，医院管理部门重视程度不够，放射技师对降低辐射剂

量的研究比较单一。大多数的研究论文集中在 X 射线检查中通过改变一种或两种参数（如 kV、mAs）来降低辐射剂量。众所周知，辐射剂量的影响因素非常复杂，涉及检查体位、检查部位、敏感器官的位置、X 射线相关参数（kV、mAs、滤过、靶）、设备相关参数（探测器、螺距、自动曝光控制、扫描模式）、重建算法（滤波反投影算法、迭代算法）、临床需求（筛查、诊断、复诊）等。因此，辐射剂量的优化是一项系统性工程，个性化定制检查方案是放射技师的努力方向。

## 五、稳定性测试须逐步开展并规范化

医学影像设备的检测分为三类：验收检测、状态检测和稳定性检测，其中稳定性检测由设备使用单位执行。我国有多项成像设备性能检测的标准，目的是保证成像性能的稳定。但是，由于我国没有建立医学物理师体系，除设备使用前的验收检测和每年一次的状态检测由具有检测资质的单位执行外，放射诊断设备的稳定性检测在临床应用中基本处于空白状态，虽然放射诊断技师承担了部分简单的日常测试项目，但还远未及规范化。

我国发布了多项关于放射诊断成像设备影像质量控制和辐射输出性能检测及评价的强制性标准，涉及普通 X 射线摄影、X 射线透视、乳腺 X 射线摄影、CT、DSA 和 MRI 等的稳定性检测内容。稳定性检测既是主体单位即使用者的责任，也是保证临床实践中成像质量满足诊断需求、射线输出的质和量符合要求的基础。作为现代化医院的放射科，成像设备性能的评价和追踪必然是科室管理的重要组成部分，也是遵循国家法律法规标准的基本要求。

## 六、科研能力有待提升

随着我国影像技术高等教育的普及，放射诊断技师的学历层次有了较大幅度的提升，以北京为例，2018 年 3 月，北京放射技师人才结构（共涉及三级甲等医院 37 家）调查显示，放射技师总人数为 1378 人（男性 896 人，女性 482 人），其中，中专学历 71 人、大专学历 473 人、本科学历 749 人、硕士研究生学历 75 人、博士研究生学历 10 人，本科学历占 54.4%，但研究生学历占比很低，放射技师在整体上仍存在学历和职称较低的现状。2021 年

4 月，北京医学会放射技术分会第九届委员会青年委员会成立，具有硕士学位的委员占比达 75%。由于影像技术的高等教育起步较晚，放射技师的工作性质以临床操作为特点，放射技师的基础理论知识普遍欠缺，临床工作中从科研的角度发现问题和解决问题的能力较弱。

放射诊断技师一直以临床操作技能为重，此种职业特点使得技师在思维习惯上注重日常工作的经验总结。但作为以临床为基础的科学研究，主观判断和经验总结很难提供有说服力的数据，也很难凝练出高质量的、具有深远影响的论文。传统意义的 X 射线摄影和 CT 体位设计在数字化时代被逐渐削弱，复杂的摄影体位已被 CT 等检查方式取代，这形成了临床工作中摄影体位单一、操作简单的现状。在现代放射科，放射技师如何利用多种成像方式，契合临床诊断和治疗不断增长和变化的需求，是实现技师自身价值的重要体现。例如，放射技师在工作中可结合 CT 容积数据，探讨特殊疾病的 X 射线摄影特殊投照角度和摄影体位；可以采用受检者仰头的方式大幅缩减下颌骨的扫描长度及有效降低颅骨扫描时晶状体的辐射剂量；可以探讨 CT 扫描时模拟人体负重的不同方式获得人体足底、腰骶和下肢关节的负重状态下的容积数据；可以利用灵活的后处理功能为手术路径的规划提供支持、利用能谱数据和定量扫描的信息为疾病的定性诊断提供帮助等，其既具有较高的科研价值，又具有重要的临床意义。

## 七、应对现状的发展策略

### （一）加强规范化培训，实现医学影像的共享

为提高放射诊断成像的规范化，应从以下两点入手：一是加强临床放射技师的培训，对专家共识、扫描规范、共享指南、操作规程等相关要求进行继续教育和大力宣贯，使放射技师了解和掌握放射诊断检查的通用基本要求，为临床操作规范化建立广泛基础；二是进一步加强技师和技术人员的培训，使其结合具体的临床需求、所用设备的性能、受检者的具体状况、医院的专科特色等，制定出适用于其所在单位的更高一级的规范和要求。

### （二）以临床需求为导向，积极拓展影像技术的适用范围

放射技师应加强培训和自身学习，掌握现代影

像设备所具有的新技术和新功能，围绕临床具体的需求，加强与放射诊断医师，特别是与临床医师的沟通，开发和拓展临床应用。比如 CT 或 MRI 血管成像，放射诊断技师关注的是图像的噪声、对比度及有无伪影等，放射诊断医师注重血管壁的清晰程度、与周围结构的关系、狭窄程度等，而临床医师可能更关心的是狭窄到血管分叉处的距离、狭窄区域的斑块性质、血管壁的硬化程度等与治疗相关的影像学信息。放射诊断学应充分结合临床需求，为临床诊断和治疗提供影像学信息。放射诊断技师也应顺应时代发展的需求，由"放射诊断技师"逐步向"临床放射诊断技师"过渡，以临床诊断和治疗学为目的，探索和开拓解决临床需求的现代医学影像方法学。

放射诊断技师应将现代影像技术的发展为解决临床问题所带来的优势，尤其是典型病例介绍给临床各个科室。只有放射诊断技师具备过硬的技术能力，放射诊断技师能够将影像技术与临床需求相融合，以及临床医师了解成像检查为受检者的诊断和治疗带来的具体好处，才能真正做到以临床需求为导向，并逐步拓展影像技术的适用范围。

**（三）学习辐射剂量学知识，追求影像质量与辐射剂量的平衡**

在临床实践中，放射技师应了解每种放射诊断检查对受检者产生的辐射剂量值，理解辐射剂量对人体产生的辐射损伤，在意识上对辐射剂量的优化加以重视。要系统掌握辐射剂量学知识，了解影响辐射剂量的相关因素，包括检查体位、摄影或扫描参数、后处理算法、临床需求、解剖结构特点等，综合考虑各方面的因素对辐射剂量的贡献，个性化设置检查参数，努力做到辐射剂量的系统性优化。同时，重视影像质量的影响因素及在不同情况下临床对影像质量的不同要求，在影像质量满足诊断学要求的前提下尽可能地降低辐射剂量。

**（四）逐步开展成像性能的稳定性测试，提高放射诊断技师的执业能力**

在没有医学物理师职称系列和职业资格认证体系的背景下，放射技师承担了医学物理师的部分职责，如质量控制、辐射剂量优化、影像成像方法的设定等，而这部分内容恰恰是我们进行科学研究、论文写作和体现自身价值的重要领域。在国家医学物理师体系建立起来后，优秀放射技师专职或者兼职承担和从事质控和稳定性测试工作，这对提升放射技师队伍的整体水平、丰富工作的技术内涵、拓宽职业的发展提升是一个机遇，因此逐步开展成像性能的稳定性测试，对提高放射技师的职业能力、加强医学影像技术的规范化、合理降低辐射剂量、实现医学影像的共享、促进整个行业的整体水平方面都具有重要的积极意义。

综上，随着医学影像技术专业建设的不断完善和影像技术人才培养体系的建立，在当前新技术井喷的时代背景下，放射诊断技师的岗位职责、专业范畴和发展方向都在发生着快速的变化。

放射诊断技师实现向知识型的转变。如前所述，医学影像检查技术已进入数字化、网络化、融合化和标准化的全新时代，尤其是网络化的发展超出了我们的想象。因此，医学影像技术专业应重点培养知识复合型高级医学影像技术人才，包括 IT 人才，以充分发挥现代化大型医学影像设备的功能和优势，更好地为患者的诊断和治疗服务，从而满足和提高全民医疗保障与服务水平的迫切需要。

放射诊断技师向医学物理师的迈进。医学物理师体系的建立是必然的趋势。医学物理师的职责涵盖影像方法学的建立、影像设备质量保证程序的制定与实施、影像质量的控制和辐射防护的监管等主要内容，放射诊断技师应利用自身的专业和实践优势，承担起医学物理师的职责，这对于影像技术的学科和职业发展将具有非常重要的战略意义。

放射诊断技师争做辐射剂量智能技师。放射诊断学利用 X 射线作为成像媒介，辐射剂量和影像质量的平衡是一个永恒的主题。人们对辐射剂量的关注度提高，以及成像技术的不断革新，都对放射防护的最优化提出了更高的要求。而这种要求就是放射诊断技师发展和前进的动力，提高自身专业水平、充分与临床需求相结合，能够促进放射诊断技师拾级而上。

放射诊断技师向临床放射诊断技师的跨越。放射诊断学以服务临床受检者的诊断和治疗为最终目标，放射诊断技师的工作内容只有充分贴近临床的需求才能体现出影像学的价值所在。这就要求放射诊断技师不仅在成像技术方面专业知识全面，还要追踪临床治疗的需求变化，实时调整成像参数和序列，通过影像方法学服务于受检者，服务于临床。

## 第四节　从医学生到临床医务工作者的角色转化

一个合格的医学生通常需要比其他专业的学生在象牙塔中学习更长的时间。然而，与他们一样，医学生在毕业后也要经历从学校到工作的转换，这一过程涉及角色、关系、日常事务和职责的诸多改变。成功完成这个转换是包括医学生在内的所有大学毕业生最关心的问题之一。

一般来说，大学毕业生在这个转变过程中是否顺利与其自身素养和面临的困难有关。自身素养除了合格的专业素养，还包含这几个方面：准备性，指毕业生是否愿意付出实际的努力以达到自己的生涯目标；自信，指毕业生是否相信自己能够成功地完成生涯转换；控制感，指毕业生认为生涯转换的过程和结果是自己可以控制的，还是多受外部的不可控的因素影响；社会支持，指毕业生体会到来自身边人的社会支持；决策独立性，指毕业生在转换过程中做出决策时是较多地依据自己的职业生涯期望和需要，还是较多地依据生活中"重要他人"的期望和需要。有研究表明，拥有较高程度的准备性、自信、控制感和社会支持的毕业生，在角色转换过程中会有较大的进步，职业认同更清晰，对自己生涯角色转换的评价也更积极，体会到的压力也更少。

与其他专业的毕业生相同，医学毕业生也会面对上述的问题，但也存在自己的特殊性。象牙塔中的医学生在浩瀚的知识海洋里充实自己，掌握尽可能多的医学技能，为的就是毕业后能更好地为广大受检者提供医疗服务。医疗服务是解决广大受检者身心疾病的综合过程，其重点就是医疗诊治过程的顺利实施。作为影像技师，学校的理论学习和进入工作岗位后在科室前辈指导下的临床实践使其拥有了独立完成临床工作的可能性，而医患之间的语言交流贯穿其中，扮演了不可代替的角色。由于医疗实践的特点（主要是对疾病信息了解的不对称性和受检者快速康复的心态），医患沟通的难度要大于其他行业的日常沟通。所以，对一名优秀的影像技师而言，除了具备过硬的专业素养，还应该让受检者心平气和地配合和接受影像学检查，不会对候诊和检查过程产生误解和不满；或者，即使受检者出现不满情绪，影像技师也能快速平复稳定受检者的情绪，避免产生不必要的误会，防止对后续受检者的诊疗造成影响。以上情况是每个影像技师需要面对的日常，而良好的、通俗易懂的语言沟通是这个过程能顺利进行的制胜法宝。

著名医学家、医学教育家吴阶平曾经说过："做一个好医生，医德、医术和艺术的服务，三者无止境，三者缺一不可。"医德教育和医技教育是医学教育的主要内容，但艺术地服务于受检者同样重要，这要求医学生具备良好的人文素质、人文关怀及语言能力，其中，出色的语言能力对于医学生顺利实现从学习到实践的转换尤为关键。站在受检者的角度上考虑问题，通过多种措施提高自己的"语商"能力，相信会是一个不错的尝试。

## 第五节　培养"以患者为中心"的复合型医学影像技术人才

一位50多岁的患者因为间断胸闷在心血管内科就诊，申请了冠状动脉CTA检查。在CT增强检查前，患者需要签署知情同意书，并扎上套管针。准备就绪后在检查区等候，患者有些紧张和迷惘，紧盯着叫号屏幕的顺序号和姓名。当听到"请多少号某某进CT室"时，一位放射技师上前，认真与患者核对检查信息。这时患者更加紧张，一直询问应该怎样做，放射技师耐心地给患者讲述了检查步骤和注意事项，同时安抚患者紧张的情绪。随后，放射技师告诉患者躺到检查床上，并连接了心电监护、训练了患者几个回合的呼吸。待患者心率稳定且可以完成呼吸配合后，在放射技师熟练地操作下，仅用2分钟就为患者完成了检查。检查结束后，放射技师询问患者是否有任何不适感，随后熟练地协助患者坐起身来。此时，患者与技师、护士之间开始有了欢声笑语，紧张的心情也随之消散。患者不停地向大家表示感谢。放射技师在详细交代了患者在留观区域需观察半小时再离开等注意事项后，患者在离开CT室前再次向在场的所有人员表达了诚挚的感谢。同时，放射技师也对患者的积极配合表示了衷心的感谢。随后，放射技师又迅速完成了图像后处理工作，并将图像上传到影像存储与传输系统（picture archiving and communication system，PACS），为疾病的诊断、评估和治疗提供符合要求的影像。

以上紧张忙碌但温馨和谐的场景不仅是医疗工作者"敬佑生命、救死扶伤、甘于奉献、大爱无疆"职业精神的真实写照，还承载着每位医疗工作者的责任和使命：急患者之所急，痛患者之所痛，一切以患者为中心，一切从患者出发。影像技师是医疗工作者中的重要一员，应自觉履行新时代赋予的责任和使命，以实际行动为患者提供满意的高水平医疗服务，做人民健康的忠诚卫士！

为胜任这项光荣的任务，影像技师应该具备哪些素质和能力？怎样培养"以患者为中心"的复合型医学影像技术人才？

## 一、树立"以人民健康为中心、以患者为中心"的理念

崇高的、正确的理想和信念是每个人奋斗的动力，技师作为医疗工作者中的重要一员，只有把提高人民的健康水平和为患者提供高水平的医疗服务作为自己永恒的价值追求，才能成为一名称职的技师，才能赢得患者和家属及其他人员的尊重，才能不断提升和发展自己，实现自己的梦想和价值。

## 二、人文关怀与沟通交流能力

为患者做检查，尊重与同情和安慰患者、保护患者的个人信息和隐私、与患者之间有效的沟通交流是放射技师应该具备的基本素养和能力。只有真正为患者着想并充分沟通交流，患者才能配合做好影像检查，以获得较好的检查效果。放射技师作为影像检查中的重要成员，需要培养较强的沟通交流能力，全程关注患者和影像检查设备，保证整个流程的顺畅和较好的检查效果。

## 三、始终牢记并严格落实"安全第一"的理念

树立"安全第一"的理念并做好安全工作。必须认真落实和保证工作人员、患者和家属的安全与患者的信息安全，以及检查设备和相关辅助设施与检查过程的安全，如果出现问题，可能会导致人员或设备损害等不可估量甚至不可挽回的后果，因此对于安全怎么强调都不过分，安全意识和保证安全能力的培养是头等重要的内容。

## 四、影像检查的适应证和禁忌证

各种影像学检查技术都有优缺点，根据其优缺点和不同部位、病变及患者的具体情况等选择合适的影像检查技术，能清楚显示病变和重要结构，即影像检查的适应证。禁忌证是由于患者的原因，在进行某种影像检查时存在明显的安全隐患，分为绝对禁忌证和相对禁忌证。绝对禁忌证是指在检查过程中，患者的安全风险非常高，必须严格遵守。相对禁忌证是指在检查过程中患者有一定的安全风险，但通过充分的准备及在检查时给予足够的关注，能够保证安全。经过医师充分评估和讨论后，检查的利大于弊，并且在做好充分的应急准备工作后，方可进行该项检查。影像技师应掌握并认真审核影像检查的适应证和禁忌证，保证影像检查的安全和质量。

## 五、掌握设备的基本原理和操作方法

不同影像检查设备的基本原理不同，操作方法也不相同。即使是同一种设备，不同品牌、型号和版本的操作界面和方法也不完全相同，因此在使用具体的一台影像检查设备前，必须掌握该设备的基本原理，并能准确熟练地操作，才能获得较好的图像。

## 六、掌握影像检查技术的理论知识和实践操作技能

这是影像检查质量的核心内容，是图像质量和检查效果及能否满足诊断和治疗需求的主要决定因素，包括检查前的准备工作（去除身上含金属或对检查产生影响的异物、衣物与其他物品，在这个环节必须保护好个人隐私，当对异性患者检查需要脱掉敏感部位衣物时，必须有家属或其他医护人员在场等）、摆位、检查和后处理参数与方案的选择与优化、扫描和后处理、图像质量评估与控制等，掌握影像检查技术知识和正确熟练的操作是放射技师的重要基本功。

## 七、按规范做好患者和工作人员的辐射防护

DR 和 CT 均基于 X 射线成像，是临床常用的

影像检查方法，为诊断和治疗的重要客观依据，但存在X射线辐射，因此必须严格按照辐射防护规范，做好患者和工作人员的防护，若因患者存在特殊情况需要家属或其他人员陪同时，对陪同人员也必须做好辐射防护。

## 八、熟练掌握人体解剖学知识

熟练掌握人体解剖学知识是以下工作的基础：摆位、确定扫描定位线与扫描范围、扫描时快速了解病变的定位和范围、多断面重组基线、三维重组及图像质量控制等。只有熟练掌握人体解剖学知识，才能获得符合临床诊疗要求的图像。

## 九、熟练掌握常见疾病和危急值的临床表现和影像学表现

为获得满足临床需求的图像，影像检查技师应了解该检查的临床需求，掌握常见疾病的临床表现和影像学表现，并在此基础上，熟练掌握危急值（风险较大甚至威胁生命的疾病）的临床表现和影像学表现，在影像检查前、检查中和检查后发现危急值时，严格按照影像检查的危急值管理规定落实和迅速报告，以便及时地进行处理，避免出现意外。

## 十、继续教育学习能力

临床实习前，主要学习基本理论、基本知识和基本技能，而在实习阶段和毕业参加工作后，需要具备较强的学习能力：将前期在学校学习的基本理论、基本知识和基本技能与实际工作结合起来，能够掌握基本技能；掌握和落实各项规章制度、岗位职责、检查规范和后处理规范等；医学影像技术不断快速发展，需要掌握新的技术、应用和操作，而且必须长期不间断地学习，即终生学习。此外，学习和教学是相辅相成的，教学是一种非常有效的学习方式，完成一项教学任务，即使是时间较短的临床实际工作的教学任务，也赋予了教学人员较大的责任感，并极大地调动和激励了他们的积极性。因此他们愿意花费更多的时间去自学和寻找参考资料，这一过程不仅效率高、效果好，还突显出继续教育学习和教学能力的培养和提升对于每位学生和放射技师的重要性。

## 十一、培养发现问题、解决问题和科研创新的意识与能力

尽管影像检查都有相应的制度、规范和流程等，但实际情况比较复杂并在不断变化，现有的制度、规范和流程等存在一些不足或问题，在实习或实际工作过程中要善于发现问题，并及时向老师提出问题，并提供解决问题的建议，尽快通过沟通或改进来完善解决问题。如果在现有条件下不能解决，可在老师的指导下或联合组成医工多学科交叉团队，进行科学研究，用新的理论、思路、技术或方法解决存在的问题，并在临床推广使用，更好地提高医疗服务水平和能力。

总之，注意分层次、分阶段、全方位的培养，将传统培养模式和不断创新的培养模式有机地结合起来，转变意识和思路，提高医疗服务水平和能力，从学生成长为合格的影像技师、优秀的影像技师，乃至大国工匠并最终发展为具有崇高职业道德和奉献精神的创新型复合型医学影像技术人才。

# 第二章
# 人文关怀与医患沟通

# 第一节　人文关怀的内涵

医学的存在是为了解除人的病痛，体现对人的关爱。医学发展到今天，已经从传统的生物医学模式转变为生物—心理—社会医学模式，这一转变，突显了医学自身所包含的人文关怀内涵。同时，也对医疗服务的提供者提出了新要求。实际上，医学本身的人文性决定了医疗服务的人文关怀内涵，而目前医疗服务中人文关怀的不足与缺失，需要我们采取措施努力改变。医疗服务人文关怀内涵反映的是对人的尊重、重视。改善医疗服务、彰显人文关怀内涵，是以人为本的重要体现。作为医者，不能只掌握医疗技术知识，而应把知识、情感、道德合一作为追求的境界。

医学人文关怀是医务工作者必备的基本素养。它不仅要求医务工作者运用知识、技能诊疗疾病，还要求医务工作者给予受检者广泛而精细的人文关怀。这就要求医者践行关爱、博爱、至善、至美、慎行的医学人文关怀。其中，关爱是医学人文关怀最基本的要求；博爱是医学人文关怀的追求；至善是医学人文关怀具体的体现；至美是医学人文关怀高层次的要求；慎行是医学人文关怀必备的行为。关爱、博爱、至善、至美、慎行应该体现在临床工作中的每一个步骤、每一个环节，甚至每一个细节。

人文关怀是社会文明进步的标志，是人类自觉意识提高的反映。随着医疗服务模式的改变，人文关怀越来越显示出它的独特价值，其目的是使受检者在生理、心理、社会精神上处于满足而舒适的状态，减少不适的过程，这就要求医疗服务者不仅要具备过硬的医疗技术和医学知识，还需要有广博的人文素质。在医疗服务中，注重人文关怀对构建和谐医患关系起着重要的作用，也是医疗服务发展的必然趋势和不可缺少的基本原则。

共情作为一个古老的哲学和心理学概念，在20世纪长期受到忽视。而到了20世纪末，由于当代认知科学尤其是神经科学的蓬勃发展，共情说重新引起了学界的广泛关注，获得了新的生命力。回归后的共情说，并不是古老学说的简单重复，而是融入了当代认知科学的方法和观点，获得了新的理论内涵。对现代医学而言，共情说的回归与当前回归人、回归社会、回归人文的医学伦理思潮相契合，它为化解现代医学高度发达的医疗技术和缺失的人文精神之间的矛盾，提供了心灵哲学层面的启示。

# 第二节　影像检查中受检者不满的因素

## 一、受检者因素

对于病情较急、年老体弱、活动不便、无人陪伴的受检者，在临床科室就诊时如果不顺利、不满意，他们往往会因心情不佳易产生不满和怨恨，到影像科就诊时，受检者的这种不良情绪可能最终发泄在影像科医务人员身上。

不同类型的受检者表现不同：①有的受检者认为自己的病情最严重，情况最困难，要求技师先给自己检查，并不断找技师游说，影响其他受检者影像检查的顺利进行。②有些受检者表现出攻击性和恐吓性行为，他们坚持要求技师必须先为自己进行检查。一旦影像技师在言语或行为上稍有偏差，这些受检者就会采取言语威胁甚至武力恐吓的方式，严重扰乱检查秩序，并直接危害到技师的人身安全。③患有焦虑或抑郁的受检者往往忽视自己的预约时间，他们会直接前往影像检查机房，反复向医务人员询问自己的检查时间。即使在检查完成后，被明确告知有专人负责报告书写，并说明了领取检查结果的时间，他们仍会多次询问检查结果，这种行为严重影响了其他受检者检查的顺利进行。④有的受检者十分坚定地认为自己的检查时间较靠后或时间稍有延迟的原因是有所谓的熟人"插队"，在多次解释后仍持怀疑态度，并在检查后投诉至相关部门，影响技师的情绪，降低技师的工作积极性。⑤有的受检者缺乏基本的医疗常识。⑥有的受检者对医务人员的期望值过高。

## 二、就医及影像检查流程问题

医院内部环境、休憩设施等布局欠合理，多数受检者到影像科检查前已经过排队挂号、排队候诊、就诊等多个环节。到了影像科后，他们通常还需要经历一系列排队流程：在影像科排队划价、前往收费处排队付费、返回影像科排队登记、再到检查室排队检查，最后还需到取片处或自助机排队等候取检查报告和胶片。这些排队等待的过程耗费了大量时间，容易导致受检者产生不满或不耐烦的情绪。如果受检者在临床科室就诊时已经对临床医师产生不满，到放射科的检查过程中这种不满和怨恨情绪持续加重，最终就可能全部发泄在影像科医务人员身上。

### 三、医务人员因素

可能存在的问题：①技师的医患沟通技巧和知识培训不足，缺乏对受检者心理的洞察能力，对医患沟通的重要性、受检者参与诊疗或了解检查过程的重要性认识不足；②在影像检查中医患之间面对面沟通的时间短，长时间烦琐工作造成某些医务人员的表情淡漠、不满或不耐烦的情绪，语言生硬，往往被受检者投诉态度差；③由于方言沟通障碍，部分受检者既不会使用普通话，也无法理解除当地语言以外的其他语言，而影像技师则听不懂方言，导致双方在经过一番艰难的沟通后，仍然无法明白对方所表达的内容；④对于临床医师申请的某一项或某个部位检查意图或操作不熟悉，获取的影像图像不能完全满足临床需求；⑤技师工作压力大，身体疲倦，职业认可度较低，工作满意度低，医患沟通时间不足等；⑥带教学生过程中"放手又放眼"，实习生经验不足，引起受检者不满；⑦技师对受检者的期望、看法与受检者的行为不平衡。

### 四、影像科与临床科室沟通问题

影像科与临床科室缺乏有效、及时的沟通，双方各自为政，甚至相互拆台，出现问题时相互推脱责任。影像检查申请单无法为影像科提供有价值的信息，报告单无法为临床科室提供诊治依据，受检者难免会产生负面情绪。

这些问题一时之间无法彻底解决。所以，多方面原因导致投诉是无法完全避免的。受检者的投诉不仅会影响技师的情绪和工作效率，严重时还可能导致技师受到处罚。因此，当遇到投诉时，技师应切记要第一时间与受检者进行沟通，以免投诉升级为严重的医疗纠纷，进而影响到自己的工作。

## 第三节　影像检查中的人文关怀

在为受检者进行检查或诊疗的过程中，技师要

注重关爱和尊重受检者，时刻采用换位思考的方式来考虑对方此时的感受，同时采取积极主动的服务态度，尽量理解受检者的难处，面对行动不便或是迟缓的受检者，耐心沟通并主动上前协助。

在影像检查前，与受检者进行简要的交流，向他们讲解检查过程及相关注意事项，以消除他们的紧张情绪。可在等候区提供相关的影像检查宣教视频，让受检者有所了解，以顺利完成检查，同时可减少受检者在等候检查期间产生烦躁等不良情绪。

由于 CT、MRI 检查室内温度设置较低，容易导致受检者产生不适感，因此，工作人员应适时帮助受检者盖好毛毯等保暖物品，以确保他们的舒适度。

CT 检查过程若需要注射对比剂，部分受检者会产生不同程度的不良反应，应密切关注受检者的状态，及时判断病情并提供必要的医疗协助。

## 第四节　影像检查中的医患沟通

在影像检查过程中，医患沟通非常重要。快速、准确地领会临床检查意图，与受检者及其家属进行有效的沟通，顺利合作并完成影像检查，这不仅需要良好的医学技术水平，还需要高效的沟通能力。

### 一、了解受检者的需要

受检者预约影像检查时，影像检查前、中、后各阶段往往有诸多问题想咨询，医务人员应了解受检者的需要，并针对不同的问题给予适当的解答及相应的处理。

### 二、管理受检者的预期

在预约影像检查时，受检者往往希望预约日期越早越好，但实际情况是，由于各种因素，无法立即满足他们的检查需求。因此，负责预约的医务人员需要尽量做好解释和疏导工作。

在影像检查过程中，受检者希望技师对自己的检查做得最仔细、最认真，技师可通过适当的表情、语言使受检者安心。同时，技师应重视受检者隐私、重要信息的保护。

影像检查结束后清楚地告知受检者领取结果的大概时间、地点及方式。告知受检者或家属保持手

机通畅，如有问题会及时联系沟通。嘱受检者及其家属如超过时间未领取到结果，可以去何处解决相关问题。有的受检者急于在检查后尽快取到结果，可向受检者解释影像图像多，信息量大，需要花费较长的时间认真、细致地查看，请受检者按照规定的时间领取报告。

### 三、掌握关键因素

与受检者及其家属进行有效沟通，使其配合技师顺利完成影像检查。

### 四、正确对待投诉

正确处理受检者的投诉，可以最大限度地避免医患纠纷，提升医院的服务品质及受检者的满意度。

#### （一）不激化、不刺激

首先要认识到投诉也是一种倾诉与沟通，受检者认为自己受到了不公或委屈来"讨个说法"，处理得当则能大事化小、小事化无。因此，在接待投诉受检者时，应避免激化矛盾，以主动、诚恳的态度，表达出对受检者的理解，并向他们主动说明问题表示感谢，最大限度地消除受检者的疑虑和对抗，使受检者的情绪有一个适当的宣泄口，以缩短彼此间的距离，为进一步沟通打好基础，创造条件。在处理受检者投诉时，应尽快将被投诉的医务人员与受检者分开，避免受检者在当事人面前直接表达不满情绪。随后，请受检者到安静的室内落座，并奉上茶水，以营造一个舒适的环境，再请他们详细诉说。即使受检者情绪激动，说了些过激的话，也应理解并宽容对待，毕竟在他们看来，医疗无小事，他们是医师唯一的受检者、护士唯一的护理对象，他们的感受至关重要。因此，处理投诉的人员首先要保持冷静和自信，这样才能稳定对方的情绪。一旦冲动地与受检者产生对立，事态可能会迅速升级到难以收拾的地步。应以积极、认真的心态去倾听，以此表明我们的关注与重视，并向受检者展现出负责任、绝不护短的态度。

#### （二）同理心倾听

当受检者选择在医院里投诉，而非通过网上发布或向上级主管部门反映时，可以认为他们是带着善意而来的。他们有情绪是正常的，应给予充分的同情和理解。在处理投诉时，要以同情理解的姿态耐心地倾听，多听少说，多安抚，不辩论。受检者尽情诉说的过程也是他们发泄愤怒或不满的过程。

同时，要做好详细记录，包括受检者为何不满，问题的焦点是什么，他们提出的具体要求和想法，以及他们希望获得的帮助等。在倾听的过程中，要边听边记边复述，以确保准确理解受检者的观点，并在最后再次重复他们的观点，征求是否有补充意见。这样做既表达了院方的重视和诚意，也有助于缓和受检者的怨气。翔实清楚的记录不仅便于向上级汇报，也为下一步的调查处理提供了原始信息。对于简单明了、清晰无误的误会，应站在受检者的角度进行解释，而不是盲目地表达同情却不采取行动。如果当场无法立即解决问题，应记录受检者的姓名和联系方式，以便后续回复。在安慰受检者、表达歉意并感谢他们支持工作的同时，要明确告知他们答复的时间，并将他们礼貌地送到门外。

#### （三）谨记积极收尾

尽快处理，积极收尾，是处理受检者投诉的重要原则。尽快处理，表示医院解决问题的诚意、效率，以及对受检者的尊重、在意，同时也是为了防止受检者投诉产生的负面影响对医院造成更大的伤害，还能最大限度地减少潜在的更大问题，如当投诉无人受理或迟迟不解决时，有的受检者就可能采取极端行为甚至暴力行为。

对于马上协商、询问就能有结果的事宜，则需立即处理。对于自己职权之外的事情，如对某些医疗项目收费标准有疑问、医疗纠纷等，可以和受检者或受检者家属协商，由相关人员进行专门答复。对医护人员工作态度、流程或其他方面的投诉，只要有道理，首先向受检者表示感谢，表明是医护人员的态度问题，当即向受检者致歉，还应考虑请当事医护人员出面道歉。若已经造成不良影响，可以考虑请医院相关领导出面道歉。在未完全了解调查清楚投诉事件前，慎重以医院的名义表达立场。需要调查才能给出答复，应及时将医院最终形成的调查处理意见反馈给受检者，并做好耐心解释和疏导工作。经调查医院没有错误，则给予耐心解释，同时感谢受检者对医院工作的支持。若医院确实有错，则需要道歉，对院方的问题不隐瞒欺骗，勇于承担责任，尽快处理解决。这样的担当精神，相对更容易得到受检者的体谅。协商解决时，严格遵照程序，坚持原则，维护医患双方的合法权益。

同时，每一次的投诉都是医院改进工作的良机。如果确实是医院的问题，不管大小都应落在实处，避免再发生类似问题；如果是受检者的问题，也可以从医院的工作流程或方式上来考虑，思考是否有避免这类事件的可能性。

## 五、提高沟通技巧

医患沟通中应采用换位原则、真诚原则、详尽原则和主动原则，实现良好的医患沟通，促进医患之间相互尊重、信任、理解与支持，及时化解医患之间的误解和矛盾，减少医患纠纷和医疗事故的发生，提高诊疗效果，保证医疗安全。

### （一）换位原则

医院人员与受检者及其家属沟通时，应该尽量站在受检者的立场上考虑问题。想受检者之所想，急受检者之所急。应避免只把自己认为重要或有必要的信息传达给受检者及其家属。在进行沟通之前，不妨先站在受检者一方的立场去思考。

### （二）真诚原则

医务人员与受检者进行沟通时，所表现的态度是实现良好医患沟通的重要因素。医务人员的谈吐、口才等沟通技巧，固然影响着医务人员的理念是否能充分表达，但更重要的是，医务人员在沟通过程中所展现出来的态度——是否尊重、同情并真诚地关心受检者——对接受沟通的另一方来说，具有更为显著的影响力。

### （三）详尽原则

医务人员应把影像检查前、中、后各阶段的注意事项、检查过程、可能出现的不适、意外等详细地告诉受检者及其家属，解除受检者及其家属的疑虑。

### （四）主动原则

医务人员是医疗行为的主动实施者，是医患关系中的主角，但要摒弃"受检者求我看病/检查"的心理，避免"恩赐者"的意识和态度，树立为受检者服务的思想，以平和、积极的态度营造良好的医患关系。

掌握以预防为主的针对性沟通。在医疗活动过程中，应主动察觉可能出现问题的迹象，把这类家属作为沟通的重点对象，根据其具体情况有针对性地做好沟通工作。

掌握"四个留意"：留意受检者的情绪状态；留意受检者的受教育程度及对沟通的感受；留意受检者对病情的认知程度和对交流的期望值；留意自身的情绪反应，学会自我控制。

掌握"五个避免"：避免强求受检者及时接受事实；避免使用易刺激受检者情绪的词语和语气；避免过多使用受检者不易听懂的专业词汇；避免刻意改变受检者的观点；避免压抑受检者的情绪。

### （五）有效原则

当一位医务人员与受检者或家属沟通困难时，建议换另一位更有医患沟通经验的医务人员或科主任与对方沟通。当下级医师对某疾病的解释拿不准时，先请示上级医师，然后按照统一的意见进行沟通；面对诊断尚不明确或疾病恶化的受检者，在沟通前，医护人员要进行内部讨论，统一认识后再由上级医师与家属沟通。对某些疾病或状况，口头沟通困难，可辅之以实物或影视资料沟通，如受检者及其家属不了解病变的位置及良恶性等，可借助软件阅读图像、用通俗的语言为受检者及其家属讲解。

# 第五节　影像检查中的医家礼仪

医家礼仪是医德的外在呈现，医德是医学礼仪的内在本质。医学的本质是仁术，医德的本质是仁心，那么医家礼仪自然也就表现出以人为本的人道主义的特点。这种人道主义不同于只把医学作为治病工具的医学认知，而更强调医事活动中医师对受检者的仁爱之情。这种认识将医学看作人文科学和技术科学的有机统一体，并且适应医学模式从生物医学模式到生物—心理—社会医学模式转变的趋势。

## 一、着装礼仪

整洁统一的白衣等着装是最基本的要求。衬衣袖子不外露，裙子长度不超过白衣。女医务人员长发挽起，在工作岗位上不佩戴耳环、戒指，不留长指甲，不涂指甲油，适当化淡妆。

## 二、表情规范

医务人员的眼睛、面部表情是仪表的构成内容之一。与受检者交谈时要注意表情，尊重受检者，态度和蔼友善，语调轻柔，语气亲切，自然大方，诚恳温和，与受检者交谈要有眼神交流，不要左顾右盼，对承受病痛的受检者、接受抢救的受检者表达同情及安慰。

### 三、手部姿势

医务人员的手势是仪表的构成内容之一。使用手势时应适度、自然，避免过度夸张或僵硬。指向他人时，应用手掌而非手指，以示尊重。在进行操作时，手势要准确、稳定，避免引起患者不适或误伤患者。

### 四、姿势规范

医务人员的站姿、坐姿、行姿，头、双臂、腿脚等部位的动作都是仪表的构成内容之一。站姿要求自然、挺胸、收腹、头正、颈直、肩外展，双臂自然下垂，眼睛平视，嘴微闭，面带微笑。行走时脚步要既轻且稳，不可慌忙奔跑。注意行走姿势，上体保持端正，两臂自然摆动，肩部放松，重心稍向前，步履轻捷，走路脚要踩一直线。

### 五、职业语言规范

语言是人与人沟通的桥梁，面对受检者时，医务人员的语言表达、面部表情和耐心细致的观察询问等，都会成为影响受检者就医心理和疾病情绪的重要因素，同时代表着受检者及其家属眼中的医院形象。受检者就诊时，特别渴望医务人员的关爱和体贴，因而会对医务人员的语言、表情、动作姿态、行为方式更为关注、更加敏感。

因此，医务人员要培养优雅的言谈举止。与受检者交谈时，要注意语调和面部表情，使用轻柔的语调、亲切的语气、礼貌性的语言，态度应自然大方、诚恳温和。用通俗易懂的语言耐心地解释受检者提出的问题；为受检者检查时采用商量的口吻，避免命令式的语言；当受检者情绪不稳定和出言不当时，应耐心安慰，正确引导，避免命令训斥。在交谈中充分体现出对受检者的体贴关心、重视、同情。在检查过程中要表现出自信和有序性，让受检者产生安全感和信任感，从而改变受检者的心理状态，使其更好地配合完成影像检查。

注意语言艺术，使用"关怀式语言"，采用"老先生""女士""小朋友"等称谓，避免称呼受检者的排队号码等。

# 第三章
# 实习计划和大纲的制订

医学影像技术专业实践操作方案包括轮转实习、毕业设计和毕业技能考核。实践操作是医学影像技术专业教育不可或缺的重要环节，是培养学生应用理论知识解决专业实际问题、提高学生专业素质的重要途径。轮转实习使学生提前了解并熟悉未来的工作环境及设备的操作使用，进一步巩固和加深对已学的理论知识的理解，并将所学的基础理论知识与实际操作密切结合起来；毕业设计是学生熟悉查阅资料、分析问题，直至解决问题的重要过程，为学生培养探究精神、开展基本的科研活动及培养终生学习习惯的重要训练，因此其对落实学生的知识和技能具有重要意义，是专业人才培养的重要一环；毕业技能考核可检验学生是否具备医学影像技师必备的技能和素质。

## 第一节　实习时间安排

实践操作分为轮转实习、毕业设计、毕业技能考核。以46周的实践操作为例，可采用如下时间分配方式。

轮转实习部分为41周：普通摄影实习12周，CT扫描与后处理实习12周，MRI实习12周，介入诊疗实习3周，核医学科实习1周，放疗定点基地见习1周。毕业设计（包含毕业论文撰写与答辩）4周。学生在轮转实习开始时进行毕业论文的选题，实习期间进行课题研究，收集、整理、分析毕业设计资料，完成毕业论文撰写和答辩。毕业教育1周。学生须在毕业实习结束前完成毕业技能考核。

## 第二节　考核和成绩评定方法

学生轮转实习的成绩由实习科室进行考核，考核成绩由出勤情况（占10%）、学习态度与工作表现（占10%）、理论考试（占30%）、操作及讨论时提问情况与技能操作考试（占50%，观察学生操作时评定）四部分的总评成绩构成，采用百分制。本科毕业论文成绩由导师评定成绩（占30%）、毕业论文评阅成绩（占30%）和毕业论文答辩成绩（占40%）构成。毕业技能考核采取现场抽试的方

式，满分为100分。

## 第三节　实习大纲的总体要求

对医学影像技术专业的学生而言，实践操作技能是大学学习阶段重要的实践性教学环节之一，是理论与实践相结合的重要方式，是提高学生政治思想水平、业务素质和动手能力的重要环节，对培养坚持四项基本原则，有理想、有道德、有文化、有纪律的德才兼备的技能型、应用型人才有着十分重要的意义。通过深入临床，学生能够了解当前医学影像技术的发展现状，加深理解并巩固所学专业知识，进一步提高认识问题、分析问题、解决问题的能力，并具有开展初步科学研究的能力。

## 第四节　实习轮转计划的制订

实践操作指南计划的制订基于成果导向教育，由需求决定培养目标，由培养目标决定毕业要求，再由毕业要求决定实践操作指南，从而实现对四年制医学影像技术专业实践操作指南的反向设计。

### 一、确定实践操作的最终成果

充分考虑学校、用人单位和学生本人、家长及老师的要求与期望，最终成果即是专业培养目标。前期开展对医院放射科主任的调研，以了解他们期望毕业生应具备的技能，以及影像技术专业人员未来的发展方向。

### 二、构建实践操作体系

根据对学生的能力要求清单，以及医学影像技术专业《普通高等学校本科专业类教学质量国家标准》的要求，设置轮转实习、毕业设计、毕业技能考核三部分内容，培养学生设备实践操作、科研能力培养等多方面技能。

### 三、确定教学策略

根据不同阶段的培养特点，制定实习生守则、确定带教老师任职资格及职责等，针对培养符合临床需求的影像技术专业人员的目标，采取"基础-

临床"双导师制进行毕业生带教和毕业论文指导。

## 四、自我参考评价

根据每个学生能达到教育要求的程度，赋予从不熟练到优秀的不同评定等级，进行针对性评价，通过明确掌握学生的学习状态，为学校老师改进教学提供参考。因此，实践操作方案的考核，应该目的清晰和明确，重在以分级的形式考量学生达到的能力水平，而对未能达到者，应在重新学习后，再进行考核。

## 五、逐级达到顶峰

将学生的学习进程划分为不同的阶段，并确定出每个阶段的学习目标，这些学习目标从初级到高级，最终达成顶峰成果，允许不同学习能力的学生用不同时间、通过不同的途径和方式，达到同一目标。

# 第四章
# 实习过程中对师生的要求

## 第一节　实习生守则

实习期间，应服从实践教学基地教学管理部门的统一安排。

严格遵守实践教学基地的各项规章制度和实习生纪律要求，不得有任何影响实践教学基地正常工作的行为。

尊敬带教老师和各部门工作人员，团结同学。

爱护仪器设备和公物，如出现仪器或物品损坏，应及时报告带教老师，并按照实践教学基地的相关规定处理。

实习期间，严格遵守考勤制度，不迟到、不早退、不旷课，无故不参加实习者，以旷课论处，按照学校学生管理相关规定处理。

请假及考勤管理制度：学生实习期间的请假和考勤工作由实践教学基地相关管理人员负责，并向学系报备，按照学籍管理相关规定执行，在实习考勤表中如实记录。无有效请假手续或虽经请假未获批准而不参加实习者均按旷课计。两次迟到或早退算一次旷课。实习学生在科室实习时，缺席时数累计超过该科室实习总时数20%者，不得参加此部分的实习考试，成绩按不及格处理。学生的考勤结果与实习成绩挂钩，学生实习期间应服从实习科室工作安排。

认真填写实习手册，及时交予带教老师审阅，并参加理论和实践考核。

有特殊问题者可及时与学院教学办公室、学生办公室和医学影像学学系联系，共同协商解决。

## 第二节　带教老师任职资格和职责

实习带教老师必须为本实践教学基地师资，并已获聘为学校医学影像技术专业临床专业课老师，热爱本职工作，具有严谨的工作作风和良好的职业道德。

实习带教老师应有周密的带教计划和一定的带教经验，能严格要求学生，认真落实带教计划，完成实习项目。

应有较强的教学意识和责任心，以身作则，言

传身教，在实践技能上加强指导且规范操作，严格要求，防止差错及事故的发生，同时注重对实习生进行职业道德等方面的教育。

定期检查学生的实习手册，关注学生的实习情况，了解学生的思想状况、服务态度和劳动纪律，及时向科室主任汇报实习教学情况。

有计划地为学生安排小讲课和学习讨论会，以及新技术、新进展等方面的讲座、学术报告等活动，增长学生的新知识。

实习结束时，带教老师应全面、如实地对学生进行出科鉴定。实习科室应根据"轮转实习大纲"的要求对学生进行考核，最后汇总为出科综合成绩，即毕业实习成绩。

## 第三节　安全要求

### 一、安全教育及管理

学生在学院外实习期间应按照学院的要求，严格遵守实习单位的安全规定及有关规章制度，加强安全意识和自身防范意识，与学院签订安全责任书。

严格执行实习单位的有关规章制度，实习期间，凡因违反医院或其他实习单位的规定出现严重差错、事故，给实习单位造成的损失，由学生本人及其家长负责。

宿舍严禁使用"热得快"、电热杯、电炉子等电器。

燃煤取暖者要正确使用炉具，保持通风，防止煤气中毒。

外出时要遵守交通法规，以免发生交通事故；遇到紧急情况要及时报警求助。

要保管好自己的贵重物品，以防丢失。

离开房间时要做到：断电、关窗、锁门。

遇到自己难以解决的问题，要及时向所在实习单位领导报告。

未经批准，不得更换实习单位。

### 二、辐射安全

随着公众对辐射问题关注度的日益增加，在放射学检查过程中，辐射安全尤为重要。应做到以下几点。

特殊人群（孕妇、备孕者及婴幼儿）行放射检查前，一定要告知他们辐射的风险。

检查前，确认防护用品是否可以正常使用，对破损的防护用品要及时维修或更新。检查过程中，确保受检者和陪同人员正确使用防护用品。

检查前，要确认检查设备运行是否正常，曝光参数设置是否合理，避免出现曝光量异常情况。

检查前，确认操作间和机房的防护门运行是否正常，避免出现防护门关闭不严而产生漏射线，或在检查过程中候诊受检者突然闯入。同时，避免因工作中粗心大意，忘记关闭防护门而直接曝光。

因此，在检查过程中严格执行科室规章制度和检查操作流程，养成良好的工作习惯，才能避免发生严重的辐射安全问题。

### 三、MRI 安全

MRI 安全问题是人与静磁场 B0、射频磁场 B1 和梯度磁场 G 所构成的磁共振环境相互作用所引发的问题。

#### （一）MRI 设备安全注意事项

以 5 高斯"安全线"的空间分布最为重要。诊断操作室和磁体室之间的玻璃铜网观察窗处就是 5 高斯线。1.5 T、3.0 T 磁共振的 5 高斯线示意图见图 4-3-1（文后彩插图 4-3-1）。为了设备安全，所有带磁性的物质（如轮椅、检查床、氧气瓶等）都不能进入 5 高斯线内。

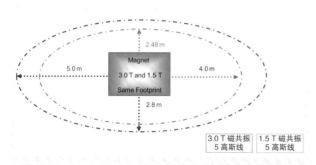

图 4-3-1　1.5 T、3.0 T 磁共振 5 高斯线示意影台

图 4-3-2（文后彩插图 4-3-2）是 MRI 设备的停机按钮，此按钮可在受检者处于紧急情况时按下，用于终止磁体间的电源使扫描停止，但不会影响射频、梯度电源、磁体电源、检查床和受检者的支持辅助系统。一般位于键盘或磁体两侧。

图 4-3-3（文后彩插图 4-3-3）中的红色按钮是 MRI 失超按钮，用于静磁场的存在威胁人身安全

或大型铁磁性物体被吸附时以使静磁场迅速退磁，造成人为失超。一般位于操作间的墙壁上。一定要与停机按钮区分开，误按失超按钮会造成很大的损失。

图 4-3-2　MRI 设备停机按钮

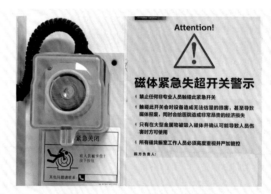

图 4-3-3　MRI 设备失超按钮

#### （二）受检者安全注意事项

1. 抛射效应

静磁场可以吸附磁性物体，由其引发的抛射效应可能导致受检者发生意外伤害。如果受检者体内携带有电、磁及机械装置（心脏起搏器、神经刺激器、心导管等），静磁场也会干扰其正常工作。体内安装的颅内动脉夹、耳蜗植入物、外科手术夹及假肢亦会在静磁场的作用下产生移位、磁化和热效应等。所以须杜绝一切磁共振相容性可疑的装置进入磁体间！

2. 中枢神经系统效应

中枢神经系统效应属于磁场产生的生物学效应之一，受检者表现为眩晕、恶心、头痛、口中异味。多见于超高场，2.0 T 以下生物学效应不明显。所以检查过程中要注意观察受检者的情况，检查后主动搀扶，防止受检者起身后跌倒。

3. 发热

射频磁场的所有能量被人体吸收并转化为热能。有些受检者在检查后大汗淋漓、面红、体温

升高，因此高热受检者是 MRI 检查的绝对禁忌证。为测量及监测射频能量在受照部位累积的程度，一般用特定吸收率（specific absorption rate，SAR）来表示，其意义是一定质量的组织对射频能量的累积，用 W/kg 作为单位。对于特殊人群如婴幼儿或体温失调受检者可使用 Normal mode，即 2 W/kg，HEAD 3.2 W/kg 监测 SAR。非特殊人群可以选用 First mode，即 4 W/kg，HEAD 3.2 W/kg。为了准确检测 SAR 值水平，需要准确输入受检者的体重并保持良好通风。对于体表有文身的受检者要谨慎检查，防止文身部位的局部皮肤灼伤。

#### 4. 周围神经刺激

梯度磁场的快速切换诱导产生感应电流，引起周围神经刺激。注意使受检者保持正确的体位，切勿接触线圈导线，不要形成环路。恰当地使用双梯度系统，可以在提高梯度性能的前提下，减少周围神经刺激发生的可能性（小视野用 ZOOM 模式，大视野用 WHOLE 模式）。

#### 5. 噪声

梯度磁场的切换还会产生噪声。检查前必须使受检者佩戴耳塞或专用耳机以保护听力。

#### 6. 幽闭恐惧症

幽闭恐惧症非绝对禁忌证。MRI 检查时间长且磁体孔径较小，对存在幽闭倾向的受检者应在检查前进行充分沟通，尽量消除其紧张情绪，经评估后酌情予以 MRI 检查，检查时可采取这些方法：①受检者进入检查室前戴上眼罩；②设备允许的情况下，改变检查体位，尽量保证头部在磁体外面；③将磁体内的亮度和风量调大；④让家属陪同；⑤有条件的单位可以改为大孔径磁共振或开放性磁共振扫描。

### 四、受检者意外伤防范

受检者可能发生意外伤的情况如下。

在普通 X 射线摄影中，部分部位需要站立位进行检查，但受检者在检查过程中由于自身原因可能突然倒地。多见于外伤、高龄受检者或行下肢负重位拍摄的受检者，工作人员应在检查前综合评估，请家属陪同完成检查，或改为卧位拍摄或联系临床医师用其他检查替代。

受检者意识不清或婴幼儿进行检查时，需家属陪同完成检查，防止发生坠床事件。

在普通 X 射线摄影和 CT 检查床移动过程中，应防止夹伤或挤压到受检者的肢体。

检查室防护门需手动开关时，因其较沉，须协助高龄或力气较小受检者开关防护门，防止夹伤或绊倒。

### 五、受检者隐私保护

放射工作人员应做到尊重、关心受检者。在放射检查中需要做到以下几点。

询问受检者病情时，不要被其他候诊受检者听到。对癌症受检者且有家属陪同时，尽量先向家属询问病情，确认受检者知情后，可同时询问。

不要在公共场合与同事讨论受检者的病情。

特殊检查中，如行乳腺 X 射线摄影时，首先，要向受检者解释清楚暴露皮肤的必要性；其次，如果是男性工作人员为女性受检者进行检查，需女同事或家属在场，特别需要提醒，如果陪检者是受检者的男朋友，则不适合陪同检查。

### 六、应急抢救预案及实施

遇紧急情况时，如仅有一人当值，首先应立即终止检查，呼唤同事帮忙电话通知诊断医师、急诊科医师和麻醉科医师。如两人当值，可分工协作。之后与同事协作完成初级生命支持，等待诊断医师、急诊科医师和麻醉科医师到场。

### 七、感控防护要求

检查室定时通风及紫外线消毒。

操作人员及受检者能接触到的地方要定时进行消毒。

工作人员要根据医院要求进行不同等级的防护，正确佩戴和使用防护用品。

使用过的帽子、口罩或手套等防护用品不能随意乱丢乱放，不能带入休息室等洁净区域，须按要求扔进医疗垃圾桶。

# 第五章
## 普通 X 射线摄影实践操作指南

# 第一节　一般要求

## 一、开关机流程

以下列举几种常用品牌的 DR 设备，对开关机流程和注意事项进行演示和说明。

### （一）DR 设备（品牌 1）开关机操作流程

参考设备型号：DR3500、DR7500、DRX-EVOLUTION 系列。

**1. 开机**

（1）启动主设备

1）DR3500、DR7500：按下 Power 开关，登录界面输入用户名及密码后确认。

2）DRX-EVOLUTION 系列：先按下控制盒上的蓝色按钮■，灯亮后按下主计算机的开机键，选择相应身份登录。

（2）X 射线管预热

Main Menu → Utilities → Tube Warm-up →每隔 5 秒曝光一次→提示 Warm up successfully →停止曝光，结束预热。

**2. 关机**

点击 Logout 退回到登录界面。

1）DR3500：按下主计算机电源 Power 开关，系统进入自动关机程序直至屏幕黑屏。

2）DR7500、DRX Evolution：点击屏幕左下角■→ Shutdown/Power Off → OK，系统关机直至屏幕黑屏。

**3. 注意事项**

DRX-EVOLUTION 系列的无线探测器电池在关机后不能自动充电，电池电量会逐渐耗光，为了不影响后续使用，设备关机后应及时取出电池，放置在充电盒上进行充电。

### （二）DR 设备（品牌 2）开关机操作流程

参考设备型号：Optima XR646 HD 及 Definium 6000、XR656。

**1. 开机**

按下控制键盘上■键开机，系统自检后登录。

X 射线管预热：点击操作界面上方■（XR 646 HD）或下方■（Definium 6000、XR656），按住曝光手闸曝光并保持住，直至 Exposure Required（所需曝光次数）递减至 0，松开手闸，结束预热。

**2. 关机**

点击主机屏幕右上方■图标（XR646 HD）或■图标（Definium 6000、XR656）→点击 Shut down →点击 Yes，执行关机程序直至屏幕黑屏。

### （三）DR 设备（品牌 3）开关机操作流程

参考设备型号：Digital Diagnost Eleva。

**1. 开机**

按下操作台显示器左上角绿色按钮■启动系统，登录。

**2. 关机**

按下操作台显示器左上角灰色按钮■即可关闭系统，如遇系统无响应，不能正常关机，长按此灰色按钮大约 4 秒，可强制关机。

**3. 注意事项**

无线探测器的电池无法自动充电，主屏幕提示电池电量不足时，要及时更换电池。

使用过程中，无线探测器和其匹配的路由器中间不能有任何遮挡物，以免干扰探测器的连接信号。

### （四）常见注意事项

设备关机前应将 X 射线管、探测器等归位，确认图像传输完成，退出全部应用程序后，再执行关机操作。如非长时间关机，关机后不要断掉配电柜电源，以便开机后尽快进入稳定状态，辅助设备（如扩音器、门禁、叫号系统等）的电源上班时接通，下班后断掉。

若设备超过 4 小时未使用，再次曝光前，需先进行 X 射线管预热。预热时要确保机房内无人员，关好防护门，X 射线照射野避开探测器区域，手动关闭遮光器。

出现紧急情况时，如操作失控，有可能对受检者的人身安全造成威胁，应立即按下紧急停止按钮。

探测器作为设备的重要组成部分，使用过程须注意勿摔、勿扔、勿重压，防止接触液体，防止不明信号干扰。及时充电，及时更换电池，轻拿轻放，保持表面洁净。

无线探测器在抽出使用后，应立即归位，方向不能放反，以免电池电量耗尽无法使用。

机房温度一般设定在 20～24 ℃，湿度为 50%～60%，温湿度异常时，及时通知有关部门解决。

保持计算机的运行速度，应定期检查磁盘空间，并及时删除最早期的图像文件，以确保磁盘可用空间保持在 40% 以上。

设备运行中若出现异常情况，及时通知工程师对设备进行检修，严禁在非正常状态下使用。

## 二、设备和网络故障处置

### （一）设备故障

当设备无法工作时，首先应检查电源、各种连接线是否正常连接，硬盘空间是否充足，各种开关状态是否正确，以及 X 射线管、探测器、检查床等部件的位置是否处于正常状态。如果以上各项检查均显示正常，则应按规定的顺序关闭设备并重新启动。

若重启未能解决，应及时通知有关工程师并报告错误代码和故障情况。若工程师判定设备短时间内不能恢复，则启用应急预案，向受检者做好解释工作，换同类型的检查设备于其他摄影室完成检查。

### （二）网络故障

1. 从放射信息系统（RIS）中获取受检者信息失败

查看检索筛选条件设置是否正确、网络连接是否正常。

2. 传图失败

查看网络连接是否正常。

查看受检者图像信息（影像号、检查号等）和RIS 登记信息是否一致。不一致时在设备上修改检查信息，重试传图。

网络连接和图像信息均正常时，从传输列表中清除失败任务，重新发送传图任务，必要时须重启计算机系统。

确认网络连接故障，及时通知工程师联系信息部门解决。

网络短时间内无法恢复时，启动 PACS 网络系统故障应急预案。

## 三、受检者流程指导

针对门、急诊及危重抢救受检者，采取不同的指导流程。急诊受检者优先检查，危重症受检者启用绿色通道，可以先检查再缴费。

受检者持临床医师开具的 X 射线检查申请单，缴费后到放射科登记处或自助报道机进行信息登记。

受检者登记后到相应的摄影室等候检查。

放射技师按照登记顺序呼叫受检者。

受检者持 X 射线检查申请单进入检查室后，放射技师会对受检者信息和检查信息进行核对。

核对后，放射技师会对受检者阐述检查前的准备工作和检查方法。

将受检者的信息录入检查设备，根据检查部位确定曝光参数。

放射技师辅助受检者完成检查前准备，然后进行体位设计。

放射技师回到操作间内，进行曝光的同时要时刻观察受检者的情况。

预览影像，如果不需要重拍，则将影像传到PACS 系统。

确认影像符合诊断要求，方可允许受检者离开。帮助受检者从检查床上下来，或回到轮椅、平车上。

检查完毕后，告知受检者取结果的时间、地点和方式。

整理摄影室，手卫生消毒。

## 四、信息核对

查看检查申请单，核对受检者信息及检查申请单信息，包括姓名、年龄、性别、科室、床号、检查部位和检查方式。对于婴幼儿、老年人和意识不清者，必须核对腕带，并与家属或陪护沟通。

核对受检者及检查申请单信息是否和 RIS 上登记的信息一致。

恰当地询问病情，了解检查目的，再次核对检查部位和检查方式。对于单侧投照的摄影体位，务必按照申请单、登记信息和实际病情仔细核对侧别。

若病史与检查项目不符合，与申请医师沟通核实，杜绝发生错误。

## 五、检查前准备

检查设备状态及卫生、机房温湿度、防护设施（辐射防护门、门灯机联锁、警示灯、辐射标识、铅防护用品），填写日常工作记录。

对受检者态度和蔼，按实际情况向受检者解释清楚所摆体位的目的，使其充分理解和配合。

去除被检部位覆盖的异物，如发夹、文胸、饰物、膏药等，尽可能地充分暴露受检部位。

保护受检者隐私，尊重受检者，不得暴露其敏感部位。

可使用垫板、沙袋等使受检者处于相对舒适的体位，保持被检部位稳定、静止。

根据检查部位，有呼气、吸气要求者，预先进行呼吸训练。

## 六、防护用品的使用

正确使用防护用品，普通 X 射线摄影室配有铅围脖、铅裙、铅衣，部分摄影室还配备可升降立体防护屏。

对照射范围外的邻近辐射敏感器官进行防护，包括眼晶状体、甲状腺、乳腺及性腺。除了防护用品的使用，还可以调整受检者的体位，使其辐射敏感器官远离中心射线束。

陪检者也需要正确穿戴防护用品。

## 七、体位设计

1. 行动不便的受检者 X 射线检查体位设计注意事项

进行下肢及下肢关节负重位拍摄时，对于行动不便或处于术后恢复期的受检者，务必嘱其站稳或手扶扶持物，或在家属陪同下完成检查，避免摔伤。

2. 进行下肢及下肢关节负重位 X 射线检查的体位设计注意事项

被照部位一定要负荷上受检者自身体重的重量，才能达到检查目的。

受检者一定要站立在硬质木板上、地面上或专用摄影台阶上（图 5-1-1，文后彩插图 5-1-1），切忌踩在软质垫子上导致关节间隙或关节内诸骨位置发生改变。

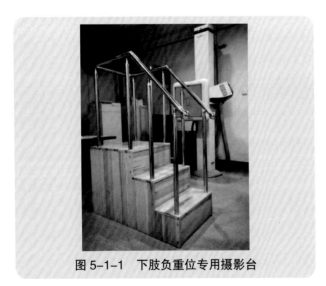

图 5-1-1　下肢负重位专用摄影台

3. 急诊外伤受检者的 X 射线检查体位设计注意事项

严重外伤的受检者进行 X 射线检查时，大多无法完成标准体位。在检查过程中应注意和可采取的方法如下。

在检查前，应先观察受检者的状态和简单询问病史，结合受检者的实际情况选择安全性最高的方式完成检查。

在检查过程中，搬动、摆位时要小心谨慎，应尽量减少对受伤肢体的移动，防止意外伤害或院内二次受伤。如疑有椎体或下肢骨折的受检者，在移动时必须非常小心，必要时需要临床专科医师现场协助和指导。

根据设备特点进行灵活投照。如进行膝关节侧位摄影时，受检者无法侧身躺，可以将探测板取出，放在受检者双侧膝关节中间，采用水平侧位的投照方式。

外伤受检者经常进行多部位 X 射线检查，如右股骨正侧位、右膝关节正侧位和右胫腓骨正侧位都要检查。可先完成 3 个位置的正位检查后，再进行 3 个位置的侧位检查，受检者只需转动身体一次。既节省了检查时间，又减轻了受检者的痛苦。

适当控制检查次数，当摄影体位已足以解决问题时，就没有必要进行其他体位的摄影，这样既能减轻受检者的检查痛苦，又能避免过量辐射。

保持头脑冷静，杜绝忙中出错，保证一次检查即可成功。

4. 用于手术测量的 X 射线检查体位设计注意事项

要绝对保证投照体位在中心射线束下，减少斜射线引起的组织结构位置及相互关系发生畸变。如下肢负重位，即使申请单开的双侧，也要分别进行单侧投照。

5. 儿童和婴幼儿的 X 射线检查体位设计注意事项

由于婴幼儿不能对疼痛和不适做出明确反应，所以摆放婴幼儿肢体时，应注意动作轻柔，尽量采用自然体位；摄影时根据患儿的实际情况，并结合临床，最大限度地显示病变部位，达到诊断需求。对于无法配合的儿童，必要时需陪护人员帮助做好肢体的固定，并且尽可能缩短曝光时间。

## 八、医学影像处理技术的原则与方法

医学影像处理方法在临床实践中应用广泛，不同的图像处理方法会产生不同的处理效果，这些处理方法都和图像质量的要求息息相关。图像质量是图像的基本属性，它是一个相对主观的概念，它的好坏依赖于图像的用途。医学影像要求有利于解剖结构的显示和病变的检出，其图像质量涉及图像的颜色、形状、纹理、动态范围等特征。

在 DR 图像处理中，最基本的原则是提高图像中兴趣结构的显示能力，为疾病诊疗传递更多的影像学信息。

### （一）医学影像处理技术的原则

**1. 以临床需求为导向，明确图像处理的具体目标**

进行图像后处理时，需根据临床的需求，具体部位的具体要求，突出兴趣结构，减少不需要的信息。选择适当的参数组合，使影像亮度（硬拷贝时为密度）、对比度、锐利度、颗粒性满足诊断学要求。在整体显示效果满足诊断学要求的基础上，注意使低对比的解剖细节显示清楚。例如，在进行腰椎侧位摄影时，椎体显示良好的同时，还可以把棘突等对比度低的部位进行增强处理，使整体显示效果同时满足临床要求（图 5-1-2）；在胸部 X 射线摄影需观察肋骨骨折时，则须突出肋骨的显示效果，削弱肺部的显示效果；在观察乳腺肿块时还可以通过高低能量减影技术突出显示肿块，而非肿块结构等都被视为解剖噪声进行处理。

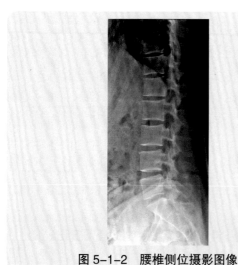

图 5-1-2　腰椎侧位摄影图像

**2. 掌握设备后处理参数的含义**

后处理的方法和算法多样，不同品牌 DR 设备的图像处理参数含义也不同。要在确认影像质量符合诊断学要求的基础上，设定不同 DR 系统的后处理参数值，其中个别参数经过与生产厂商临床应用专家协商后有所调整。以飞利浦 DR 为例，常用的后处理参数包括对比度和亮度调节参数，增强调节参数（增强物体细节尺寸和强度）、降噪调节参数，曲线选择菜单及虚拟滤线栅选择等。可以通过综合应用高级图像后处理技术，不断改善图像质量，如去除噪声技术、虚拟滤线栅等的应用，可以

在获取相当图像质量的前提下降低受检者的辐射剂量。

**3. 注重整幅图像的协调性和美观性**

对临床图像进行处理时，在对局部处理的同时也需要从图像整体角度进行协调处理。对局部对比度和全局对比度进行统筹处理，在局部对比显示良好的同时，其他区域的亮度不要过亮或过暗，保持图像整体的协调性。对处理后的影像，须采用统一的放射标识和解剖方位，其有助于实现图像的规范化显示，并提升图像的美观性。进行 DR 时对关节等结构可采用垂直构图或三角形构图等保持图像的美观显示（图 5-1-3、图 5-1-4）。通过旋转、翻转等对图像进行操作，可得到相应的显示结果。

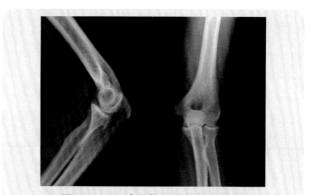

图 5-1-3　肘关节 X 射线摄影构图

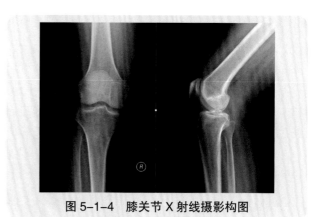

图 5-1-4　膝关节 X 射线摄影构图

**4. 不产生后处理伪影的干扰**

医学影像增强技术通过提高影像的视觉效果，突出影像中的"有用"信息和不同特征，扩大影像中不同物体特征之间的差别。许多图像处理方法是一把双刃剑，在改善某一图像质量的同时会带来另外的图像指标下降。例如，DR 影像通常采用图像锐化的方法补偿图像的轮廓，增强图像的边缘和细节，提高图像的清晰度并优化细节信息，但如果锐化过度，反而会引起图像噪声增加、质量下

降，甚至产生锐化黑边伪影导致局部失真甚至假象（图5-1-5）。在应用后处理算法时需要特别关注图像锐化带来的相关伪影。同时对比度需要根据图像进行调节，对比度调节过高容易产生溢出伪影（图5-1-6、图5-1-7）。

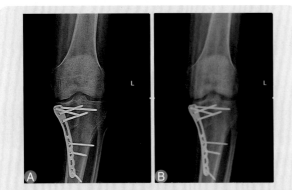

图 5-1-5　金属植入物黑边伪影（A）和无伪影（B）

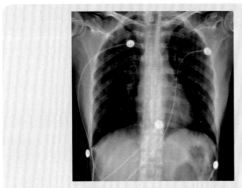

图 5-1-6　图像对比度设置过高，肺野产生溢出伪影

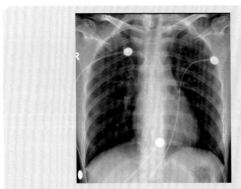

图 5-1-7　图像对比度设置合适，肺野显示恢复正常

**5. 同类影像后处理的一致性**

DR摄影体位协议需要由高年资技师和责任诊断医师共同商定，将优化后的后处理参数存储在相应检查协议中，尽量避免曝光后随意调节，使影像显示效果具有一致性。在常规DR摄影时，摄影部位较多，图像后处理算法可调节的参数相对较多；在乳腺DR摄影时，后处理参数固定，可调节的参数较少，除微调对比度和亮度外，其他参数均未开放调节，这保证了图像后处理效果的一致性。

**6. 兼顾后处理的个性化**

受检者的生理因素具有差异性，因此对图像处理参数须兼顾个性化处理。受检者的生理因素主要包括年龄、性别、体型等。例如，进行胸部X射线摄影时，需要根据受检者的胸部厚度、体质发育情况来选择成像技术和相应的后处理参数。儿童胸部X射线片须选择儿童胸部对应的后处理算法，成年人胸部X射线片须选择成年人对应的胸部后处理算法。

针对临床需求的特异性，还须根据病史选择相应的后处理参数。当临床观察肺纵隔病变时，采用常规的胸部处理算法。当胸部存在外伤时，则需适当改变后处理算法，增强中高频率成分肋骨的显示，必要时使用肋骨算法处理。乳腺DR摄影遇到假体病例时，则需要选用假体植入处理算法来进行处理，使图像达到理想的处理效果。

推荐的影像后处理参数组合是基于常规诊断要求，针对特殊诊断需求可采取特殊的参数组合，以更加突显所需要的诊断信息。

受影像链成像环节及设备性能状态的影响，数字X射线摄影成像技术和影像质量综合评价专家共识中给出的后处理参数推荐值可能并不适用于所有场合，但这些推荐值可作为参考，根据实际情况进行适当微调。

**（二）医学影像处理技术的常见方法**

在DR影像链中，X射线形成的图像需要经过一系列处理步骤，包括探测器采集图像信号，感兴趣区识别，自动亮度、对比度校正，降噪处理，黑白反转处理及图像空间频率域处理等，最终输出可供诊断的临床图像。

**1. 感兴趣区识别**

（1）曝光野识别：原始图像采集后需进行曝光野识别，数字X射线摄像系统通过图像分割算法识别出未曝光区域、空曝光区域和曝光区域（图5-1-8）。在DR摄影中，我们可以根据准直器定位边界。感兴趣区域一旦正确定位，在执行进一步的影像分析时，就可以忽略超出准直器边缘的影像信息，可以对动态范围进行调节，使影像达到最佳亮度和对比度。对准直器之外的像素，可以通过遮蔽或剪切等方式进行处理。在 DR 摄影中，曝光野的准确识别有助于系统获得准确的曝光指数，同时提高图像的处理质量，降低受检者的辐射剂量。

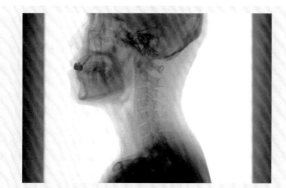

包含了未曝光区域（黑色边缘）、空曝光区域（白色无解剖区域）和解剖曝光区域。

图 5-1-8　颈椎原始图像

（2）图像的掩模处理：然而在实际应用中，往往仅对图像的某一局部区域进行增强，从而突出某一具体的目标。以整幅图像的变换或转移函数为基础的增强方法对这些局部区域的处理难以达到理想的增强效果。因此需要对区域进行局部增强，将某一个（或几个）局部区域从整个图像上剥离，然后单独对其进行处理，常用的剥离方法一般是掩模（mask）技术。

在数字乳腺 X 射线摄影中有一种算法为乳腺假体识别算法。当乳腺有假体植入时，呈现高密度的假体参与图像运算后会改变乳腺 X 射线图像的整体对比度、亮度，导致乳腺组织的对比度、亮度下降，而假体内部结构显示良好（图 5-1-9）。当选用假体植入算法时，通过对假体区域的掩模处理，假体外图像参与图像后续运算，而假体区域不参与图像整体运算，从而去除假体对成像的影响，使周围感兴趣区域（如腺体和脂肪）的组织对比度良好，假体区域采用高亮度处理（图 5-1-10）。

**2. 图像灰度处理**

（1）灰度变换：灰度变换应用查找表来改变图像的灰度，此为图像处理的最基本形式。它对单个像素进行操作，几乎所有的数字成像系统都应用这种变换。通过灰度变换后，图像中诊断信息含量最高的部分应该以最佳对比度显示，而不太重要的部分可以降低对比度。为了实现这一目标，通常

需要对像素值进行非线性映射，灰度映射后通过 DICOM 标准化显示。

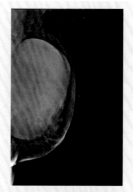

图 5-1-9　不采用乳腺假体算法

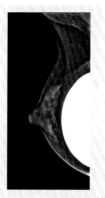

图 5-1-10　乳腺假体算法

在进行灰度变化处理时，我们根据类似屏片系统的灰度特点进行灰度映射。屏片系统对 X 射线曝光的响应由屏片的特征曲线决定，该曲线表示曝光对数与曝光胶片光密度之间的关系。在 DR 摄影中，对原始图像经过特性曲线（类似胶片特性曲线）达到调整图像感兴趣区域亮度、对比度的目的。不同的特性曲线对应不同的成像部位。原始的数字 DR 图像经过非线性处理后在显示器上显示出类似传统屏片系统的图像。需根据临床需求，对特定解剖部位的图像进行对比度调节，对乳腺软组织摄影则需要很高的对比度。在鼻骨侧位 DR 影像处理中，鼻骨处于空曝光区域，整体亮度偏暗（图 5-1-11A），在进行图像处理时，需对过度曝光区域通过特性曲线进行对比度调节，使鼻骨区域的对比度增加，从而适于肉眼观察，鼻骨及鼻部软组织均能良好显示（图 5-1-11B）。同样的处理方式应用在腰椎侧位摄影中，如椎体棘突附近的高曝光区域需采用相应的特性曲线进行对比度和亮度调节。

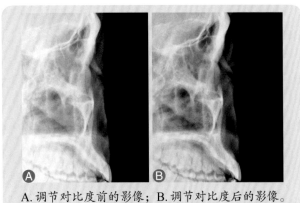

A.调节对比度前的影像；B.调节对比度后的影像。

图 5-1-11　鼻骨侧位

（2）图像对比反转技术：图像对比反转技术也常常用于对某些特殊类型病变的观察，如对部分腹部膈下游离气体进行 DR 摄影时，感兴趣区域膈下游离气体在白色的腹部背景下呈现出少量低密度影像（图 5-1-12），对图像进行黑白反转技术处理后，膈下游离气体则在黑色腹部背景中呈现为白色，膈下游离气体显示更为明显（图 5-1-13）。

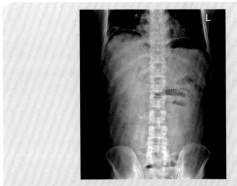

图 5-1-12　正常灰度的腹部立位平片

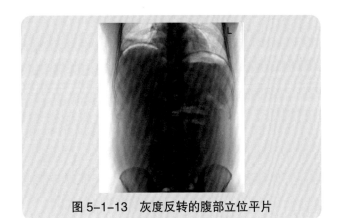

图 5-1-13　灰度反转的腹部立位平片

### 3.图像空间频率处理

图像空间频率处理是系统对空间频率的处理调节响应而改善图像锐利度的一种影像处理技术。空间分辨力表示成像系统对微小细节的成像能力，空间分辨力越高，则微小细节显示得越清楚。在医学影像处理系统中，空间分辨力常常与探测器的最小成像单元尺寸、X 射线管的焦点尺寸、图像处理算法等相关，其中探测器的像素尺寸是分辨力的短板。在 DR 摄影中，运用空间频率处理技术（如锐利算法）可以适当提高图像的空间分辨力，更好地显示解剖细节和病变特征。在全身各关节成像中对骨小梁等细节的显示需要采用相对锐利滤过核，但采用该算法时，会导致图像噪声增加。以腰椎侧位图像处理为例，原始图像（图 5-1-14）对比度差，直方图区域集中在左侧，且有滤线栅条纹伪影，通过一系列算法处理后可获得适度噪声图像（图 5-1-15），像素在直方图区域分散排列，对比度良好。图像进一步锐化后，骨质结构显示更加锐利，但噪声增加（图 5-1-16）。DR 摄影中空间频率处理最常见的就是边缘增强和组织均衡化处理。

（1）非锐化掩模（unsharp mask，USM）滤波技术：在 DR 图像处理中，是一种常用的提高图像质量的简单技术。基本原理：该技术通过模糊原始图像（如通过低通滤波），用原始图像减去模糊图像（低频）来提取图像的高频率分量，然后通过增强较高的空间频率或抑制较低的空间频率来达到所需的滤波效果（图 5-1-17、图 5-1-18）。

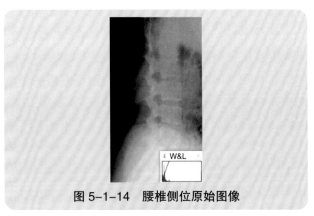

图 5-1-14　腰椎侧位原始图像

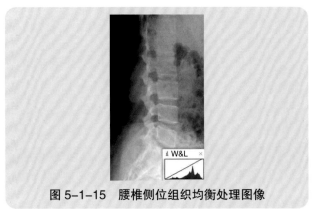

图 5-1-15　腰椎侧位组织均衡处理图像

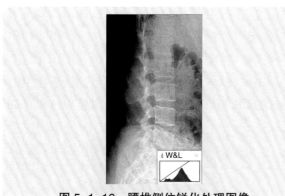

图 5-1-16　腰椎侧位锐化处理图像

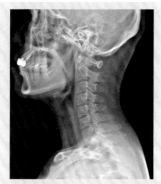

图 5-1-17　未经 USM 处理的原始图像

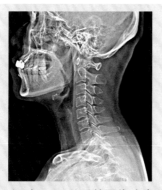

图 5-1-18　经过 USM 处理的图像（滤过核 2 mm）

（2）组织均衡技术：较常用的组织均衡技术专用软件有 AGFA 的 MUSICA、Carestream 的 EVP、FUJI 的 MFP 和 PHILIPS 的 NIQUE。

多尺度图像对比度增强（multi-scale image contrast amplification，MUSICA）或多频段图像增强处理技术根据不同的解剖结构，分别对每一频段进行不同程度的增强或抑制、对比度和窗宽窗位调节、边缘增强及细节处理等，然后再重构到原图中。如在胸部影像中，频率最高的部分包含肋骨边缘和肺间质疾病的信息，而频率最低的部分包含肺和纵隔的位置和密度的信息。即小的结构由较高的频带组成，

而大的结构处于较低的频带。将所有 12 个子图像相加将得到原始图像。通过 MUSICA 处理后，图像能真实、清晰、高对比地显示其病理及解剖特征而无伪影干扰。

多尺度对比度均衡的最显著效果在于，它不仅提高了影像中微细特征的可见度，同时保留了原始图像信息。此外，该技术还增强了图像的锐利度，并改善了原本处于低对比度、过度曝光区域的图像质量。在射线穿透较少的区域（如纵隔区域），增强效果很明显，而在肺部区域，增强效果同样显著。在骨骼系统的检查中，软组织也可被清楚地观察到（图 5-1-19、图 5-1-20）。

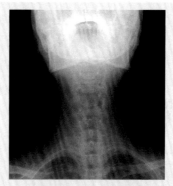

图 5-1-19　未经组织均衡处理的图像

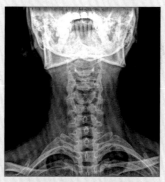

图 5-1-20　经组织均衡处理后的图像

**4. 降低噪声**

图像噪声（noise）是指存在于图像数据中的不必要的或多余的干扰信息。噪声对医学影像质量影响比较大，当影像曝光不足时，在图像上会呈现出颗粒感，这种颗粒感可能会干扰正常组织信号的显示，影响对解剖结构的观察。图像噪声按其来源可分为量子噪声、结构噪声、电子噪声等。当影像曝光不足时，在图像上会呈现出颗粒感的量子噪声。

探测器的每个像素有固有的电路通道，各通道会有不同的偏置和增益特性，其会导致数字探测器形成结构化或固定噪声，即结构噪声。电子噪声是由电子元器件在信号传输过程中产生的噪声，可以通过冷却探测器系统降低热噪声，或设计降噪电路，或屏蔽电子器件等以降低噪声。针对不同的噪声可采用不同的降噪方法。在 X 射线摄影中，X 射线光子成像过程是典型的泊松分布，它的统计特点是方差等于均值，量子噪声（标准差）与信号幅值的二次方根成正比，图像的信噪比与信号幅值成正比，其噪声模型较为简单。对量子噪声图像可以采用相应的图像处理算法进行去噪声处理，常用的方法包括空间域平滑滤波及频率域低通滤波、小波变换滤波等。根据噪声纹理，即噪声功率谱的不同，采用相应的滤波方法（图 5-1-21、图 5-1-22）。

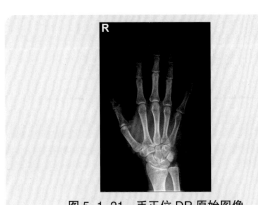

图 5-1-21 手正位 DR 原始图像

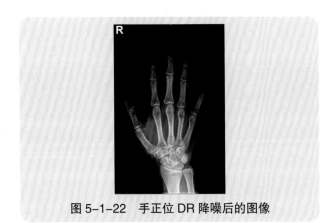

图 5-1-22 手正位 DR 降噪后的图像

### 5. 突出感兴趣组织

对图像进行减法运算可以消除某些非感兴趣区域的组织解剖结构，突出感兴趣区域的信号。减法运算经常应用于时间减影成像或能量减影成像中。常规 DR 胸部双能量减影技术通过减法运算可以重建肋骨、肺组织和常规图像，达到提取肋骨或肺结节组织的目的。应用对比剂可以进行时间减影或能量减影成像，如 DSA 时间减影、DSA 能量减影、对比增强乳腺 X 射线摄影等，通过减法运算可以提取含碘对比剂的信号（图 5-1-23、图 5-1-24）。

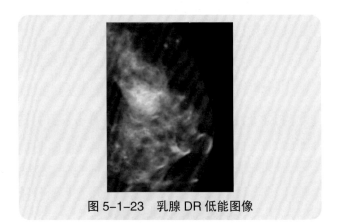

图 5-1-23 乳腺 DR 低能图像

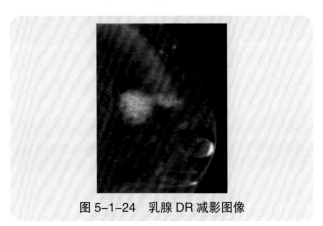

图 5-1-24 乳腺 DR 减影图像

图像后处理算法能够对某个感兴趣区域的组织进行特殊处理成像，生成突出该感兴趣区域显示的成像结果。常规 DR 摄影中，对于胸部需要重点观察且带有经外周静脉穿刺的中心静脉导管（peripherally inserted central venous catheter，PICC）管路的受检者，可以对其进行相应的 PICC 算法处理（图 5-1-25 ~ 图 5-1-27），观察肺部组织时还可采用去骨算法，能把隐藏在肋骨后面的肺部结节很好地显示出来。

### 6. 抑制伪影

医学影像成像系统相对复杂，成像过程持续时间较长，成像环节操作不当或解剖结构运动等都会导致图像产生与实际解剖结构不相符的信号，称其为伪影。为了去除部分伪影，许多影像后处理算法得到了应用。现代 DR 摄影中对静止滤线栅伪影去除采用频率域带阻滤波器处理方法，在图像频率域中将滤线栅对应的相应频率进行截止处理，经过反傅里叶变换就可以得到无滤线栅伪影的图像（图 5-1-28、图 5-1-29）。

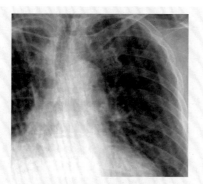

图 5-1-25　常规算法

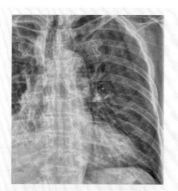

图 5-1-26　PICC 算法

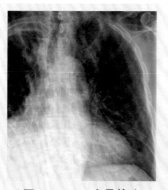

图 5-1-27　去骨算法

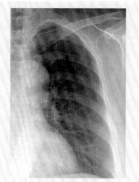

图 5-1-28　滤线栅伪影处理前的图像

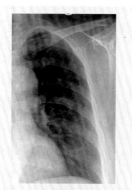

图 5-1-29　滤线栅伪影处理后的图像

### 九、胶片打印排版原则

将需要观察的部位放置在胶片的中间位置（图 5-1-30），详情见各部位实践操作指南的讲解。

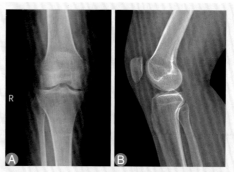

图 5-1-30　右膝关节正侧位胶片排版示意

打印图像尽可能与被检部位实际尺寸一致，以 1：1 的比例显示。因此，胸部、腹部、腰椎须采用 35 cm×43 cm 尺寸的胶片竖版打印；四肢长骨须采用 35 cm×43 cm 尺寸的胶片横版打印。单独一幅图像时可打印正反像。

### 十、普通 X 射线摄影中的危急值

对处于危急值状态的受检者，应及时联系值班放射诊断医师，快速完成检查，执行科室制定的危急值流程方案。普通 X 射线摄影检查中涉及的危急值在各部位实践操作指南中将会详细介绍。

## 第二节　实践操作指南

### 一、胸部 X 射线摄影

#### （一）胸部正位

1. 适应证

主要用于检查肺部炎症、肿瘤，观察心脏的形

态及胸部外伤等。

**2. 操作要点解析**

（1）体位设计：①受检者体位设计，面向摄影架站立，两足分开，使身体站稳，头稍后仰，人体正中矢状面正对探测器中线；②被照部位体位设计，胸部贴近探测器，两手背放于髋部，双肘弯曲，尽量向前，两肩内转并放平，深吸气后屏气曝光。

（2）中心线和照射野：①中心线，水平方向经第6胸椎垂直射入探测器中心；②照射野，上缘包括双肩峰上约3 cm，下缘包括第12胸椎，左右包括两侧胸壁。

（3）注意事项：①心脏摄影时平静呼吸下屏气曝光。②受检者无法站立且必须行胸部立位平片时，使其行坐立位检查。③对于无法站立或坐着的儿童，可采用仰卧前后位拍摄；对于不能配合吸气屏气的儿童，根据儿童呼吸的规律，在其吸气末时抓拍曝光；当儿童不能配合双手张开时，可采用双手垂直上举夹紧头部体位，并由陪检者佩戴防护用品协助完成。④对于年老体弱的受检者，可采用双臂抱胸片架姿势，防止跌倒并将肩胛骨外展，使其不与肺野重叠。⑤对于瘦小的女性，由于胸片架较为宽大，双肘关节不能完全内收，应使其肩部尽量紧贴胸片架，使肩胛骨充分外展至肺野以外。

**3. 参数选择**

（1）管电压：110～125 kV；管电流量：自动曝光控制；滤线设备：建议使用滤线器；FDD ≥ 180 cm，观察心脏时为200 cm。

（2）注意事项：①采用高电压，短时间曝光，以免模糊；②对于0～6岁的儿童，可不使用滤线器，管电压为55～65 kV，管电流量为2～3.2 mAs，FDD ≥ 150 cm；③对于需拍摄床旁胸片的成年人，也可不使用滤线器，管电压为45～65 kV，管电流量为6～12 mAs，可根据体厚适当调节，FDD ≥ 110 cm。

**4. 标准影像的显示要求**

胸部正位标准影像图见图5-2-1。

标准影像显示要求如下。

（1）肺门结构可辨；乳房、左心影内可追踪到肺纹理。

（2）肺尖充分显示；肩胛骨投影于肺野之外；两侧胸锁关节对称。

（3）膈肌包全，且边缘锐利；心脏、纵隔边缘清晰锐利。

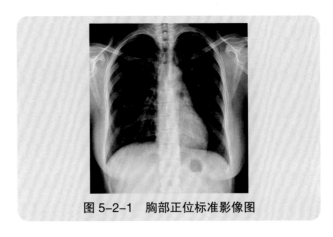

图 5-2-1　胸部正位标准影像图

**5. 影像处理和胶片打印**

（1）影像处理：选择适宜的后处理方式，使胸部组织的显示层次丰富，并根据具体要求，如外伤受检者图像增加对比度等，突出显示病变区域。

（2）胶片打印：采用35 cm×43 cm尺寸的胶片，竖版打印（图5-2-2）；胸廓短而宽的受检者可采用横版打印（图5-2-3）。

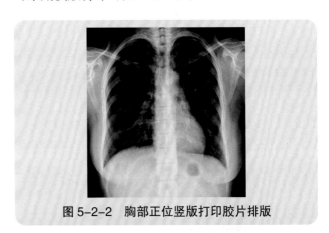

图 5-2-2　胸部正位竖版打印胶片排版

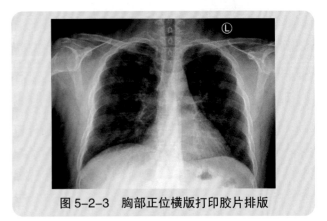

图 5-2-3　胸部正位横版打印胶片排版

**6. 危急值识别**

胸部正位可发现的危急值包括气胸、气管异物。

（1）案例1：左肺气胸。左侧肺野中、外带无肺纹理，肺组织压缩（图5-2-4）。如临床医师在申请单上注明怀疑气胸时，受检者无须进行呼吸训练。

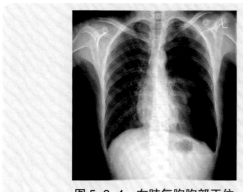

图 5-2-4　左肺气胸胸部正位

（2）案例2：食管异物。食管内可见条形高密度影，胸片上清晰可见，照射野可适当扩大到腹部，有时可加照侧位，以帮助临床医师迅速作出诊断（图5-2-5）。

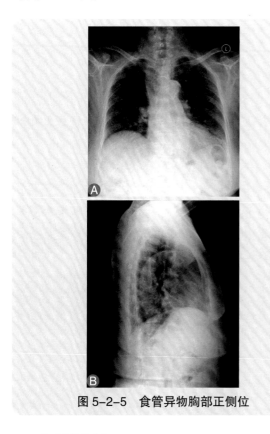

图 5-2-5　食管异物胸部正侧位

7. 问题分析

（1）未充分吸气，膈面上抬至第10后肋以上（图5-2-6）。

（2）肩胛骨投影在肺野内，双肘关节未内旋或肩关节未紧贴探测器；双侧锁骨抬高，不对称，遮挡肺尖区域（图5-2-7）。

（3）儿童下颌内收过度，导致遮挡肺尖（图5-2-8）。

（4）胸部异物未去除（图5-2-9）。

（5）照射野范围过大，非感兴趣区域显示过多（图5-2-10）。

（6）曝光条件过度，肺纹理显示不清（图5-2-11）。

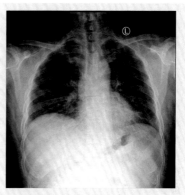

图 5-2-6　未充分吸气

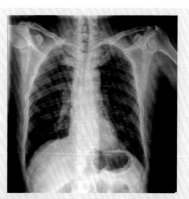

图 5-2-7　未紧贴探测器

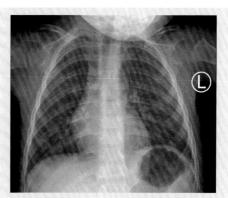

图 5-2-8　儿童下颌内收过度

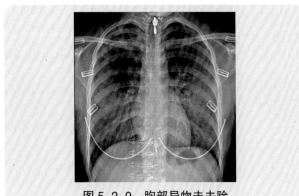

图 5-2-9　胸部异物未去除

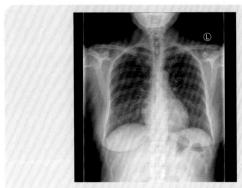

图 5-2-10　照射野范围过大

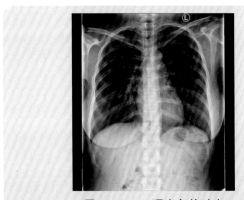

图 5-2-11　曝光条件过度

### （二）胸部侧位

#### 1. 适应证

用于辅助胸部正位，进一步观察胸部病变情况以便确定病变的位置。

#### 2. 操作要点解析

（1）体位设计：①受检者体位设计，受检者侧立摄影架前，两足分开，身体站稳，双上肢上举，环抱头部，收腹，挺胸抬头；②被照部位体位设计，被检侧的胸部贴近探测器（无明确被检侧时，左侧贴近探测器），腋中线对准探测器中线，深吸气后屏气曝光。

（2）中心线和照射野：①中心线，水平方向通过第 6 胸椎射入探测器中心；②照射野，上缘包括第 7 颈椎，下缘包括第 12 胸椎。

（3）注意事项：①心脏摄影时平静呼吸下屏气曝光。②确保正中矢状面平行于探测器，瘦长但肩宽的受检者，其髋部和下胸部不用紧贴探测器。③因为 X 射线的斜射，下胸部与探测器距离的增加将导致肋膈角投射位置降低。探测器需要比正位降低 2 cm，避免肋膈角显示不全；尤其是对于特殊群体（身体瘦长者），注意要显示全后肋膈角。④对于胸部正位摄影时发现明确病变的受检者，侧位时应将病变侧贴近探测器，减少变形。⑤ 10 岁以下的儿童，只有在需要对胸部病变或异物进行明确定位时才进行侧位拍摄，否则不建议进行胸部侧位摄影，对于无法站立或坐着的儿童，且医嘱要求拍摄胸部侧位时，需要由陪检者佩戴防护用品协助完成，不能进行呼吸配合的儿童，可以通过观察其胸廓起伏程度，在吸气末时进行曝光。⑥若老年受检者双手上举时无法保持站立的稳定性，可让其手扶固定物站立。

#### 3. 参数选择

（1）管电压：120 ~ 140 kV；管电流量：自动曝光控制，中间电离室；滤线设备：建议使用滤线器；FDD ≥ 180 cm，观察心脏时为 200 cm。

（2）注意事项：①胸部侧位摄影，组织厚度大，操作者应根据受检者的体型适当增加摄影条件；② 0 ~ 6 岁的儿童可以不使用滤线器，管电压为 55 ~ 65 kV，管电流量为 2 ~ 3.2 mAs，FDD ≥ 150 cm。

#### 4. 标准影像显示要求

胸部侧位标准影像图见图 5-2-12。

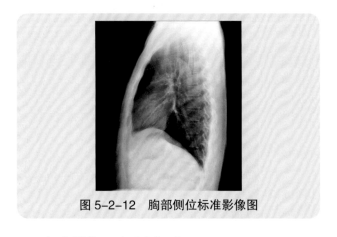

图 5-2-12　胸部侧位标准影像图

标准影像显示要求如下。

（1）近探测器侧横膈清晰锐利，两侧后肋膈角清晰锐利。

（2）第 4 胸椎以下、横膈以上的椎体清晰可见，并呈侧位投影。

（3）从颈部到气管分叉部，能连续追踪到气管影像。

（4）心脏、主动脉弓移行部、降主动脉显示清晰，胸骨两侧缘重叠良好。

5. 影像处理和胶片打印

（1）影像处理：选择适宜的后处理方式，使胸部组织的显示层次丰富，避免对比度过高导致心影后等肺野区域过度黑化饱和。

（2）胶片打印：将影像放置在胶片的中间位置，采用 35 cm×43 cm 尺寸的胶片进行竖版打印（图 5-2-13）。

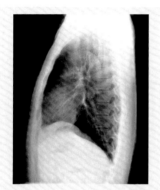

图 5-2-13　胸部侧位竖版打印胶片排版

6. 问题分析

（1）人体冠状面没有与探测器垂直，两侧后部肋骨未重叠（图 5-2-14）。

（2）后肋膈角未包全（图 5-2-15）。

（3）因患病双手未能举起，上臂与肺野重叠过多（图 5-2-16）。

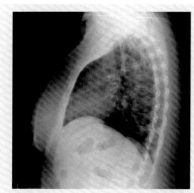

图 5-2-14　冠状面未与探测器垂直

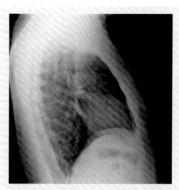

图 5-2-15　后肋膈角未包全

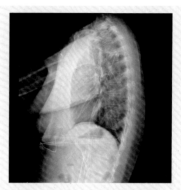

图 5-2-16　双手未能举起

（三）肋骨相

1. 适应证

适用于胸部外伤及肋骨、锁骨骨折等。

2. 操作要点解析

膈上肋骨前后位操作要点解析如下。

（1）体位设计：①受检者体位设计，受检者站立于摄影架前，胸部贴近摄影架面板，下颌稍仰，两足分开站稳；②被照部位体位设计，双手扶住摄影架或双臂自然下垂，置于身体两侧，双肩转前紧贴摄影架，身体正中矢状面垂直于探测器并对准探测器中线；③深吸气后屏气曝光。

（2）中心线和照射野：①中心线，水平方向，通过第 7 胸椎平面射入探测器中心；②照射野，上缘包括第 7 颈椎，下缘包括剑突下 3 cm，两侧包括胸侧壁外缘。

（3）注意事项：在临床工作中，可通过加拍斜位的方式，提高肋骨骨折的检出率。

膈下肋骨前后位操作要点解析如下。

（1）体位设计：①受检者体位设计，受检者仰卧于摄影床上；②被照部位体位设计，双上肢置于身体两侧，稍外展，身体正中矢状面垂直于探测器并对准探测器中线；③深呼气后屏气曝光。

（2）中心线和照射野：①中心线，通过脐孔，向头侧倾斜 10°～15° 垂直射入探测器中心；②照射野，上缘包括第 5 胸椎，下缘包括第 3 腰椎，两侧包括腹侧壁外缘。

**3. 参数选择**

（1）管电压：70～90 kV；管电流量：自动曝光控制，中间电离室；滤线设备：建议使用滤线器；FDD ≥ 150 cm。

（2）注意事项：在临床工作中，可通过能量减影两次曝光的方式拍摄，提高肋骨骨折的检出率。

**4. 标准影像显示要求**

膈上肋骨前后位标准影像图见图 5-2-17，膈上肋骨前后位标准影像显示要求如下。

（1）第 1～6 前肋与第 1～9 后肋投影于图像中，且包括两侧肋膈角。

（2）纵隔后肋骨边缘也显示清晰。

（3）以上肋骨骨纹理显示清晰。

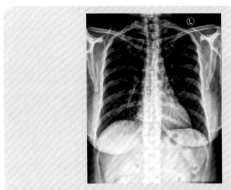

图 5-2-17　膈上肋骨前后位标准影像图

膈下肋骨前后位标准影像图见图 5-2-18，膈下肋骨前后位标准影像显示要求如下。

（1）第 8～12 肋骨在膈下显示，并投影于腹腔内。

（2）纵隔后肋骨边缘也显示清晰。

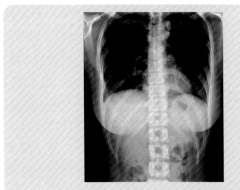

图 5-2-18　膈下肋骨前后位标准影像图

（3）以上肋骨骨纹理显示清晰。

**5. 影像处理和胶片打印**

（1）影像处理：选择适宜的后处理方式，使胸廓尤其是肋骨清晰显示，对比度可调至稍高，边缘增强处理可提高骨骼显示程度。

（2）胶片打印：将影像放置在胶片的中间位置，采用 35 cm×43 cm 尺寸的胶片进行竖版打印（图 5-2-19）。

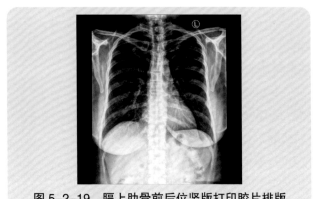

图 5-2-19　膈上肋骨前后位竖版打印胶片排版

**6. 问题分析**

（1）图像后处理参数没有调节好，导致图像锐利度过高（图 5-2-20）。

（2）身体没有站直，脊柱弯曲（图 5-2-21）。

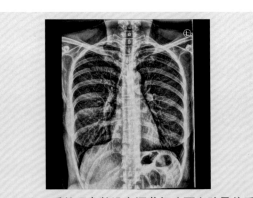

图 5-2-20　后处理参数没有调节好（膈上肋骨前后位）

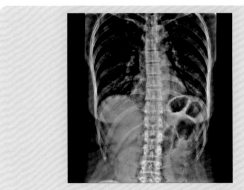

图 5-2-21　身体没有站直（膈下肋骨前后位）

（3）中心线靠下，照射野过大，下缘到第 3 腰椎即可（图 5-2-22）。

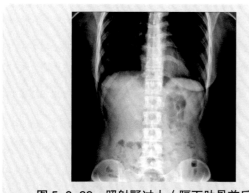

图 5-2-22　照射野过大（膈下肋骨前后位）

## 二、腹部 X 射线摄影

### （一）腹部仰卧前后位

#### 1.适应证

适用于泌尿系统结石、腹腔内脏器钙化、腹部异物等。

#### 2.操作要点解析

（1）体位设计：①受检者体位设计，受检者仰卧于摄影床上，下肢伸直，人体正中矢状面垂直于台面并与台面中线重合，两臂置于身旁或上举；②被照部位体位设计，骨盆及肩膀无旋转，双侧髂前上棘至检查床板上缘的距离相等；③深呼气后屏气曝光。

（2）中心线和照射野：①中心线，通过剑突与耻骨联合上缘连线中点垂直射入探测器中心；②照射野，上缘包括第 12 胸椎，下缘包括耻骨联合，左右包括两侧腹壁。

（3）注意事项：①检查泌尿系统结石和胆道结石者，建议进行肠道清洁。②腹部仰卧位，要求包全耻骨联合，避免漏检膀胱或盆腔病变。③很多成年受检者由于成像板（imaging plate，IP）大小的限制不能完全包括双侧横膈至耻骨联合，卧位腹部前后位主要观察泌尿系统，所以应包括第 12 胸椎至耻骨联合，但不一定需要包括双侧横膈；对于瘦高型受检者，一次摄影不能包全腹部，甚至在深呼气后不能包全双肾，泌尿系统观察不全，建议分两次纵向摄影。④在呼气末进行曝光，可在呼气后延迟 1 秒，使肠管不自主运动停止。⑤泌尿科的输尿管结石在手术前必须要有卧位腹部前后位平片（因为手术是卧位）。

#### 3.参数选择

（1）管电压：70 ~ 85 kV；管电流量：自动曝光控制；滤线设备：建议使用滤线器；FDD ≥ 110 cm。

（2）注意事项：腹部投照时，为增加 X 射线片的对比度，应适当降低管电压，增加管电流量。

#### 4.标准影像显示要求

腹部仰卧位摄影标准影像图见图 5-2-23。

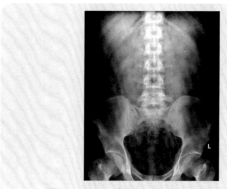

图 5-2-23　腹部仰卧位摄影标准影像图

标准影像显示要求如下。

（1）图像要包全腹部，下缘包括耻骨联合，腰椎投影于图像正中并对称显示。

（2）两侧膈肌、腹壁软组织及盆腔均对称性地显示在图像内，椎体棘突位于图像正中。

（3）膈肌边缘锐利，胃内液平面及可能出现的肠内液平面均可明确辨认。

（4）肾脏、腰大肌、腹膜外脂肪线及骨盆影像显示清楚。

#### 5.影像处理和胶片打印

（1）影像处理：选择适宜的后处理方式，使腹部软组织显示层次丰富。

（2）胶片打印：将影像放置在胶片的中间位置，采用 35 cm×43 cm 尺寸的胶片进行竖版打印（图 5-2-24）。

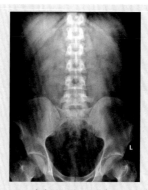

图 5-2-24　腹部仰卧位竖版打印胶片排版

6.问题分析

（1）腹部内容物过多，影响观察（图5-2-25）。

（2）耻骨联合未包全（图5-2-26）。

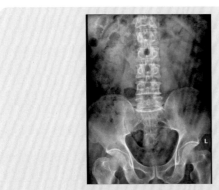
图 5-2-25　腹部内容物过多

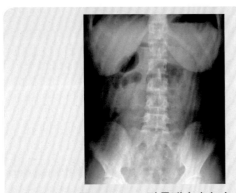
图 5-2-26　耻骨联合未包全

（二）腹部立位

1.适应证

适用于腹部异物、急腹症、腹腔内占位性病变、消化道穿孔、胃肠道梗阻、游走肾等。

2.操作要点解析

（1）体位设计：①受检者体位设计，采用后前位投照，受检者面向摄影架站立，腹部贴近探测器，双上肢自然下垂稍外展；②被照部位体位设计，人体正中矢状面与摄影架探测器垂直，并与探测器中线重合；③深呼气后屏气曝光。

（2）中心线和照射野：①中心线，通过剑突与耻骨联合上缘连线中点垂直射入探测器中心；②照射野，包括整个腹部，上缘必须将横膈顶部包全。

（3）注意事项：①受检者病情严重，病情不允许站立者，可采用侧卧水平位（左侧卧位）代替。②膈肌至耻骨联合距离长，显示野有限。对于急腹症受检者，注意以包括膈肌、中上腹为主，下缘包全骨盆入口即可。但要注意避免过于强调包括膈肌，使视野和中心线上移，腹部包括不全。

3.参数选择

（1）管电压：70～85 kV；管电流量：自动曝光控制；滤线设备：建议使用滤线器；FDD ≥ 120 cm。

（2）注意事项：摄影条件不应过高，以免少量膈下游离气体不能显示。

4.标准影像显示要求

腹部立位正位标准影像图见图5-2-27。

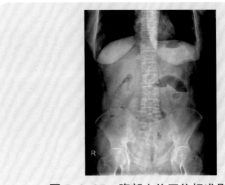
图 5-2-27　腹部立位正位标准影像图

标准影像显示要求如下。

（1）图像包全腹部，上缘包括膈顶，腰椎投影于图像正中并对称显示。

（2）两侧膈肌、腹壁软组织及盆腔均对称性地显示在图像内，椎体棘突位于图像正中。

（3）膈肌边缘锐利，胃内液平面及可能出现的肠内液平面均可明确辨认。

（4）肾脏、腰大肌、腹膜外脂肪线及骨盆影像显示清楚。

5.影像处理和胶片打印

（1）影像处理：选择适宜的后处理方式，使腹部软组织显示层次丰富，避免对比度过高导致膈下游离气体、腹膜外脂肪线不能显示。

（2）胶片打印：采用 35 cm × 43 cm 尺寸的胶片进行竖版打印（图5-2-28）。

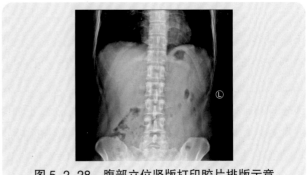
图 5-2-28　腹部立位竖版打印胶片排版示意

### 6. 危急值识别

腹部立位可发现的危急值包括消化道穿孔、肠梗阻、腹部异物等。

案例 1：消化道穿孔（图 5-2-29）。横膈下可见"新月"形低密度影（游离气体）。

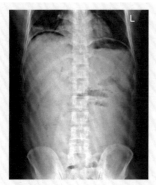

图 5-2-29　腹部立位（消化道穿孔）

案例 2：肠梗阻（图 5-2-30）。腹部可见多个气液平面。

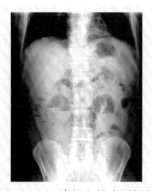

图 5-2-30　腹部立位（肠梗阻）

案例 3：腹部异物（图 5-2-31）。腹部可见长条形高密度影。

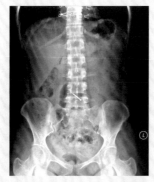

图 5-2-31　腹部立位（腹部异物）

### 7. 问题分析

（1）双侧不对称，身体存在扭曲（图 5-2-32）。

（2）右侧横膈未包全（图 5-2-33）。

（3）中心线上移，上部包含胸部过多，包含腹部较少（图 5-2-34）。

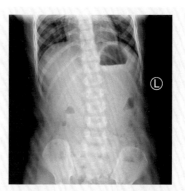

图 5-2-32　身体扭曲

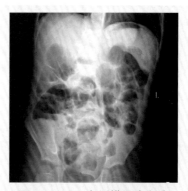

图 5-2-33　右侧横膈未包全

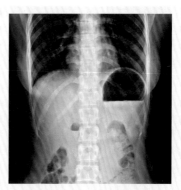

图 5-2-34　中心线上移

### （三）腹部侧位

#### 1. 适应证

用于配合腹部正位片，观察腹部肿块、异物及结石等病变的位置，也可用于评估肾透析受检者腹主动脉、髂动脉及股动脉钙化的情况。

#### 2. 操作要点解析

（1）体位设计：①受检者体位设计，侧卧于床上摄影，两臂上举，屈肘抱头，下肢轻度屈曲，保持身体稳定，确保骨盆、肩部无旋转；②被照部位体位设计，患侧在下，冠状面与床面垂直，腹部前后壁连线的中点对准床面中线，腹前壁和背后缘距探测器等距；③深呼气后屏气曝光。

（2）中心线和照射野：①中心线，髂嵴上方 5 cm 并对准正中冠状面；②照射野，探测器上缘包括第 12 胸椎，下缘至髋臼上缘，包括整个腹部的软组织边缘。

（3）注意事项：①应包括双侧横膈和尽量多的下腹；②对于瘦高和无力型受检者，一张腹部侧位片有可能包不全整个腹部，可拍两张纵向片。

**3. 参数选择**

（1）管电压：80 ~ 90 kV；管电流量：AEC 曝光技术；滤线设备：建议使用滤线器；FDD ≥ 120 cm。

（2）注意事项：腹部投照时，为增加 X 射线片的对比度，应适当降低管电压，增加管电流量。

**4. 标准影像显示要求**

腹部侧位标准影像图见图 5-2-35。

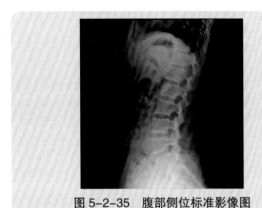

图 5-2-35 腹部侧位标准影像图

标准影像显示要求如下。

（1）显示全腹部侧位影像，应包括双侧横膈。

（2）图像可见胃、肠袢，以及出现的气液平面。

（3）髂骨翼对称，肋骨外缘至脊柱的距离相等，脊柱应笔直（除非存在脊柱侧弯）。

**5. 影像处理和胶片打印**

（1）影像处理：选择适宜的后处理方式，使腹部软组织显示层次丰富，避免对比度过高导致腹背边缘无法显示。

（2）胶片打印：将影像放置在胶片的中间位置，采用 35 cm × 43 cm 尺寸的胶片进行竖版打印（图 5-2-36）。

**6. 问题分析**

（1）横膈顶部未包全（图 5-2-37）。

（2）身体冠状面未垂直于台面，骨盆向外倾斜；中心线靠下，导致横膈顶部未包全（图 5-2-38）。

（3）摄影条件不当，腹部显示不清（图 5-2-39）。

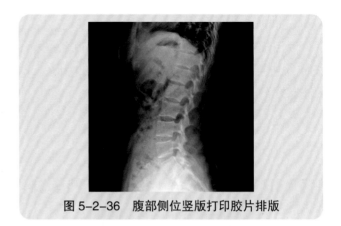

图 5-2-36 腹部侧位竖版打印胶片排版

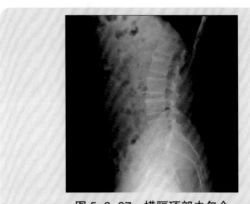

图 5-2-37 横膈顶部未包全

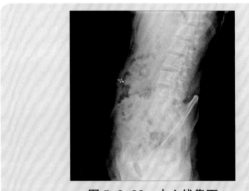

图 5-2-38 中心线靠下

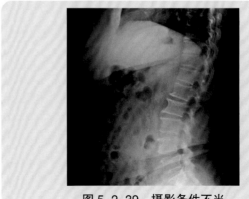

图 5-2-39 摄影条件不当

## 三、头颅 X 射线摄影

### （一）头颅正位

**1. 适应证**

可用于颅脑外伤、颅内高压、颅内肿瘤、颅底和面部肿瘤、炎性病变、脑积水、先天性畸形、先天性发育不良、代谢性疾病等的诊断。

**2. 操作要点解析**

（1）体位设计：①人体取直立位或俯卧位，双外耳孔与台面等距，使头颅正中矢状面垂直于台面并与中线重合；②下颌稍内收，听眦线垂直于台面；③两臂放于头部两旁，辅助体位稳定；④曝光时屏住呼吸。

（2）中心线和照射野：①中心线，经枕外隆凸通过眉间垂直射出；②照射野，包括下颌骨及颅骨外缘整个头部。

（3）注意事项：①急诊头颈、下颌外伤者，应避免强迫搬动，可采用仰卧前后位，利用 X 射线倾斜达到要求位置，即中心线平行于听眦线，与正中矢状面重合；②对于不合作的受检者，采用头部固定设备或由陪检者帮助固定；③达不到要求的受检者建议行 CT 或 MRI 检查。

**3. 参数选择**

（1）管电压：70 ～ 80 kV；管电流量：自动曝光控制，中间电离室；滤线设备：建议使用滤线器；FDD ≥ 110 cm。

（2）注意事项：①采取站立位时，要注意选择适当的滤线栅，调整摄影距离；②颅骨结构分辨力要求高，注意选择小焦点。

**4. 标准影像显示要求**

头颅正位标准影像图见图 5-2-40。

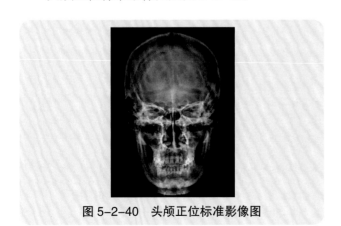

**图 5-2-40　头颅正位标准影像图**

标准影像显示要求如下。

（1）显示头颅正位影像，图像包括全部颅骨及下颌骨升支。

（2）矢状缝与鼻中隔位于图像正中，眼眶、上颌窦、筛窦等左右对称显示，顶骨及两侧颞骨的影像对称。

（3）颞骨岩部上缘位于眼眶正中，或内听道显示在眼眶正中，内听道显示清晰，两侧无名线距颅板等距离。

（4）颅骨骨板及骨质结构显示清晰。

**5. 影像处理和胶片打印**

（1）影像处理：正确选择处理参数，以使密度和对比度适于观察额骨和周边的骨结构，骨边缘锐利。

（2）胶片打印：头颅正侧位排版方式见图 5-2-41。

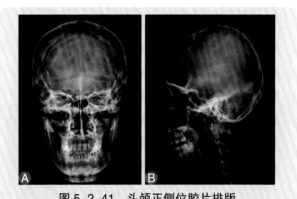

**图 5-2-41　头颅正侧位胶片排版**

**6. 问题分析**

正中矢状面未垂直于台面，双侧眼眶投影大小不一，矢状缝与鸡冠不在同一条直线上；听眦线未与台面垂直，颞骨岩部与眼眶上缘或下缘重叠。

### （二）头颅侧位

**1. 适应证**

应用于颅脑外伤、颅内高压、颅内肿瘤，特别是鞍区和颅底肿瘤、炎性病变、脑积水、先天性畸形、先天性发育不良等疾病的诊断。

**2. 操作要点解析**

（1）体位设计：①人体取直立位或俯卧位，头部侧转，患侧脸部紧贴床面；②正中矢状面平行于台面，瞳间线垂直于台面；③下颌稍内收，使前额与鼻尖的连线平行于探测器长轴，听眦线与台面垂直；④对侧肩部、前胸抬起，肘部弯曲，将人体位置按所需倾斜，支撑身体并保持舒适稳定；⑤曝光时屏住呼吸。

（2）中心线和照射野：①中心线，垂直从外耳孔前上2.5 cm处射入；②照射野，包括下颌骨及颅骨外缘整个头部。

（3）注意事项：①偏瘦受检者需要垫高胸部，过胖的受检者可用低密度物质垫高头部，使头部与身体处于同一平面，瞳间线容易垂直于台面；②急诊头颈、下颌外伤者，应避免强迫搬动，可采用水平侧位。

3. 参数选择

管电压：65 ～ 75 kV；管电流量：自动曝光控制，中间电离室；滤线设备：建议使用滤线器；FDD ≥ 110 cm。

4. 标准影像显示要求

头颅侧位标准影像图见图5-2-42。

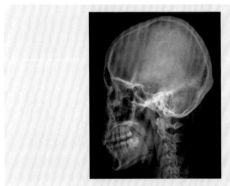

图 5-2-42　头颅侧位标准影像图

标准影像显示要求如下。

（1）显示头颅侧位整体观影像，图像包括全部颅骨及下颌骨升支。

（2）图像上缘包括顶骨，前缘包括额骨、鼻骨，后缘包括枕外隆凸。

（3）蝶鞍位于图像正中偏前，蝶鞍各缘呈单线的"半月"状阴影，无双边影。

（4）前颅凹底线重叠为单线，两侧乳突外耳孔、下颌小头基本重叠。

5. 影像处理

正确选择处理参数，使密度和对比度适于观察蝶鞍结构和周围颅骨的细节，骨边缘锐利，软组织可见。

6. 问题分析

（1）瞳间线与探测器不垂直（正中矢状面未平行于台面），或中心线未垂直通过蝶鞍区，导致鞍底呈双边。上下方向偏斜，乳突或蝶鞍后床突上下方向错开；前后方向偏斜，头颅前后径缩短，乳

突前后或蝶鞍后床突前后方向错开。

（2）曝光条件不当，如穿透不够，颅底相重叠的线、面显示不清。

**（三）鼻骨侧位**

1. 适应证

主要用于面部外伤，诊断是否存在鼻骨骨折，以及评估骨折的类型、移位情况。

2. 操作要点解析

（1）体位设计：①人体取直立位或俯卧位，头部侧转，患侧贴床面；②正中矢状面平行于台面，瞳间线垂直于台面；③下颌稍内收，对侧肩部、前胸抬起，肘部弯曲，将人体位置按所需倾斜，支撑身体并保持舒适、稳定；④曝光时屏住呼吸。

（2）中心线和照射野：①中心线，对准鼻根下方1 ～ 2 cm处垂直射入探测器中心；②照射野，鼻骨两侧5 cm内，包括全部鼻骨，鼻骨位于图像中心。

（3）注意事项：①鼻骨为左右两块，必要时需要左右两侧方向投照，以便对比观察；②怀疑有塌陷骨折，向一侧偏移，可加拍斜位和轴位或建议行CT检查；③鼻骨薄而密度低，注意照射野的选择，必要时进行放大摄影。

3. 参数选择

（1）管电压：50 ～ 55 kV；管电流量：5 ～ 6 mAs；滤线设备：建议不使用；FDD ≥ 110 cm。

（2）注意事项：鼻骨薄而密度低，注意摄影条件的合理选择。

4. 标准影像显示要求

鼻骨侧位标准影像图见图5-2-43。

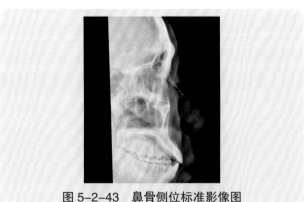

图 5-2-43　鼻骨侧位标准影像图

标准影像显示要求如下。

（1）图像包括全部鼻骨。

（2）鼻骨呈侧位显示。

（3）整个鼻骨清晰显示。

**5.影像处理**

正确选择处理参数，使密度和对比度适于观察鼻骨和周围软组织的结构。

**6.问题分析**

（1）正中矢状面未与探测器平行，或中心线未垂直射入，双侧鼻骨分离，鼻骨与上颌骨额突有部分重叠。

（2）中心线向头侧或足侧倾斜，鼻骨显示缩短。

（3）曝光条件过高，较薄部分被射线穿透，只可见前上部较厚处呈骨刺状。

（4）曝光条件过低时，骨纹理不清，影响诊断。

**（四）鼻咽侧位**

**1.适应证**

用于儿童上气道狭窄及阻塞部位的诊断，直接测量腺样体肥大数据，并反映腺样体肥大及鼻咽上气道阻塞的程度。

**2.操作要点解析**

（1）体位设计：①站立或坐于摄影架前，呈侧立位，双足稍分开，使身体站稳，头颅矢状面与摄影架平行；②头向上抬起，使听鼻线垂直于探测器长轴，这样可以减少下颌支与鼻咽腔和颈椎椎体的重叠；③闭合口腔用鼻平静吸气曝光。

（2）中心线和照射野：①中心线，对准外耳孔前、下方各 2 cm 处垂直射入胶片；②照射野，上缘包括颅前窝底，下缘包括下颌骨。

（3）注意事项：①较小患儿配合欠佳可嘱咐家属用手扶患儿的头部，以确保其固定；②嘱患儿闭口用鼻吸气并摄片，防止软腭抬高造成鼻咽变窄的假象；③对于不配合的患儿可进行仰卧侧位摄影。

**3.参数选择**

管电压：55 ～ 65 kV；管电流量：自动曝光控制，中间电离室；滤线设备：建议使用滤线器；FDD ≥ 110 cm。

**4.标准影像显示要求**

鼻咽侧位标准影像图见图 5-2-44。

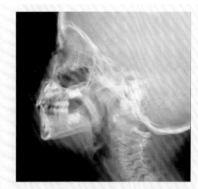

图 5-2-44 鼻咽侧位标准影像图

标准影像显示要求如下。

（1）图像上缘包括颅前窝底，下缘包括下颌骨。

（2）下颌骨与颈椎分开，颅前窝底线重叠为单线，两侧乳突外耳孔、下颌小头基本重叠，下颌角对称，呈侧位显示。

（3）气道与鼻咽软组织清晰显示。

**5.影像处理和胶片打印**

（1）影像处理：正确选择处理参数，使密度和对比度适于观察鼻咽周围软组织的结构。

（2）胶片打印：可正反像拼幅打印。

**6.问题分析**

（1）患儿配合不佳，头未转正和抬高，下颌骨未重叠（图 5-2-45A）。

（2）头未转正，没闭嘴，头后仰过度，下颌骨未重叠，照射野过大（图 5-2-45B）。

（3）下颌骨内收与颈椎重叠，中心线位置不当（图 5-2-45C）；后处理参数不合适，软组织结构显示不佳。

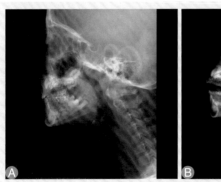 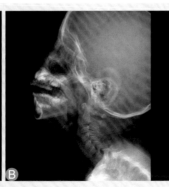 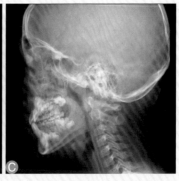

图 5-2-45 鼻咽侧位

### （五）斯氏位

**1. 适应证**

用于诊断耳硬化症、听神经瘤、颞骨岩部骨折，以及其他肿瘤或炎症导致的岩部锥体骨质破坏。

**2. 操作要点解析**

（1）体位设计如下。

1）后前位投照：①受检者取俯卧位或站立位，头枕部向患侧偏转，使正中矢状面与台面呈45°，为儿童摄影时宜使用35°或更小；②患侧外耳孔前方1 cm对准台面中线；③听眦线与台面垂直；④曝光时屏住呼吸。

2）前后位投照（反斯氏位）：①受检者取仰卧位或站立位，头向对侧旋转约45°，使被检侧颞骨岩部长轴平行于台面；②被检侧颞颌关节置于台面中轴线上；③曝光时屏住呼吸。

（2）中心线和照射野：①后前位投照，中心线向头侧倾斜12°，在经枕外隆凸与同侧外耳孔的连线上，距枕外隆凸外2 cm处射入探测器中心；前后位投照，中心线向足侧倾斜12°，经被检侧眼外眦与外耳孔的后1/3处射入。②照射野，外侧包括乳突，内侧包括岩部尖端，上缘包括岩部上缘，下缘包括下颌小头（岩部锥体的长方形区域）。

（3）注意事项：①为获取颅骨结构的锐利详细图像，应用小焦点和小投照野；②双侧摄影对比；③对于能配合的受检者一般采用站立斯氏位（后前位）投照，若受检者为婴幼儿，多采用反斯氏位投照；④正确理解斯氏位和反斯氏位之间的关系；⑤该位置以观察内耳为主，不适合中耳的观察，操作者应掌握适应证。

**3. 参数选择**

管电压：70～80 kV；管电流量：自动曝光控制，中间电离室；滤线设备：建议使用滤线器；FDD ≥ 110 cm。

**4. 标准影像显示要求**

斯氏位标准影像图见图5-2-46。

标准影像显示要求如下。

（1）范围为外侧包乳突尖端，内侧包岩部尖端，上包岩部上缘，下包下颌小头。

（2）颞骨乳突及岩部以横向最长轴显示，与视野横轴线平行，无缩短变形，不与枕骨基底重合，枕骨转子投影于骨迷路外方。

（3）内耳道、耳蜗、半规管（骨迷路）清晰

显示于岩嵴下方岩部尖端内，上壁和下壁清晰，岩部骨纹理清晰，乳突轮廓显示在颅骨下缘，乳突尖及乳突蜂房间隔清晰。

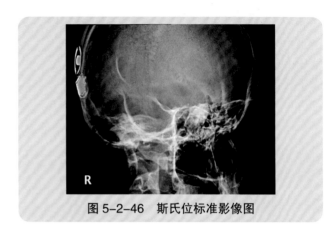

图5-2-46　斯氏位标准影像图

**5. 影像处理和胶片打印**

（1）影像处理：正确选择处理参数，使图像的密度和对比度适于观察乳突气房、骨迷路和岩部结构，骨边缘清晰。

（2）胶片打印：斯氏位排版，如拍摄双侧，可进行横向拼幅。如拍摄单侧，可正反像横向拼幅。

**6. 问题分析**

（1）正中矢状面与台面夹角不合适，乳突尖与下颌骨髁状突重叠（图5-2-47A）。

（2）中心线倾斜角度过大或过小，乳突与枕骨重叠（图5-2-47B）。

（3）曝光条件欠佳，内听道显示不清（图5-2-47C）；图像处理方法选择错误（图5-2-47D）。

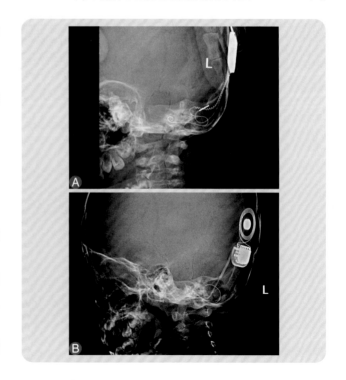

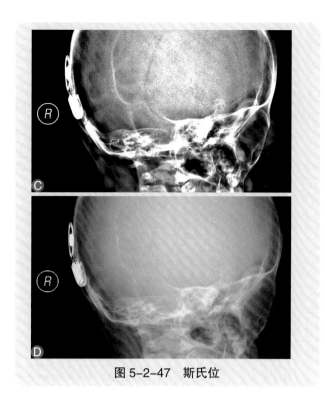

图 5-2-47　斯氏位

## 四、脊柱 X 射线摄影

### （一）寰枢椎张口位

1.适应证

适用于颅脊部外伤（寰枢关节脱位、齿状突骨折）、发育异常（融合椎、先天性斜颈）、肿瘤、炎症等病变的诊断。

2.操作要点解析

（1）体位设计：①受检者取仰卧位或直立位，双上肢放于身旁，头颅正中矢状面垂直于台面并与台面中线重合；②头后仰，张大口，使乳 - 齿线（上颌切牙咬合面至乳突尖端的连线）垂直于台面；③下颌骨体（下颌牙）尽量下压。

（2）中心线和照射野：①中心线，通过两嘴角连线的中点垂直射入探测器中心；②照射野和探测器包括第 1、第 2 颈椎上下缘和邻近软组织。

（3）注意事项：①注意头部后仰（上颌抬高）适度，体位合适的标准是上门齿与枕骨下缘重叠。头后仰不足门齿与齿状突重叠，后仰过度枕骨下缘和齿状突重叠。②当解剖变异不能显示出齿状突时，可先查颈椎侧位，观察枕骨下缘与前门齿咬合面的连线与齿状突的结构关系，若齿状突在其连线上，则很难显示，建议行 CT 检查 + MPR 重组代替。③如果可能存在颈椎外伤，在咨询医师之前，切勿移动头或颈部，因为外伤是不能后仰的，可倾斜中

心线，使之与乳 - 齿线平行。④摆位时须注意矢状面的方向，确保头部或胸部没有旋转，体位左右不对称使两侧寰枢侧关节间距不等，产生半脱位假象。⑤最后一步要求受检者的嘴巴充分张开，曝光时动作要迅速，因为这一体位难以维持。

3.参数选择

管电压：60 ~ 70 kV；管电流量：自动曝光控制，中间电离室；滤线设备：建议使用滤线器；FDD ≥ 120 cm。

4.标准影像显示要求

寰枢椎张口位标准影像图见图 5-2-48。

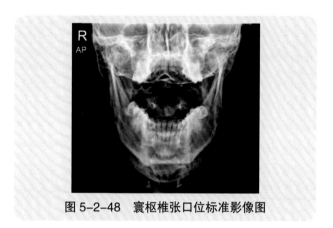

图 5-2-48　寰枢椎张口位标准影像图

标准影像显示要求如下。

（1）第 1、第 2 颈椎于上、下齿列之间显示，第 2 颈椎位于其正中。

（2）上、中切牙牙冠与枕骨底部重叠，第 2 颈椎齿突不与枕骨重叠，单独清晰显示。

（3）齿突与第 1 颈椎两侧块间隙对称，寰枕关节呈切线状显示。

5.影像处理

正确选择处理参数，调节亮度和对比度，使枢椎齿状突尖部能够显示，寰枢关节显示清晰，寰椎、枢椎骨质、骨纹理和骨皮质显示清晰。

6.问题分析

（1）头部上抬过度，枕骨下缘与齿状突重叠（图 5-2-49A）。

（2）上颌骨上抬不足，上颌门切牙与齿状突重叠（图 5-2-49B）。

（3）头颅正中矢状面未垂直于台面且未与中线重合，两侧寰枢侧关节间距不等，中心线偏移导致寰枢关节双边影，照射野过大（图 5-2-49C）。

（4）解剖变异，枕骨下缘与门齿重叠，不能完全显示齿突。

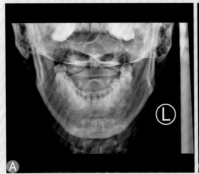
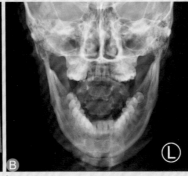
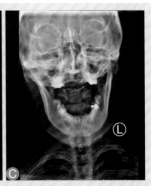

图 5-2-49 寰枢椎张口位

## （二）颈椎正位

### 1. 适应证

用于诊断颈椎病、颈椎炎症、外伤性、发育异常、肿瘤、眩晕，以及手足感觉异常，如麻、痛、手足无力等累及中下段的颈椎病症状。

### 2. 操作要点解析

（1）体位设计：①人体背向摄影架站立，头颈部正中矢状面垂直于探测器，并与探测器中线重合；②下颌抬高，乳－齿线垂直于探测器；③受检者平静呼吸下曝光。

（2）中心线和照射野：①中心线，向头侧倾斜，呈 10°～15°，对准甲状软骨下方，通过第 4 颈椎射入探测器；②照射野，包括整个颈椎的上、下缘和颈部软组织边缘。

（3）注意事项：①外伤受检者疑似脊髓损伤应在医师指导下拍摄；②下颌骨不能抬高者可加大倾斜角度，使中心线平行于下颌骨颏部与枕骨下缘的连线；③实践中还可以使下颌骨颏部与枕骨下缘的连线垂直于探测器，中心线垂直于甲状软骨射入，后仰角度的标准是下颌骨下缘与枕骨重叠；④颈椎为人体活动度最大的部位，投照时操作者须注意受检者的矢状面与探测器保持垂直，避免颈椎旋转，使椎间隙和钩椎关节重叠。

### 3. 参数选择

管电压：75～80 kV；管电流量：自动曝光控制，中间电离室；滤线设备：建议使用滤线器；FDD ≥ 120 cm。

### 4. 标准影像显示要求

颈椎正位标准影像图见图 5-2-50。

标准影像显示要求如下。

（1）显示第 3～7 颈椎正位影像，第 3～7 颈椎与第 1 胸椎显示于图像正中。

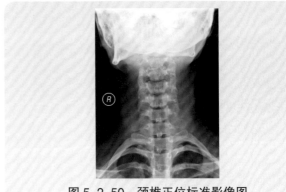

图 5-2-50 颈椎正位标准影像图

（2）颈椎棘突位于椎体正中，横突左右对称显示，颈椎骨质、间隙与钩突关节显示清晰。

（3）第 1 肋骨及颈旁软组织包括在图像内，气管投影于椎体正中，其边界易于辨认。

（4）下颌骨显示于第 2、第 3 颈椎间隙高度。

### 5. 影像处理和胶片打印

（1）影像处理：正确选择处理参数，调节亮度和对比度，使第 3 颈椎至第 2 或第 3 胸椎椎体、椎弓根间隙和椎间盘间隙清楚显示，同时显示骨和软组织密度；骨边缘和骨小梁纹理显示锐利。

（2）胶片打印：颈椎正侧位胶片排版方式见图 5-2-51。

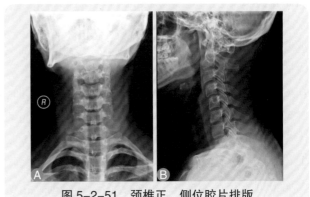

图 5-2-51 颈椎正、侧位胶片排版

**6. 问题分析**

（1）头部后仰过度或中心线向头侧倾斜角度过大，导致枕骨与上部颈椎重叠（图 5-2-52A）。

（2）头部后仰不够或中心线向头侧倾斜角度过小，导致下颌骨与上部颈椎重叠（图 5-2-52B）。

（3）颈部正中矢状面未与探测器垂直，导致两侧椎弓根不对称（图 5-2-52C）。

（4）颈部未伸直，向一侧弯曲（图 5-2-52D）。

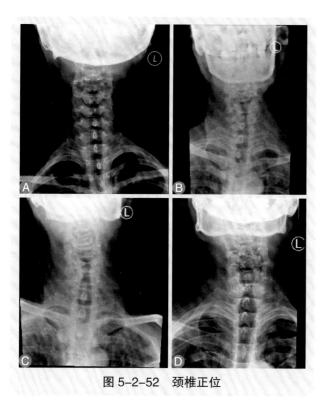

图 5-2-52　颈椎正位

### （三）颈椎侧位

**1. 适应证**

用于外伤性、颈椎病、炎症、发育异常，以及椎前软组织肿胀、脓肿和气道受压等病变的诊断。

**2. 操作要点解析**

（1）体位设计：①人体取侧立位或侧坐位于摄影架前，外耳孔与肩峰连线位于探测器中心；②头部后仰，下颌抬高并轻度前伸，门齿反咬，头颈部正中矢状面平行于摄影架面板，上颌门齿咬合面和乳突尖端的连线与水平面平行；③双肩尽量下垂，必要时可辅以外力向下牵引。

（2）中心线和照射野：①中心线，水平通过甲状软骨后 2 cm（第 4 颈椎）处垂直射入；②照射野，上缘包括外耳孔，下缘包括肩峰。

（3）注意事项：①为保持颈椎正常（自然）生理曲度，下颌不可上抬过高；②对于矮胖受检者，

肩部尽量下垂，必要时手握重物；③对于肌性斜颈受检者的侧位检查，可施加适当外力进行纠正，使颈椎长轴尽量与探测器平行；④对于外伤颈椎侧位摄影，事先评估风险，可采用仰卧水平侧位投照，搬动时头部与躯干部整体移动，带颈托的受检者无需取掉颈托，避免加重损伤；⑤怀疑颅底凹陷的受检者，采用高位颈椎侧位，必须包全颅基底部和颈椎，中心线对准乳突尖端下缘；⑥检查时保持受检者身体稳定，采取短时间曝光。

**3. 参数选择**

管电压：65 ～ 75 kV；管电流量：自动曝光控制，中间电离室；滤线设备：建议使用滤线器；FDD ≥ 120 cm。

**4. 标准影像显示要求**

颈椎侧位标准影像图见图 5-2-53。

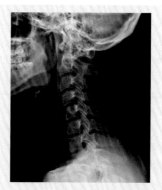

图 5-2-53　颈椎侧位标准影像图

标准影像显示要求如下。

（1）显示全部颈椎侧位影像，第 1 ～ 7 颈椎显示于图像正中。

（2）各椎体前后缘均无双边现象。

（3）椎体骨质、各椎间隙及椎间关节显示清晰。

（4）下颌骨不与椎体重叠。

（5）气管、颈部软组织层次清楚。

**5. 影像处理**

正确选择处理参数，调节亮度和对比度，使椎体骨质、各椎间隙及椎间关节显示清晰，气管、颈部软组织层次清楚。

**6. 问题分析**

（1）椎体后缘产生双边影，照射野过大（图 5-2-54A）。

（2）头部上仰过度，正常颈椎曲度改变（图 5-2-54B）。

（3）第7颈椎与软组织重叠，不能显示（图5-2-54C）。

（4）下颌角与颈椎椎体重叠（图5-2-54D）。

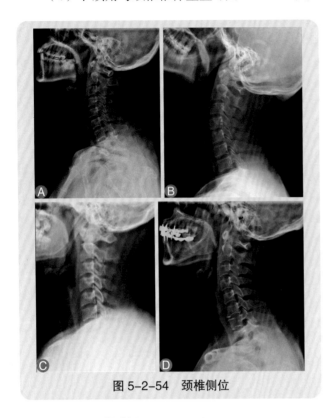

图 5-2-54　颈椎侧位

### （四）颈椎斜位

#### 1. 适应证

用于在颈椎退行性变、颈椎病、特异性脊柱炎、外伤和颈椎肿瘤的诊断中观察椎间孔的情况，评估神经根的受压程度。

#### 2. 操作要点解析

（1）体位设计：①人体站立于摄影架前，面对探测器，被检侧贴近摄影架，身体旋转使人体冠状面与探测器呈45°～55°；②头偏转向对侧，下颌稍仰起前伸，咬合面与水平面一致，双肩部尽量下垂；③颈椎长轴置于探测器长轴中线，甲状软骨后方2 cm位于显示野中点。

（2）中心线和照射野：①中心线，向足侧倾斜，呈5°～7°，从甲状软骨后2 cm，颈部中点射入；②照射野，上缘包括外耳孔以上1～2 cm，下缘包括第2胸椎水平，侧缘包括颈部软组织。

（3）注意事项：①根据摄影光学原理，被摄肢体尽量靠近探测器（物片距尽量小）才能减少放大、变形和失真。被观察侧椎间孔贴片，椎间孔与探测器更近，所以首选后前方向摄影（右前斜位和左前斜位），并可减少甲状腺辐射剂量。②如果受

检者不能配合，则采用前后方向投照（左后斜位、右后斜位）。③颈椎双斜位存在左右侧正确标记问题，应注意理解解剖结构和投照方向，正确标记"L"和"R"（左前斜位显示左侧椎间孔，右前斜位显示右侧椎间孔。同理，左后斜位显示右侧椎间孔，右后斜位显示左侧椎间孔）。④保持受检者头部和颈部的冠状面（矢状面）在同一平面，避免旋转，使上下椎间孔大小显示不一致。⑤保持正确的倾斜角度，使椎间孔轴位显示其真实大小，以免造成椎间孔狭窄的假象。⑥下颌前伸以防下颌骨与椎骨重叠，使下颌上抬以免颅底与第1颈椎重叠。

#### 3. 参数选择

管电压：65～75 kV；管电流量：自动曝光控制，中间电离室；滤线设备：建议使用滤线器；FDD ≥ 120 cm。

#### 4. 标准影像显示要求

颈椎斜位标准影像图见图5-2-55。

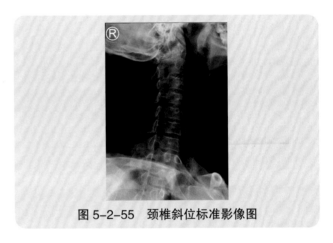

图 5-2-55　颈椎斜位标准影像图

标准影像显示要求如下。

（1）显示颈椎斜位影像，第1～7颈椎显示于图像正中。

（2）第1～7颈椎椎间孔、椎弓根体显示清晰，椎间孔显示于椎体与棘突之间，椎弓根位于椎体正中，第4颈椎椎体无双边影。

（3）椎体骨质、各椎间隙及椎间关节显示清晰，下颌支与椎体无重叠，颅底与第1颈椎无重叠。

#### 5. 影像处理和胶片打印

（1）影像处理：正确选择处理参数，调节亮度和对比度，使探测器侧椎间孔及椎弓根体显示清晰，椎体骨质、各椎间隙及椎间关节显示清晰。

（2）胶片打印：颈椎双斜位胶片排版方式见图5-2-56。

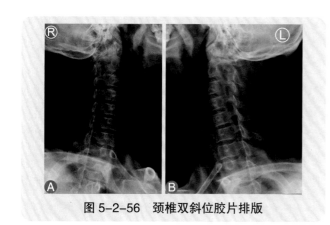

图 5-2-56　颈椎双斜位胶片排版

### 6. 问题分析

（1）颈椎上下部冠状面（矢状面）的倾斜角度不一致，造成上下椎间孔大小不一（图 5-2-57A）。

（2）身体冠状面与探测器角度不恰当导致椎间孔显示不完整、变形及变窄；下颌上抬或头部偏转不足，导致下颌角与椎体重叠（图 5-2-57B）。

（3）下颌上抬过度，导致枕骨与颈椎上部重叠（图 5-2-57C）。

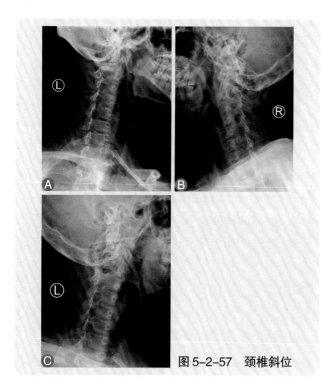

图 5-2-57　颈椎斜位

### （五）胸椎正位

#### 1. 适应证

用于诊断外伤（骨折、脱位）、发育畸形、骨质破坏、原发性或转移性肿瘤、结核、其他特异性和非特异性炎症、退行性改变及脊柱侧突等。

#### 2. 操作要点解析

（1）体位设计：①人体取仰卧位（或站立前

后位），头颈部正中矢状面垂直于探测器，并与探测器中线重合；②头部稍后仰，双手置于身体两侧；③第 7 胸椎位于显示野上中点处，其体表标志是颈静脉切迹与剑突连线的中点；④平静呼吸下曝光。

（2）中心线和照射野：①中心线，经第 7 胸椎垂直射入（颈静脉切迹与剑突连线的中点）；②照射野，上缘包括第 7 颈椎，下缘包括第 1 腰椎。

（3）注意事项：①由于下部胸椎有心脏纵隔重叠，密度很高，可利用阳极效应使整个胸椎的密度更加均匀。将阳极端置于头侧，阴极端（光束较致密的一端）置于腹侧。②若受检者能配合，可选立位摄影。③受检者取卧位时，可通过屈髋与屈膝来减少胸椎曲度。④确保骨盆和胸部未发生旋转。⑤侧弯或驼背受检者，胸椎侧弯曲度过大时，应以显示病变区域为主，增加软垫或中心线适当倾斜，减少病变部位的变形、失真。

#### 3. 参数选择

（1）管电压：75 ～ 85 kV；管电流量：自动曝光控制，中间电离室；滤线设备：建议使用滤线器；FDD ≥ 110 cm。

（2）注意事项：由于全段胸椎较长，而射线的投影特点是锥形光束，上端和下端胸椎会有一定的变形，椎间隙也会因斜射而变窄。建议将 FDD 增大到 180 cm，若受检者能配合，可选立位投照。

#### 4. 标准影像显示要求

胸椎正位标准影像图见图 5-2-58。

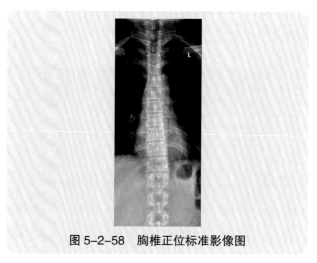

图 5-2-58　胸椎正位标准影像图

标准影像显示要求如下。

（1）上部胸椎及第 7 颈椎或下部胸椎及第 1 腰椎，在图像正中显示。

（2）棘突位于椎体正中，两侧横突、椎弓根对称显示，各椎体椎间隙和椎体骨纹理显示清晰。

**5. 影像处理和胶片打印**

（1）影像处理：正确选择处理参数，调节亮度和对比度，使下部胸椎体边缘和椎节间关节间隙清楚显示，上部胸椎无过度曝光。骨边缘和骨小梁纹理显示锐利。

（2）胶片打印：胸椎正侧位胶片排版方式见图5-2-59。

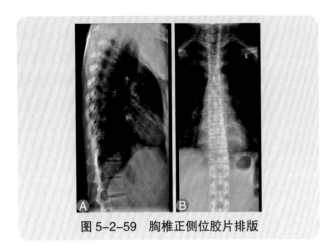

图 5-2-59　胸椎正侧位胶片排版

**6. 问题分析**

（1）正中矢状面未与探测器垂直，上下段胸椎发生旋转，棘突不在正中，椎弓根左右不对称（图5-2-60A）。

（2）受检者身体向一侧侧弯，体位不正；胸椎长轴未与显示野长轴平行（图5-2-60B）。

（3）摄影条件不当：曝光过度，上段胸椎穿透；或曝光条件较低时，X射线未穿透纵隔，下段胸椎显示不清。

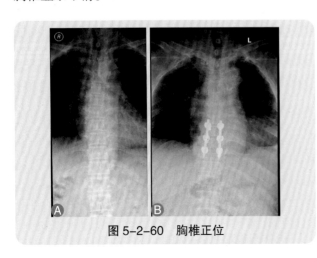

图 5-2-60　胸椎正位

**（六）胸椎侧位**

**1. 适应证**

用于显示累及胸椎的病变，如压缩性骨折、半脱位或脊柱后凸。

**2. 操作要点解析**

（1）体位设计：①人体侧卧于摄影床上或侧立于探测器前，胸部冠状面垂直于探测器，腋后线与探测器中线重合；②双上臂前弓上举，双下肢屈曲，以保持身体稳定；③第7胸椎位于显示野上下径中点；④平静呼吸下曝光。

（2）中心线和照射野：①中心线，对准第7胸椎（肩胛骨下缘）垂直射入；②照射野，上缘包括第7颈椎，下缘包括第1腰椎。

（3）注意事项：①胸椎侧位不能显示第1和第2胸椎，若要观察，需加照上段胸椎侧位；②摆位时需正确使用体表标记，使肩胛下角置于显示野上下径的中点，调整光栅大小包全胸椎结构；③胸椎位于胸部的后侧，摆位时使腋后线与显示野上下方向的正中线一致才能确保胸椎位于显示野中部；④双侧肋骨前段与胸椎椎体重叠，平静呼吸下曝光，使肋骨模糊，以便胸椎椎体清晰显示；⑤人体侧卧时腰部相对于肩部离台面较近，为使下段胸椎和上段胸椎与床面等距，应在腰部处加软垫以支撑，臀部较宽的受检者须垫更厚的支撑物以防"中间下陷"，宽肩受检者可能需要X射线管向头侧轻度倾斜，呈10°～15°；⑥确保骨盆和胸部未发生旋转；⑦可在胸椎后缘的照射野外放置铅制材料，屏蔽散射线，提高图像质量。

**3. 参数选择**

管电压：75～85 kV；管电流量：自动曝光控制，中间电离室；滤线设备：建议使用滤线器；FDD ≥ 110 cm。

**4. 标准影像显示要求**

胸椎侧位标准影像图见图5-2-61。

标准影像显示要求如下。

（1）第3～12胸椎呈侧位显示于影像正中，略有后突弯曲，不与肱骨重叠。

（2）椎体各缘呈切线状显示，无双边现象，椎间隙清晰明确。

（3）肺野部分密度均匀，各椎体及附件结构易于分辨，骨纹理清晰显示。

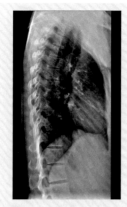

图 5-2-61　胸椎侧位标准影像图

5. 影像处理

椎体横膈面胸腹交界处密度差异大，可用组织均衡技术进行图像处理，以使各椎体、附件及椎间隙清晰明确。

6. 问题分析

（1）身体冠状面未垂直于探测器或中心线入射角度，导致两侧肋骨不重叠，椎体后缘双边影。

（2）中心线选择错误，导致不能包全胸椎（图 5-2-62A、图 5-2-62B）。

（3）曝光条件欠佳且中心线选择错误，导致膈肌以下胸椎显示不清，胸椎棘突未显示（图 5-2-62C）。

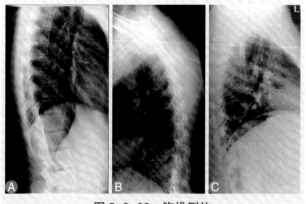

图 5-2-62　胸椎侧位

### （七）腰椎正位

1. 适应证

主要应用于外伤性骨折、脱位、退行性病变、感染性疾病、发育畸形、肿瘤和免疫性疾病等。

2. 操作要点解析

（1）检查前准备：去除可能与腰椎重叠的物品，如腰带、拉链、纽扣和膏药，遮盖甲状腺性腺，女性可遮盖乳腺，但注意不要遮蔽感兴趣区域。

（2）体位设计：①人体仰卧于摄影床上，腹部正中矢状面与台面中线垂直并重叠；②双上肢上举，两侧髋部和膝部弯曲，双足踏台面，使腰部贴近台面；③脐上 3 cm 置于显示野上下径中点；④平静呼吸下曝光。

（3）中心线和照射野：①中心线，对准脐上 3 cm 或肋弓下缘与正中矢状面交点处，垂直第 3 腰椎射入；②照射野，上缘包括第 12 胸椎，下缘包括第 1 骶椎，侧缘应该包括骶髂关节和腰大肌。

（4）注意事项：①中心线入射点脐上 3 cm 相当于第 3 腰椎，但对于肥胖者不适用，可根据剑突进行定位；②首选卧位摄影，以减少人体重量的干扰，此时椎间隙更加平行于射线，但站立位可显示脊柱在负重状态下的特点；③受检者应做到上肢上举、抱头、下肢屈曲，使腰椎生理曲度减小或变直，并贴近台面，其图像失真度可减小。

3. 参数选择

（1）管电压：75 ~ 85 kV；管电流量：自动曝光控制，中间电离室；滤线设备：使用滤线器；FDD ≥ 110 cm。

（2）注意事项：腰椎摄影受受检者的体型影响较大，注意按受检者的体型调整曝光条件。

4. 标准影像显示要求

腰椎正位标准影像图见图 5-2-63。

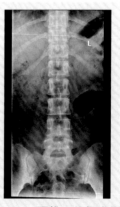

图 5-2-63　腰椎正位标准影像图

标准影像显示要求如下。

（1）图像包括第 11 胸椎至第 2 骶椎全部椎骨及两侧腰大肌。

（2）椎体序列显示于图像正中，两侧横突、椎弓根对称显示。

（3）第 3 腰椎椎体各缘呈切线状显示，无双边现象，椎间隙清晰可见。

**5. 影像处理和胶片打印**

（1）影像处理：正确选择处理参数，通过调节最佳的密度和对比度可以显示椎体、椎间隙、横突和腰大肌，骨边缘锐利。

（2）胶片打印：腰椎正侧位胶片排版方式见图 5-2-64。

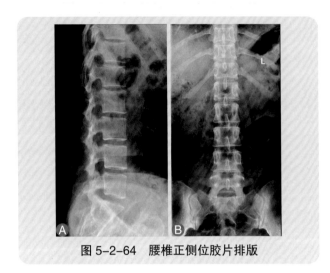

图 5-2-64　腰椎正侧位胶片排版

**6. 问题分析**

（1）人体正中矢状面未垂直于台面，腰椎呈斜位，表现为双侧椎弓根到椎体侧缘不等距（图 5-2-65A）。

（2）中心线入射点不准确，导致椎体上下边缘出现双边影（图 5-2-65B）。

（3）曝光条件选择不当：曝光不足，穿透不够，图像不清晰；曝光条件高，照射野大，图像对比度低（图 5-2-65C）。

（4）受检者体位不正，腰椎序列出现侧弯等假象（图 5-2-65D）。

**（八）腰椎侧位**

**1. 适应证**

同腰椎正位，在退行性变、脊神经根肿瘤及脊柱滑脱等疾病的诊断中更具价值。

**2. 操作要点解析**

（1）体位设计：①人体侧卧于摄影床上，腹部冠状面与台面垂直，腋后线与台面中线平行并重合；②双上肢前屈约90°，下肢屈曲，保持身体的稳定性；③脐上 3 cm 置于显示野上下径中点，显示野上缘于剑突、下缘接近耻骨联合；④中心线垂直通过腋中线与髂嵴上 4 cm 交叉点；⑤平静呼吸下曝光。

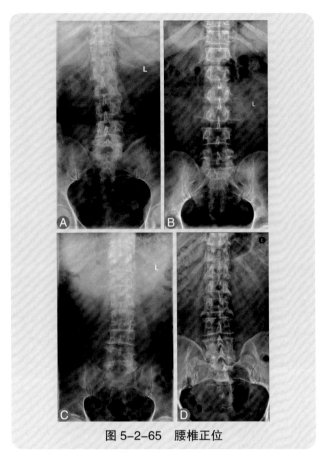

图 5-2-65　腰椎正位

（2）中心线和照射野：①中心线，中心线对准第3腰椎，与探测器垂直；②照射野，上缘包括第11胸椎，下缘包括上部骶椎。

（3）注意事项：①中心线入射点脐上 3 cm 相当于第3腰椎，但对于肥胖者不适用，可以通过触摸肋弓下缘（髂嵴上方 4 cm）进行定位；②要求卧位摄影，以减少人体重量的干扰；③受检者应做到上肢和下肢前屈，保持体位稳定；④胸腰椎交界处密度差异大，注意调整对比度或采用组织均衡技术处理，利用阳极效应，阴极对准下部，使上下密度保持一致；⑤侧位腰椎与探测器距离较大，尽可能使用远距离摄影，减小放大失真；⑥侧卧腰部凹陷者，需要增加托垫，使腰椎轴线变直并与台面平行，对于盆腔较宽、胸部较窄的受检者，即便使用了支持物，中心线也需进一步向足侧倾斜，呈5°～8°；⑦如果受检者存在脊柱侧弯，可使受检者脊柱的凸面在下，以更好地打开椎间隙。

**3. 参数选择**

（1）管电压：85～95 kV；管电流量：自动曝光控制，中间电离室；滤线设备：建议使用滤线器；FDD ≥ 110 cm。

（2）注意事项：腰椎摄影受受检者的体型影响较大，注意按受检者的体型调整曝光条件。

**4. 标准影像显示要求**

腰椎侧位标准影像图见图 5-2-66。

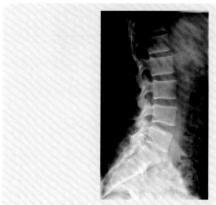

图 5-2-66　腰椎侧位标准影像图

标准影像显示要求如下。

（1）图像包括第 11 胸椎至第 2 骶椎。

（2）腰椎椎体（尤其是第 3 腰椎）各缘无双边现象。

（3）椎体骨皮质和骨小梁结构清晰可见。

（4）椎弓根、椎间孔和邻近软组织可见。

（5）椎间关节、腰骶关节及棘突可见。

**5. 影像处理**

胸腰椎交界处密度差异大，注意调整对比度或采用组织均衡技术进行图像处理，清楚显示椎体、椎弓根、椎间孔、椎间隙、椎间关节、腰骶关节及棘突，骨边缘锐利，邻近软组织可见。

**6. 问题分析**

（1）身体冠状面未与台面垂直，腰椎不呈标准侧位，椎体后缘出现双边影，椎体与附件重叠（图 5-2-67A）。

（2）中心线入射点向前后方向偏移，致椎体后缘双边影；或中心线向头足侧偏移，致椎体上下缘双边影，椎体边缘位于椎间隙内（图 5-2-67B）。

（3）腰椎中部向床侧凹陷，且未加托垫时，导致椎体变形，上下缘呈双边影（图 5-2-67C）。

（4）曝光参数选择过低时，导致腰椎显示不清（图 5-2-67D）；曝光参数选择过高时，导致棘突或第 12 胸椎显示不清。

**（九）腰椎斜位**

**1. 适应证**

用于腰椎滑脱、椎弓根峡部裂和腰椎退行性变

等疾病的诊断；同时可显示上下关节突、椎体后缘骨质对椎间孔的影响。

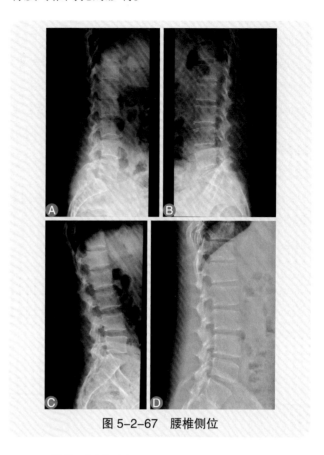

图 5-2-67　腰椎侧位

**2. 操作要点解析**

（1）体位设计：①人体侧斜卧于摄影床上，人体纵轴平行于摄影床长轴；②被观察侧贴近床，对侧腰背部抬高，使腹部冠状面与台面约呈 45°夹角；③被检侧下肢轻度屈曲，膝关节贴近台面，对侧下肢屈曲且足底踏台面，支撑身体保持稳定；④抬高侧锁骨中线与摄影床中线重合，肋弓最低点位于显示野上下方向的中点；⑤平静呼吸下曝光。

（2）中心线和照射野：①中心线，对准抬高侧锁骨中线与肋弓下缘交点，第 3 腰椎高度（肋弓下缘，髂嵴上方 4 cm，髂前上棘内侧 5 cm）与探测器垂直；②照射野，上缘包括第 11 胸椎，下缘包括上部骶椎。

（3）注意事项：①腰椎斜位为双侧分开投照，注意"左、右"侧标记正确，即左后斜位显示左侧椎弓根峡部，右后斜位显示右侧椎弓根峡部。②充分掌握人体的解剖基础，确保冠状面与台面成角，使中心线与椎弓根峡部垂直，椎弓根峡部与台面平行。③第 1 ～ 5 腰椎由上到下逐渐变大，可以认为两侧髂前上棘的连线与台面成夹角作为腰椎斜位的

后倾角，遇见非标准体型（如肥胖）、腰椎异常旋转者，须根据解剖学特点进行摆位。上段腰椎的人体冠状面与台面呈50°，下段腰椎的人体冠状面与台面呈30°～35°，显示峡部最佳，受检者仰卧位时生理曲度明显，可将中心线向头侧倾斜5°。④重视受检者体位的稳定性，可用透射线的海绵支持下背部和盆部以维持身体姿势，以免导致受检者因为手扶床板而造成手指夹伤，必要时也可采用站立位拍摄。

**3. 参数选择**

（1）管电压：80～90 kV；管电流量：自动曝光控制，中间电离室；滤线设备：建议使用滤线器；FDD ≥ 110 cm。

（2）注意事项：①增大源像距（source image distance，SID）可减小放大失真；②根据受检者的体型调整曝光条件，获得对比度、清晰度高的图像。

**4. 标准影像显示要求**

腰椎斜位标准影像图见图5-2-68。

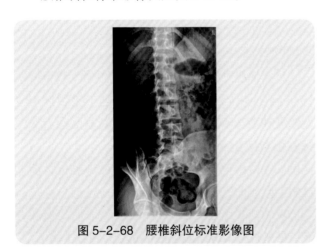

图5-2-68 腰椎斜位标准影像图

标准影像显示要求如下。

（1）第1～5腰椎及腰骶关节呈斜位，于图像正中显示。

（2）各椎弓根投影于椎体正中。

（3）椎间隙及椎间关节清晰可见、边缘锐利。

**5. 影像处理和胶片打印**

（1）影像处理：正确选择处理参数，通过调节亮度和对比度，可以清楚显示第1～5腰椎的关节突关节，骨边缘锐利。

（2）胶片打印：腰椎双斜位胶片排版方式见图5-2-69。

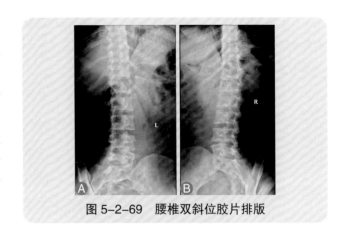

图5-2-69 腰椎双斜位胶片排版

**6. 问题分析**

（1）身体矢状面与台面夹角＞45°，投照中心线偏后，椎弓根位于椎体后1/3处，影响椎弓根及附件的显示（图5-2-70A）。

（2）身体矢状面上、下部分与台面成角不一致，各腰椎椎弓根峡部显示程度不同，第4和第5腰椎椎弓根可见（图5-2-70B）。

（3）曝光条件使用不当，穿透不足，结构显示不清（图5-2-70C）。

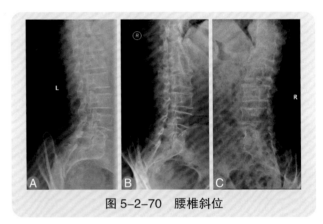

图5-2-70 腰椎斜位

**（十）脊柱全长正侧位**

**1. 适应证**

为脊柱的椎体和弯曲曲度异常制定治疗方案，提供重要的形态信息。

**2. 操作要点解析**

（1）检查前准备：移动X射线管距探测器180 cm，将定位器支架移动至立位胸片架前并锁定。

（2）体位设计。

1）正位：①受检者立于拼接支架踏板上，面向X射线管，背靠支架面板；②双手扶住把手，双下肢直立，双足略分开，保持身体静止；③双目平视前方，头、颈、胸和腹部的矢状面（冠状面）保持于同一平面，矢状面与拼接支架垂直；④人体正中线与拼接支架中线重叠；⑤平静呼吸下屏气进行持续曝光。

2）侧位：①受检者立于拼接架踏板上，脊柱侧弯的凸出侧靠近支架面板；②双手扶住把手，双下肢直立，双足略分开保持身体静止；③双目平视前方，头、颈、胸和腹部的矢状面（冠状面）保持于同一平面，矢状面与拼接支架平行；④人体腋中线与拼接支架中线重合；⑤平静呼吸下屏气进行持续曝光。

（3）中心线和照射野：①中心线，颈段摄影时，中心线向头侧倾斜15°；胸段摄影时，则中心线对准剑突（上段胸椎射线向头侧倾斜）；腰段摄影时，中心线对准第1和第2腰椎水平投照，然后中心线采用自动跟踪入射。②照射野，上缘包括外耳孔，下缘包括耻骨联合下缘。

（4）注意事项：①为保证图像的一致性，受检者保持体位静止，在胸、腰椎处曝光，保持呼吸一致性，或嘱受检者屏气。②不管是转角采集还是平移采集，都要注意中心线的方向。中心线倾斜角度正确，可减少拼接处的椎体变形、失真，颈段投照使中心线向头侧倾斜一定角度，与胸椎上段射线倾斜角差别减少，腰段则中心线平行投照，其上段又与胸椎下段射线倾斜度接近，可使拼接处结构显示的一致性增加。③由于摄影距离大，曝光量很大，应尽量缩小照射野，减少散射线。

**3. 参数选择**

管电压：85～95 kV；管电流量：自动曝光控制，中间电离室；滤线设备：建议使用滤线器；FDD ≥ 180 cm。

**4. 标准影像显示要求**

脊柱全长正侧位标准影像图见图5-2-71。

标准影像显示要求如下。

（1）上缘包括外耳孔，下缘包括耻骨联合以下，正位包括双肩，侧位前后包括脊柱前后方的躯干。

（2）图像清晰，全段脊柱均能清楚显示，无运动伪影；全段密度均匀，拼接的各段无明显密度差异。

（3）拼接图像连接处过度自然、连续、无椎体丢失、无重复椎体。

（4）脊柱肋骨无明显变形、失真，脊柱整体性好。

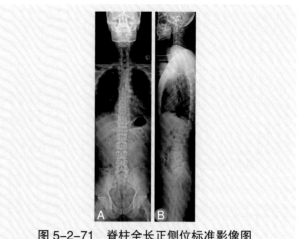

图5-2-71　脊柱全长正侧位标准影像图

**5. 影像处理和胶片打印**

（1）影像处理：正确选择处理参数，使图像全段密度均匀，清晰度高，整体性好，拼接正确。

（2）胶片打印：脊柱全长正侧位胶片排版方式见图5-2-71。

**6. 问题分析**

（1）照射野过大，投照角度欠佳，颈椎上段被遮挡（图5-2-72A）。

（2）照射野过小，颈椎未包全（图5-2-72B）。

（3）受检者体位设计不标准，颈椎未呈侧位显示（图5-2-72C）。

（4）受检者在摄影过程中站立不稳，发生移动，影像中存在运动伪影。

（5）后处理过程中软件计算错误，导致图像拼接出现问题，而引起脊柱失真等（图5-2-72D），需要在相邻的两幅图像上分别找到相同的拼接点（以变形、失真最小的两点为佳）重新进行手动配准计算。

（6）曝光条件欠佳，颈胸交界处椎体显示不清（图5-2-72E），标尺使用错误。

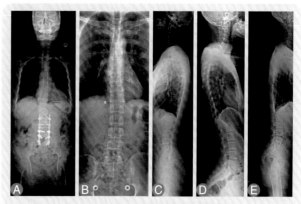

图5-2-72　脊柱全长正侧位

## 五、四肢 X 射线摄影

### （一）肩关节正位

#### 1. 适应证

用于显示肱骨近段和上肢带骨的外伤性骨折、脱位、各种类型关节炎、肩关节退行性变、肩峰下撞击综合征、骨质疏松、骨和滑膜来源肿瘤等。

#### 2. 操作要点解析

（1）体位设计：①人体立于摄影架前，面向 X 射线管，双侧肩部放平，上肢自然下垂；②被检侧肩部置于显示野中心区；③手臂伸直稍外展，掌心向前，肱骨长轴平行于照射野长轴，身体向患侧旋转 20°～30°，使被检侧肩胛骨紧贴探测器；④平静呼吸下屏气曝光。

（2）中心线和照射野：①中心线，经喙突垂直射入；②照射野，上缘超出肩部，外缘包括肩部软组织。

（3）注意事项：①如果怀疑骨折或脱位，切勿旋转手臂；②喙突不易直接触摸到，但其位于易触摸到的锁骨外侧段下方约 2 cm 处，据此可大致确定喙突的位置；③根据受检者的肩部来调整适宜的旋转角度，使肩胛骨平行于探测器，若向患侧旋转过度，被检侧胸大肌会与肱骨上段过度重叠；④注意上臂外旋，使肱骨头关节面位置标准，过度外展会导致肱骨头与肩胛骨重叠程度加大，肩关节间隙显示不清；⑤无法站立时，可采用仰卧位投照，适当加托垫以达到标准位置；⑥由于锁骨呈"S"形，在此位置上近端锁骨显示压缩重叠影像，临床上肩关节外伤多为复合伤，建议外伤者在此体位中不用旋转角度。

#### 3. 参数选择

管电压：65～75 kV；管电流量：自动曝光控制，中间电离室；滤线设备：建议使用滤线器；FDD ≥ 120 cm。

#### 4. 标准影像显示要求

肩关节正位标准影像图见图 5-2-73。

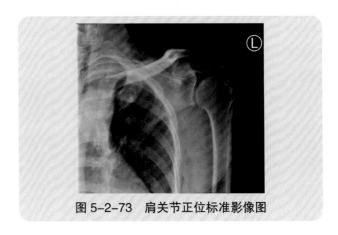

**图 5-2-73　肩关节正位标准影像图**

标准影像显示要求如下。

（1）图像包括肩关节诸骨，其关节位于图像正中或稍偏外显示。

（2）肩关节盂前后重叠，呈切线位显示，不与肱骨头重叠，关节间隙显示清晰。

（3）肱骨小结节位于肱骨头外 1/3 处。

（4）肱骨头、肩峰及锁骨纹理显示清晰，周围软组织层次可辨。

#### 5. 影像处理和胶片打印

（1）影像处理：正确选择处理参数，使密度和对比度能显示清晰锐利的骨小梁及软组织细节，可观察可能出现的钙质沉积，软组织显示良好。

（2）胶片打印：肩关节正侧位采用横版打印（图 5-2-74）。

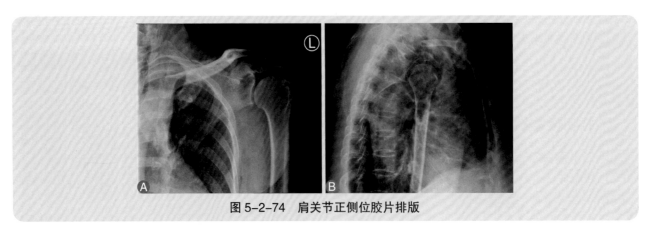

**图 5-2-74　肩关节正侧位胶片排版**

#### 6. 问题分析

（1）上臂虽然外旋，但身体未向被检侧旋转，肩关节间隙与投照方向未垂直，关节面重叠；中心线位置不当，照射野过大（图 5-2-75A）。

（2）人体冠状面旋转过度，前胸壁肌肉与肩关节重叠，图像欠清晰，肩关节呈斜位图像；上臂及肩部高耸，肱骨头与肩胛骨重叠，手臂外旋不足，肱骨大结节不能充分显示，上臂长轴与显示野纵轴不平行（图 5-2-75B）。

（3）上臂外展过度，上臂长轴与显示野纵轴不平行，中心线位置不当，照射野过大（图 5-2-75C）。

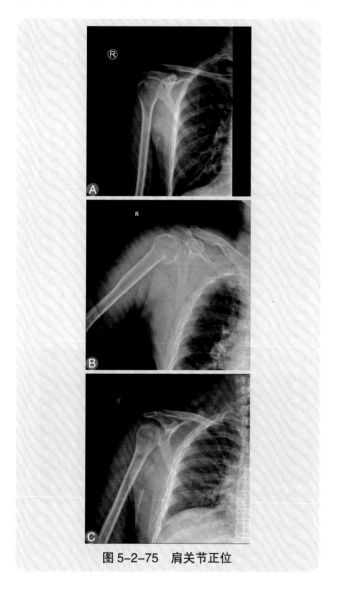

图 5-2-75 肩关节正位

#### （二）肩关节侧位（肱骨上段穿胸位）

##### 1. 适应证

用于显示肱骨近段的骨折和脱位。

##### 2. 操作要点解析

（1）体位设计：①人体侧立于摄影架前，人体的冠状面与探测器垂直，腋中线与探测器纵轴平行、重叠；②被检侧肱骨和肩部外缘贴近探测器，肱骨长轴平行于照射野长轴；③对侧上肢高举抱头，肩部尽量抬高，被检侧肩部适当下垂，外科颈置于胸片架中心，肘关节自然伸直，掌心向前，使上臂冠状位垂直于探测器；④深吸气后屏气曝光。

（2）中心线和照射野：①中心线，经对侧腋下，被检侧肱骨的外科颈（上臂的上 1/3 处）垂直射入；②照射野，上缘超出肩部，下缘包括肱骨上中段。

（3）注意事项：①深吸气后屏气曝光时肺部的含气量增加，提高对比度有利于肱骨上段的显示，同时还可以避免呼吸运动伪影；②注意使两肩上下错开，避免肱骨上端显示不清，但错开的幅度不宜过大，否则肱骨下移过多会与膈肌重叠；③确保胸廓位于标准侧位或使健侧轻度旋前，以减少胸椎与肱骨的重叠；④为了保证以肱骨为标准的侧位像，注意使掌心向前；⑤如果受检者因为疼痛剧烈而不能下垂患肩，可抬高健侧肩部，使中心线向头侧呈 10°～15°，避免肱骨头与肩胛骨重叠；⑥受检者不能站立的情况下，可取仰卧位水平投照。

##### 3. 参数选择

（1）管电压：80～90 kV；管电流量：自动曝光控制，中间电离室；滤线设备：建议使用滤线器；FDD ≥ 120 cm。

（2）注意事项：操作者需根据受检者的体型与状况选择最佳曝光条件，使肱骨与重叠结构之间具有良好的层次和对比度。

##### 4. 标准影像显示要求

肩关节侧位标准影像图见图 5-2-76。

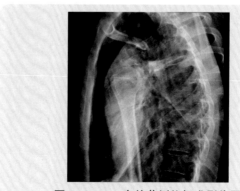

图 5-2-76 肩关节侧位标准影像图

标准影像显示要求如下。

（1）图像为肱骨近端侧位像，投影于胸骨与胸椎之间，有肺纹理与肋骨影像相重叠。

（2）图像包括肩部和肱骨中上段，显示被检侧肩关节骨质、关节面及周围软组织，肱骨长轴平行于探测器长轴。

（3）图像显示被检侧肱骨上段和肩关节的轴位影像，骨小梁、周围软组织清晰显示。

### 5. 影像处理

正确选择处理参数，使密度和对比度能够清晰显示肱骨头和肱骨上段的整体轮廓，覆盖的肋骨和肺组织模糊。

### 6. 问题分析

（1）被检侧掌心未向前，肱骨产生旋转，肱骨上段与胸椎重叠。摄影参数选择欠佳且未屏气，图像存在运动伪影（图5-2-77A）。

（2）患侧肩关节下垂过度，且未深吸气后屏气，肱骨上段与膈肌重叠，显示欠佳（图5-2-77B）。

（3）患侧肩关节未下垂（图5-2-77C）或身体前旋过度（图5-2-77D），肱骨头与胸骨柄发生重叠。

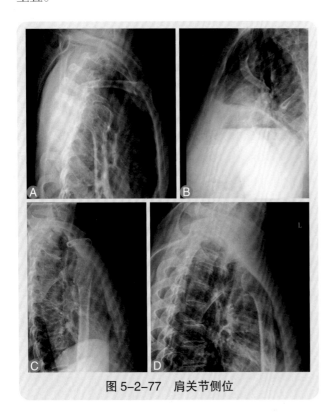

图5-2-77　肩关节侧位

### （三）锁骨正位

#### 1. 适应证

用于显示锁骨各段完全、不完全骨折；外伤性、病理性胸锁关节，肩锁关节半脱位或脱位；炎症、肿瘤等导致的骨质破坏等。

### 2. 操作要点解析

（1）体位设计：①受检者立于摄影架前，面向探测器，被检侧手臂伸直，掌心向前；②被检侧锁骨置于显示野中央区域，即锁骨中线位于显示野正中纵轴线上；③被检侧肩部稍前倾，头部转向对侧，肩部及胸锁关节紧贴探测器，人体冠状面与探测器呈10°～15°；④平静呼吸下屏气曝光。

（2）中心线和照射野：①中心线，经锁骨中点垂直射入；②照射野，上缘包括肩峰，下缘包括第2胸椎棘突。

（3）注意事项：①病情较重的受检者及婴幼儿，可采用仰卧前后正位摄影；②婴幼儿检查时，应同时摄取两侧锁骨以便对比；③摆位时，注意冠状面与探测器之间夹角的准确性，避免锁骨变形、缩短；④呼吸对锁骨运动影响较大，曝光时注意叮嘱受检者屏气；⑤锁骨的"S"形弯曲为前后方向，肩锁关节接近冠状面，可疑弯曲段骨折而正位不能显示时，或需要进一步观察肩锁关节时，可采用锁骨轴位。

### 3. 参数选择

管电压：65～75 kV；管电流量：自动曝光或手动曝光控制在8～10 mAs，中间电离室；滤线设备：建议使用滤线器；FDD ≥ 120 cm。

### 4. 标准影像显示要求

锁骨正位标准影像图见图5-2-78。

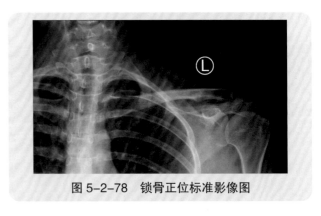

图5-2-78　锁骨正位标准影像图

标准影像显示要求如下。

（1）显示野范围包括锁骨、肩峰、胸骨柄及肩部软组织。

（2）锁骨全长充分展开，无缩短。

（3）锁骨自内下向外上走行，内侧段略向下呈弧形。

（4）肩锁关节间隙显示清晰，外侧端与肩胛骨肩峰仅有少量重叠。

（5）锁骨骨纹理清晰显示，软组织显示良好。

5. 影像处理和胶片打印

（1）影像处理：正确选择处理参数，使密度和对比度能够显示锁骨远端和肩锁关节，锁骨中段和胸锁关节可通过胸廓看见，骨边缘及骨小梁显示清晰。

（2）胶片打印：双侧锁骨正位可采用35 cm×43 cm尺寸的胶片横版上下拼幅打印，单侧可以正反像拼幅打印。

6. 问题分析

人体冠状面旋转角度欠佳或中心线选择不当，导致锁骨失真、变形，如旋转过度，导致锁骨中外段缩短重叠（图5-2-79）。

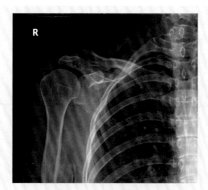

图5-2-79 锁骨正位

**（四）肱骨正位**

1. 适应证

主要显示肱骨不同段的各类型骨折、原发性和继发性肿瘤、炎症、骨质疏松及其他代谢性疾病。

2. 操作要点解析

（1）体位设计：①受检者立于摄影架前或仰卧于摄影床上，面向X射线管，双肩自然放平、对称；②掌心向前，手臂伸直稍外展20°～30°，肱骨长轴平行于照射野长轴；③手和前臂稍外旋，上臂冠状面与探测器平行，上臂、前臂及肩部均紧贴摄影床；④平静呼吸下屏气曝光。

（2）中心线和照射野：①中心线，经肱骨中点垂直射入；②照射野，四边对准肱骨和肩关节的软组织边缘，投照野下缘应包括肘关节和前臂近端约2.5 cm。

（3）注意事项：①如怀疑骨折或脱位，不要旋转手臂；②注意使受检者双肩平放、手部掌心向前，手臂稍外展避开胸部软组织；③上臂冠状面平

行于探测器时，应注意肘关节的位置是否正确；④照射野长轴包不全两端关节时，可进行对角投照肱骨长轴；⑤对于外伤和体弱者，可采取仰卧位摄影。

3. 参数选择

管电压：60～70 kV；管电流量：6～7 mAs；滤线设备：建议使用滤线器（体型较瘦者可不使用）；FDD ≥ 120 cm。

4. 标准影像显示要求

肱骨正位标准影像图见图5-2-80。

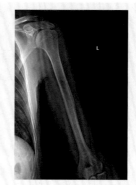

图5-2-80 肱骨正位标准影像图

标准影像显示要求如下。

（1）完整显示肱骨全长（肱骨远端、近端并至少包括邻近关节），长轴与图像平行，周围软组织显示良好。

（2）肱骨大结节充分展示，可见肱骨外上髁和内上髁。

（3）骨边缘锐利，骨小梁及周围软组织清晰。

5. 影像处理和胶片打印

（1）影像处理：正确选择处理参数，使密度和对比度能够清晰显示肱骨近端及远端锐利的骨皮质边缘及骨小梁。

（2）胶片打印：肱骨正侧位采用35 cm×43 cm尺寸的胶片竖版打印（图5-2-81）。

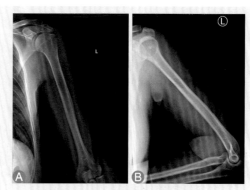

图5-2-81 肱骨正侧位胶片排版

**6.问题分析**

（1）摆位不标准，肩部高耸，肱骨头与肩峰重叠（图5-2-82A）。

（2）投照中心选择不当，肱骨下端未包全；前臂外旋不足，肱骨大转子显示不充分，肱骨下端呈斜位（图5-2-82B）。

（3）照射野过大，图像后处理算法选择不当（图5-2-82C）。

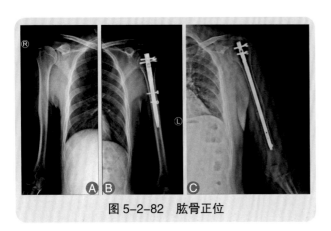

图5-2-82 肱骨正位

**（五）肱骨侧位**

**1.适应证**

适用于观察骨折或骨碎片前后移位、肿瘤等病变的前后缘表现，在正位的基础上更完全地对病变进行显示。

**2.操作要点解析**

（1）体位设计：①受检者立于摄影架前或仰卧于摄影床上，面向X射线管；②肱骨长轴平行于照射野长轴；③上臂稍外展、内旋，使上臂内侧及肩部紧贴探测器，与躯干稍分开；④肘关节屈曲90°，手腕部置于腹前贴于腹壁，掌心向上，呈侧位姿势置于胸前，使上臂冠状面垂直于探测器；⑤平静呼吸下屏气曝光。

（2）中心线和照射野：①中心线，经肱骨中点垂直射入；②照射野，上缘包括肩关节，下缘包括肘关节。

（3）注意事项：①如怀疑骨折或脱位，不要旋转手臂；②上臂稍外展，以避开与胸部软组织重叠；③照射野长轴不能包全两端关节时，可将肱骨长轴对角放置；④肩关节自然下垂，防止肱骨向上耸立，与肩胛骨重叠；⑤在不便于前后方向投照时，可采用站立后前位或站立侧位。

**3.参数选择**

管电压：64～76 kV；管电流量：6～7 mAs；滤线设备：建议使用滤线器（体型较瘦者可不使用）；FDD≥120 cm。

**4.标准影像显示要求**

肱骨侧位标准影像图见图5-2-83。

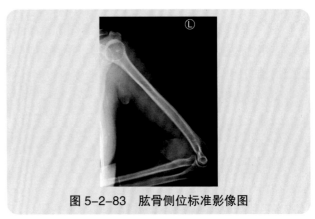

图5-2-83 肱骨侧位标准影像图

标准影像显示要求如下。

（1）完整显示肱骨全长（肱骨远端、近端并至少包括邻近关节），长轴与图像平行，周围软组织显示良好。

（2）肱骨内外髁重叠，可见肱骨小结节。

（3）骨边缘锐利，骨小梁及周围软组织清晰。

**5.影像处理**

正确选择处理参数，使密度和对比度能够良好显示整个肱骨的骨皮质边缘。

**6.问题分析**

（1）投照中心偏上，肱骨下端未包全（图5-2-84A）。

（2）体位设计错误，肱骨为正位显示；照射野应用不合理，范围过大，但肱骨头未包全；图像后处理算法选择不当（图5-2-84B）。

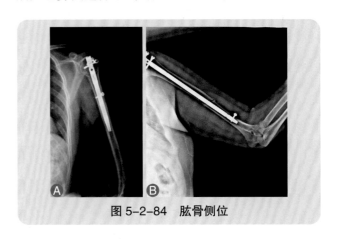

图5-2-84 肱骨侧位

## （六）肘关节正位（全伸位）

### 1. 适应证

应用于肘关节外伤（骨折、脱位）、各种类型的炎症（风湿性关节炎、关节结核、化脓性骨关节炎）、骨和软组织肿瘤、关节退行性变等疾病。

### 2. 操作要点解析

（1）体位设计：①受检者侧坐于摄影床旁，掌心向上，肘部伸直；②肘部纵轴平行于照射野长轴；③上臂远端、前臂近端及肘部紧贴探测器；④腕部及肩部稍外旋，肘部冠状面与探测器平行。

（2）中心线和照射野：①中心线，经肱骨内外上髁连线中点向下约 2 cm 处垂直射入；②照射野，上缘包括肱骨下段，下缘包括尺桡骨上段。

（3）注意事项：①适当调整摄影床的高度，注意肩部下移，使上臂与前臂在同一水平面放置；②避免腕关节发生内旋，导致尺桡骨上段重叠，不能显示尺桡近侧关节；③石膏外固定者或因病情导致肘部不能伸直时，中心线沿上臂和前臂的角平分线垂直射入。

### 3. 参数选择

管电压：52 ~ 58 kV；管电流量：5 ~ 6 mAs；滤线设备：建议不使用滤线器；FDD ≥ 110 cm。

### 4. 标准影像显示要求

肘关节正位标准影像图见图 5-2-85。

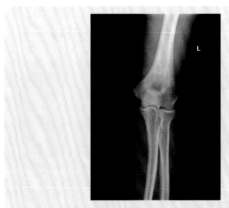

图 5-2-85　肘关节正位标准影像图

标准影像显示要求如下。

（1）图像包括肱骨远端及尺桡骨近端，肘部纵轴平行于照射野长轴，其关节间隙显示在图像正中。

（2）肘关节面呈切线位显示，清晰锐利。

（3）鹰嘴窝位于肱骨内外髁正中稍偏尺侧。

（4）肘关节诸骨骨纹理和周围软组织清楚可见。

### 5. 影像处理和胶片打印

（1）影像处理：正确选择处理参数，使密度和对比度能够显示良好，肘关节诸骨骨纹理和周围软组织清楚可见。

（2）胶片打印：肘关节正侧位采用 35 cm × 43 cm 尺寸的胶片横版打印（图 5-2-86）。

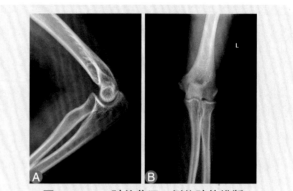

图 5-2-86　肘关节正、侧位胶片排版

### 6. 问题分析

（1）前臂内旋导致桡骨头、桡骨颈与尺骨近端重叠过多，尺桡近侧关节不能显示（图 5-2-87A）。

（2）前臂外旋导致桡骨头、桡骨颈与尺骨近端完全分离；中心线入射点偏移，关节间隙不清晰（图 5-2-87B）。

（3）肩部下移不足，外上变形，关节间隙不清晰，图像显示远、近端颠倒（图 5-2-87C）。

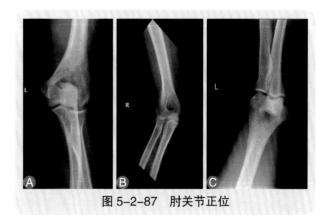

图 5-2-87　肘关节正位

## （七）肘关节侧位

### 1. 适应证

应用于肘关节外伤（骨折、脱位）、各种类型的炎症（风湿性关节炎、关节结核、化脓性骨关节炎）、骨和软组织肿瘤、关节退行性变等疾病。

### 2. 操作要点解析

（1）体位设计：①受检者侧坐于摄影床旁，

肘关节屈曲90°，呈"＜"形，内侧紧贴探测器；②肩部下移，尽量接近肘部的高度；③前臂及腕部旋转呈标准侧位，肱骨内外髁的连线垂直于台面。

（2）中心线和照射野：①中心线，经肘关节间隙垂直射入；②照射野，上缘包括肱骨下段，下缘包括尺桡骨上段。

（3）注意事项：①注意肩部下移，上臂与前臂保持在同一水平面；②腕部的位置内旋或外旋，均可影响尺桡骨上段的位置，摆位时应特别注意腕关节的位置；③若探测器不能拉出摄影床进行曝光，因肱骨长度限制，肘关节放置到探测器中心时肱骨与摄影床之间会形成一定的夹角，导致肱骨内外髁不能重叠，应适当调整受检者的坐姿或采用站立位拍摄；④外伤受检者上臂不能抬起时可采用站立前后位、站立后前位或仰卧水平侧位拍摄。

**3. 参数选择**

管电压：52 ~ 58 kV；管电流量：5 ~ 6 mAs；滤线设备：建议不使用滤线器；FDD ≥ 110 cm。

**4. 标准影像显示要求**

肘关节侧位标准影像图见图5-2-88。

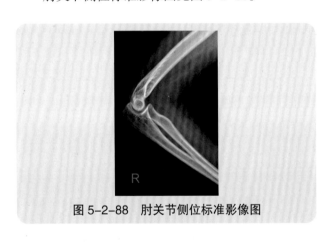

**图5-2-88　肘关节侧位标准影像图**

标准影像显示要求如下。

（1）肱骨远端与尺桡骨近端呈90° ~ 120°。

（2）尺骨与肱骨的关节间隙显示明确、锐利。

（3）肱骨外髁重叠，呈圆形投影，鹰嘴呈切线显示。

（4）肘关节诸骨骨纹理清晰，周围软组织层次分明。

**5. 影像处理**

正确选择处理参数，使密度和对比度能够显示良好，肘关节诸骨骨纹理清晰，周围软组织层次分明。

**6. 问题分析**

（1）肩部下移不足，肱骨侧未贴紧探测器，

内、外髁未重合，与鹰嘴重叠；肘关节角度＜90°（图5-2-89A）。

（2）肘关节抬高未紧贴探测器，肱骨内、外髁未重叠，尺骨鹰嘴与肱骨滑车重叠，桡骨头与冠状突重叠，肱尺关节、肱桡关节显示欠佳（图5-2-89B）。

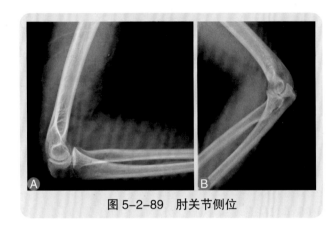

**图5-2-89　肘关节侧位**

**（八）尺桡骨正位**

**1. 适应证**

用于显示桡骨或尺骨外伤及不同类型的骨折，以及各种肿瘤、炎症、代谢性疾病和先天性疾病等。

**2. 操作要点解析**

（1）体位设计：①受检者侧坐于摄影床旁，掌心向上，前臂长轴平行于照射野长轴。②肘关节尽可能伸直，置于摄影床面；身体可做适当倾斜，有利于肘部伸直。③前臂外旋，前臂冠状面与探测器平行，手背、前臂及肘关节紧贴探测器。④腕关节背侧平置于台面。

（2）中心线和照射野：①中心线，经前臂中点垂直射入；②照射野，上缘包括肘关节，下缘包括腕关节。

（3）注意事项：①不宜采用后前位投照，后前位由于尺桡近侧关节和尺桡远侧关节旋转不一致，使近端尺桡骨重叠呈斜位；②注意使肩部下移或升高摄影床，使上臂与前臂保持在同一水平面；③不能配合者，可采用仰卧位；④尺桡骨远端骨折后行功能位石膏外固定者，前臂不能外旋，只能采用后前位投照时，可分段观察；⑤尺桡骨骨折类型复杂，可能涉及上、下两个关节，摄影位置尽量符合临床要求，避免漏诊。

**3. 参数选择**

管电压：50 ~ 55 kV；管电流量：4 ~ 5 mAs；滤线设备：建议不使用滤线器；FDD ≥ 110 cm。

**4. 标准影像显示要求**

尺桡骨正位标准影像图见图 5-2-90。

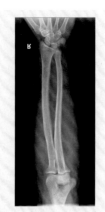

图 5-2-90 尺桡骨正位标准影像图

标准影像显示要求如下。

（1）图像包括尺桡骨、肘关节、腕关节，以及前臂内外侧软组织。

（2）前臂长轴平行于照射野长轴。

（3）尺桡骨、肘关节及腕关节呈正位影像，关节间隙清晰。

（4）尺桡骨上段即桡骨头、桡骨颈、桡骨转子与尺骨略有重叠，其余部分无重叠。

（5）诸骨骨纹理清晰，关节间隙及周围软组织显示良好。

**5. 影像处理和胶片打印**

（1）影像处理：正确选择处理参数，使密度和对比度能够显示良好，腕关节、肘关节及尺桡骨诸骨骨纹理清晰，周围软组织层次分明。

（2）胶片打印：尺桡骨正侧位采用 35 cm × 43 cm 尺寸的胶片竖版打印（图 5-2-91）。

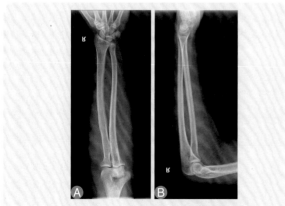

图 5-2-91 尺桡骨正侧位胶片排版

**6. 问题分析**

（1）肘关节未伸直，尺桡骨上段呈侧位显示

且重叠。腕关节呈后前位，掌心向下（图 5-2-92A、图 5-2-92B）。

（2）前臂未充分外旋，前臂冠状面不与探测器平行，尺桡骨上段重叠过多，腕关节呈斜位显示（图 5-2-92C）。

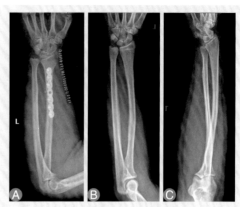

图 5-2-92 尺桡骨正位

**（九）尺桡骨侧位**

**1. 适应证**

用于显示尺桡骨骨折及各种肿瘤、炎症、代谢性疾病和先天性疾病。

**2. 操作要点解析**

（1）体位设计：①受检者侧坐于摄影床旁，肘关节屈曲 90°，手指、腕关节伸直，尺侧向下紧贴探测器；②前臂长轴与显示野长轴平行；③肩部下移，尽量接近肘部的高度。

（2）中心线和照射野：①中心线，经前臂中点垂直射入；②照射野，上缘包括肘关节，下缘包括腕关节。

（3）注意事项：①适当调整摄影床的高度，注意肩部下移，上臂与前臂保证在同一水平面；②确保肘关节屈曲，才能使前臂冠状位与台面垂直；③腕关节伸直，呈侧位，确保前臂不旋转；④外伤受检者上臂不能抬起时可采用站立或仰卧水平侧位拍摄；特殊受检者很难达到标准侧位，可根据具体情况折中处理。

**3. 参数选择**

管电压：52 ~ 58 kV；管电流量：4 ~ 5 mAs；滤线设备：建议不使用滤线器；FDD ≥ 110 cm。

**4. 标准影像显示要求**

尺桡骨侧位标准影像图见图 5-2-93。

标准影像显示要求如下。

（1）范围包括尺骨、桡骨、肘关节、腕关节

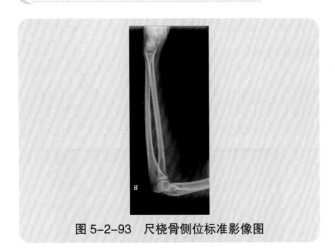

图 5-2-93　尺桡骨侧位标准影像图

（至少包括 1 个关节），以及前臂前、后侧软组织。

（2）前臂长轴平行于照射野长轴。

（3）肘关节及腕关节呈侧位显示，肘关节屈曲近 90°，肱尺关节间隙无重叠；尺骨冠状突和鹰嘴突呈切线方向分别位于前、后缘。尺骨与桡骨中上段略呈前后排列，桡骨头、桡骨颈、桡骨转子与尺骨略有重叠；尺骨与桡骨下端重叠。

（4）尺桡骨诸骨骨纹理清晰显示，关节间隙及周围软组织显示良好。

**5. 影像处理**

正确选择处理参数，使密度和对比度能够显示良好，腕关节、肘关节及尺桡骨诸骨骨纹理清晰，周围软组织层次分明。

**6. 问题分析**

（1）肘关节未屈曲为 90°，导致肘关节与尺桡骨上段均不呈侧位显示，尺桡骨重叠过多（图 5-2-94A、图 5-2-94B）。

（2）肘关节未屈曲为 90°，尺桡骨上端重叠过多，腕关节近似正位显示（图 5-2-94C）。

（3）肘关节近似正位显示，尺桡骨重叠过多（图 5-2-94D、图 5-2-94E）。

（4）照射野过大（图 5-2-94E）。

**（十）腕关节正位**

**1. 适应证**

应用于检查骨折、关节脱位等外伤，骨质破坏，各种类型的炎症和肿瘤，关节退行性变，骨质疏松、先天性畸形、小儿发育和先天性腕部病变等。

**2. 操作要点解析**

（1）体位设计：①受检者侧坐，曲肘约 90°，掌心向下，腕部长轴平行于照射野长轴；②手呈半握拳，腕部紧贴探测器。

（2）中心线和照射野：①中心线，经尺骨和桡骨茎突连线的中点垂直射入；②照射野，包括尺桡骨远端及掌骨近端。

（3）注意事项：①手部半握拳使腕部诸骨及其关节间隙显示较手掌伸直时清晰，故腕关节投照时，要求受检者半握拳；②注意前臂、手掌冠状面平行于台面，避免旋转，造成关节间隙宽窄不一，影响观察；③一般要求掌侧向下投照，对于外伤后石膏外固定者，由于手腕屈曲，可以采用前后位（掌心向上）投照。

**3. 参数选择**

管电压：45 ～ 55 kV；管电流量：3 ～ 4.5 mAs；滤线设备：建议不使用滤线器；FDD ≥ 110 cm。

**4. 标准影像显示要求**

腕关节正位标准影像图见图 5-2-95。

标准影像显示要求如下。

（1）范围包括近侧掌骨、远段尺桡骨，以及腕部内外侧软组织。

（2）腕部纵轴线平行于照射野长轴。

（3）腕部诸骨位于图像正中，呈正位显示，尺桡骨远侧平行排列无重叠；豌豆骨与三角骨、大多角骨与小多角骨重叠，舟状骨缩短。

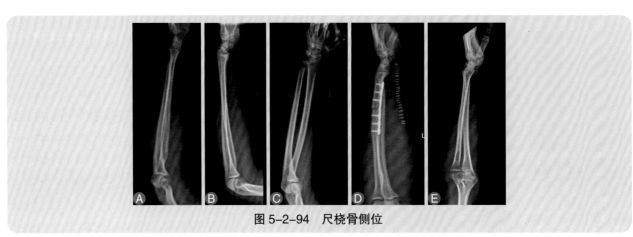

图 5-2-94　尺桡骨侧位

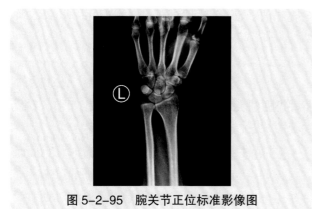

图 5-2-95　腕关节正位标准影像图

（4）桡腕关节、掌腕关节及腕骨间关节外侧关节间隙呈切线位置，关节面显示清晰。

（5）腕部诸骨骨纹理及周围软组织清晰可见。

**5. 影像处理和胶片打印**

（1）影像处理：正确选择处理参数，使密度和对比度能够显示良好，掌腕关节及桡腕关节间隙显示清晰；腕部诸骨骨纹理及周围软组织清晰可见。

（2）胶片打印：腕关节正侧位采用 35 cm×43 cm 尺寸的胶片横版打印（图 5-2-96）。

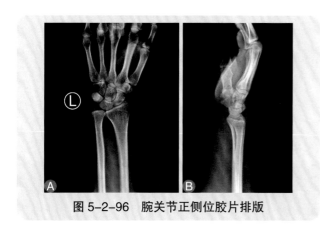

图 5-2-96　腕关节正侧位胶片排版

**6. 问题分析**

（1）腕部纵轴未与显示野长轴平行，手腕冠状面与探测器成角，大、小多角骨与掌骨重叠过多（图 5-2-97A）。

（2）手部未半握拳，第 1 掌骨外展，舟骨、月骨与桡骨重叠过多。腕骨关节间隙部分重叠（图 5-2-97B）。

**（十一）腕关节侧位**

**1. 适应证**

应用于骨折、关节脱位等外伤，骨质破坏，各种类型炎症和肿瘤，关节退行性变等疾病，骨质疏松、先天性畸形、小儿发育和先天性腕部病变等。

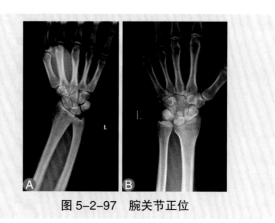

图 5-2-97　腕关节正位

**2. 操作要点解析**

（1）体位设计：①受检者侧坐于摄影床旁，肘部弯曲约 90°，手腕部冠状面垂直于探测器，腕部纵轴平行于照射野长轴；②手指和前臂侧放，尺侧向下，将第 5 掌骨和前臂尺侧紧贴探测器，前臂和手掌冠状面垂直于台面；③腕关节伸直，手掌与前臂前、后面不成角；④第 1 指骨平行于掌侧前方，拇指向上呈侧位，肘、腕关节位于同一水平面。

（2）中心线和照射野：①中心线，经桡骨茎突垂直射入；②照射野，包括尺桡骨远端及掌骨近端。

（3）注意事项：①肘、腕关节应处于同一水平面；②被检侧的肘部屈曲约 90°，有利于腕部转成标准侧位；③腕部及掌部的冠状面要垂直于探测器；④前臂、腕部和掌部要处于自然伸直状态，不得屈曲或后伸；⑤腕部稳定性差时，可用软垫辅助固定。

**3. 参数选择**

管电压：47 ～ 57 kV；管电流量：4 ～ 6 mAs；滤线设备：建议不使用滤线器；FDD ≥ 110 cm。

**4. 标准影像显示要求**

腕关节侧位标准影像图见图 5-2-98。

标准影像显示要求如下。

（1）图像包括部分掌骨、远段尺桡骨，以及腕部前、后侧软组织。

（2）腕部纵轴平行于照射野长轴。

（3）尺骨、桡骨远端重叠良好；腕部诸骨呈侧位影像，前缘呈自然略微内凹的弧形，后缘较平直；舟状骨、大多角骨和第 1 掌骨位于其余腕骨的前方；第 2 ～ 5 掌指关节完全重叠，月骨呈"新月"

71

形，完整显示，腕骨间关节基本能够辨认。

（4）诸骨骨纹理及周围软组织清晰可见。

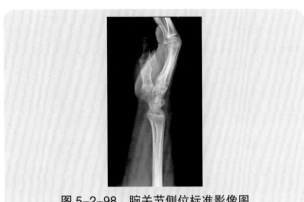

图 5-2-98　腕关节侧位标准影像图

**5. 影像处理**

正确选择处理参数，使密度和对比度能够显示良好，腕部诸骨骨纹理及周围软组织清晰可见，通过重叠的桡骨能够显示尺骨远端的边缘。

**6. 问题分析**

（1）腕部内旋时，尺骨、桡骨不重叠，桡骨偏向掌侧（图 5-2-99A）。

（2）腕部外旋时，尺骨、桡骨不重叠，桡骨偏向背侧（图 5-2-99B）。

（3）石膏固定患者进行 X 射线摄影时，未适当调整曝光参数，图像噪声较大，导致影响诊断（图 5-2-99C）。

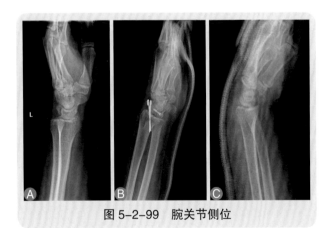

图 5-2-99　腕关节侧位

**（十二）手正位**

**1. 适应证**

主要应用于外伤性骨折、脱位，存在异物，炎症，肿瘤，发育异常等的诊断。

**2. 操作要点解析**

（1）体位设计：①受检者侧坐于摄影床旁，曲肘约90°，被检侧掌心向下置于检查台上；②手、

手腕和前臂轴线与照射野中心长轴平行；③手掌紧贴探测器，手指伸直，五指自然稍分开；④双手正位摄影，摆位方法同上。

（2）中心线和照射野：①中心线，经第 3 掌指关节垂直射入；②照射野，包括整个手掌（包括腕关节）。

（3）注意事项：①手指不能伸直时，可行前后位投照，利用斜射线效应使指骨展开；②双手正位摄影时增大显示野，中心线经拇指相对处垂直射入。

**3. 参数选择**

管电压：45 ～ 55 kV；管电流量：3 ～ 4 mAs；滤线设备：建议不使用滤线器；FDD ≥ 110 cm。

**4. 标准影像显示要求**

手正位标准影像图见图 5-2-100。

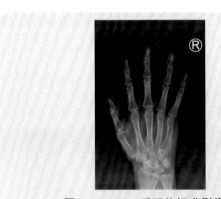

图 5-2-100　手正位标准影像图

标准影像显示要求如下。

（1）全部掌指骨及腕关节包括在图像内，第 3 掌指关节位于图像正中，手部长轴平行于照射野长轴。

（2）5 个指骨以适当的间隔呈分离状显示。

（3）第 2 ～ 5 指骨和掌骨骨干两侧凹陷对称显示，拇指呈斜位投影。

（4）腕关节呈标准的正位，尺桡骨下端并列显示。

（5）掌骨至指骨远端，骨纹理清晰可见，并能呈现出软组织层次。

**5. 影像处理和胶片打印**

（1）影像处理：正确选择处理参数，使密度和对比度能够显示良好，掌骨至指骨远端，骨纹理清晰可见，并能呈现出软组织层次。

（2）胶片打印：手正斜位采用 35 cm × 43 cm 尺寸的胶片横版打印（图 5-2-101）。

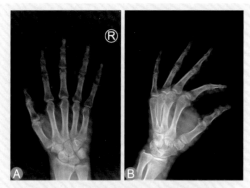

图 5-2-101　手正斜位胶片排版

6. 问题分析

（1）手部和腕关节的长轴不一致，中指长轴与尺桡骨长轴不在同一方向上，手掌向尺侧偏斜（图 5-2-102A）。

（2）掌心未放平，第 2 ~ 5 指骨呈斜位，腕部诸骨重叠（图 5-2-102B）。

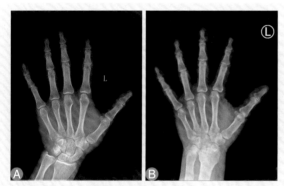

图 5-2-102　手正位

**（十三）手侧位**

1. 适应证

用于明确软组织异物的位置、外伤的骨质和关节移位方向、手部内固定针观察、手部矫形术后及类风湿性关节炎观察手变形等。

2. 操作要点解析

（1）体位设计：①受检者坐于摄影床旁，手部及手指伸直，腕部和手部冠状面与台面垂直，掌、指骨长轴平行于显示野长轴；②拇指位于其余四指的掌侧，小指及第 5 掌骨贴紧探测器。

（2）中心线和照射野：①中心线，垂直通过第 2 ~ 5 掌骨；②照射野，包括手和手腕四周边缘。

（3）注意事项：①由于各掌指骨相互重叠，如果需要观察手部结构时，手部侧位为手部正斜位的补充位置，不作为常规的诊断位置；②手的侧位可同时作为拇指的正位观察拇指；③手的侧位摄影姿

势欠稳定，必要时采取一定的措施保持手处于静止状态。

3. 参数选择

管电压：45 ~ 55 kV；管电流量：3 ~ 4 mAs；滤线设备：建议不使用滤线器；FDD ≥ 110 cm。

4. 标准影像显示要求

手侧位标准影像图见图 5-2-103。

标准影像显示要求如下。

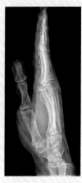

图 5-2-103　手侧位标准影像图

（1）图像包括所有掌、指骨和部分腕关节。

（2）掌指骨长轴与显示野长轴平行。

（3）腕部及第 2 ~ 5 掌指骨重叠呈侧位像，掌、指骨前缘凹陷、后缘平直，月骨呈标准侧位。

（4）第 1 掌指骨呈正面像，关节间隙左右对称。

（5）手部诸骨骨纹理清晰显示，软组织显示良好。

5. 影像处理和胶片打印

（1）影像处理：正确选择处理参数，使密度和对比度能够显示良好，各掌骨和指骨虽重叠但边缘清晰可见，骨纹理清晰可见，并能呈现出软组织层次。

（2）胶片打印：手正侧位采用 35 cm × 43 cm 尺寸的胶片横版打印（图 5-2-104）。

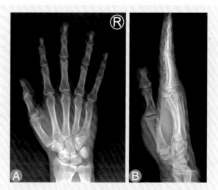

图 5-2-104　手正侧位胶片排版

6. 问题分析

（1）第 2～5 指骨未伸直，指间关节重叠，照射野过大，投照中心偏下（图 5-2-105A）。

（2）拇指未呈正位显示，与第 2～5 掌骨、指骨重叠。第 2～5 掌骨未相互重叠；腕掌部冠状面与探测器不垂直（图 5-2-105B）。

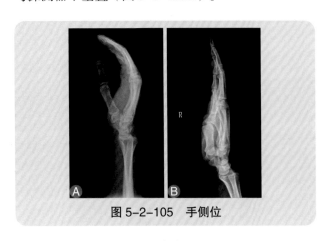

图 5-2-105 手侧位

**（十四）手斜位（后前斜位）**

1. 适应证

与手部正位联合使用，从不同方向观察手部结构与病变。用于诊断外伤、炎症、肿瘤、先天性疾病、遗传代谢性疾病等。

2. 操作要点解析

（1）体位设计：①受检者坐于摄影床旁，掌心向下，手部长轴平行于照射野长轴；②手掌旋后，使手、手腕和前臂冠状面与探测器约呈 45°；③五指均匀分开，稍屈曲，指尖均触及探测器。

（2）中心线和照射野：①中心线，经第 3 掌指关节垂直射入；②照射野，包括手和手腕四周皮肤边缘。

（3）注意事项：①注意腕关节与手掌冠状面一致，避免扭曲。②腕、掌冠状面与台面呈 45°，第 3～5 掌骨骨干中部无重叠，远端部分重叠；第 2、第 3 掌骨远端无重叠。掌骨过度重叠则表明旋转过度；掌骨过度分离则表明旋转不足。③注意使各指尖触及台面，增加稳定性。④若因外科石膏外固定后前斜位摆位困难或需观察第 4、第 5 掌指关节骨斜位时，可采取手部前后斜位。⑤此位置掌指关节及指间关节间隙显示欠佳，若需主要观察指间关节，结合其他部位观察或将手指伸直。

3. 参数选择

管电压：45～55 kV；管电流量：3～4 mAs；

滤线设备：建议不使用滤线器；FDD ≥ 110 cm。

4. 标准影像显示要求

手斜位标准影像图见图 5-2-106。

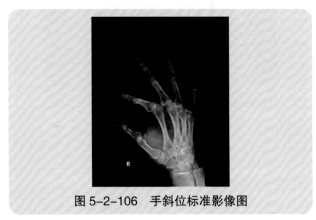

图 5-2-106 手斜位标准影像图

标准影像显示要求如下。

（1）全部掌指骨及腕关节包括在图像内。

（2）手部长轴平行于照射野长轴，第 3 掌指关节位于图像正中。

（3）手部诸骨呈斜位显示，第 1～3 掌骨分开，第 3～5 掌骨近端略微重叠。

（4）大多角骨与第 1 掌指关节间隙明确。

（5）全部掌指骨骨纹理清晰可见，软组织层次显示良好。

5. 影像处理

正确选择处理参数，使密度和对比度能够显示良好，全部掌指骨骨纹理清晰可见，软组织层次显示良好。

6. 问题分析

（1）手掌冠状面与探测器成角不足，近似正位（图 5-2-107A）。

（2）手掌冠状面与探测器成角过大，掌骨及腕骨重叠过多（图 5-2-107B）。

（3）腕关节未包全（图 5-2-107C）。

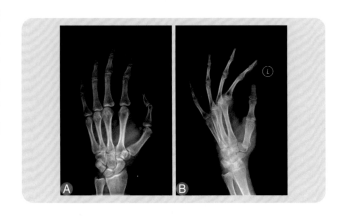

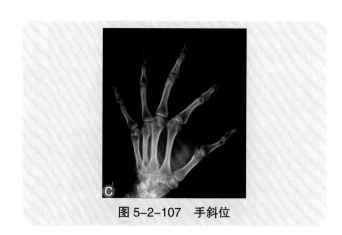

图 5-2-107　手斜位

### （十五）拇指正位

1. 适应证

主要用于拇指、第 1 腕掌关节和第 1 掌骨基底部的外伤性骨折、脱位、异物、骨关节炎性病变，以及先天性畸形等疾病。

2. 操作要点解析

（1）体位设计：①受检者侧坐于摄影床旁，前臂伸直，手内旋近 360°，掌面外翻向上使拇指掌侧面向上，背侧面向下，拇指长轴平行于照射野长轴；②拇指背面紧贴探测器，余四指向背侧伸展，与拇指尽可能分开，或用健侧手抓住其余四指并背曲将其固定。

（2）中心线和照射野：①中心线，经拇指掌指关节垂直射入，可向腕部近侧倾斜 15°，穿过第 1 腕掌关节；②照射野，包括拇指，必须包括第 1 掌骨。

（3）注意事项：①拇指正位要求手部内旋幅度大，但做到标准摆位存在困难，需耐心指导，取得受检者的配合；②当受检者的手腕或前臂活动不便时，可用手侧位的投照方式获取拇指正位图像；③手掌伸直或用对侧手将其远离拇指，使软组织不与第 1 腕掌关节重叠。

3. 参数选择

管电压：40～45 kV；管电流量：3～4 mAs；滤线设备：建议不使用滤线器；FDD ≥ 110 cm。

4. 标准影像显示要求

拇指正位标准影像图见图 5-2-108。

标准影像显示要求如下。

（1）图像包括拇指指尖、第 1 掌骨、部分腕骨，以及内外侧软组织。

（2）拇指长轴平行于照射野长轴。

（3）拇指骨呈正位显示，指间关节和掌指关节

左右对称。

（4）拇指骨及第 1 掌骨位于图像中央，与其他骨无重叠，第 1 掌骨基底部与掌部软组织略有重叠。

（5）拇指和第 1 掌骨骨纹理显示清晰，关节间隙及软组织显示良好。

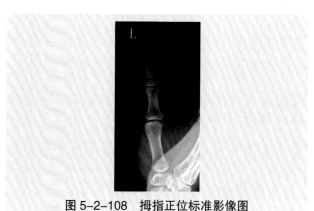

图 5-2-108　拇指正位标准影像图

5. 影像处理和胶片打印

（1）影像处理：正确选择处理参数，使密度和对比度能够显示被检侧拇指骨质及软组织影像，骨小梁清晰显示，周围软组织清楚。

（2）胶片打印：拇指正侧位排版采用 35 cm × 43 cm 尺寸的胶片横版打印，同手正侧位。

6. 问题分析

（1）拇指外展不充分，第 1 掌骨与第 2 指骨重叠，照射野过大（图 5-2-109A）。

（2）第 1 掌骨下段未显示，照射野过小（图 5-2-109B）。

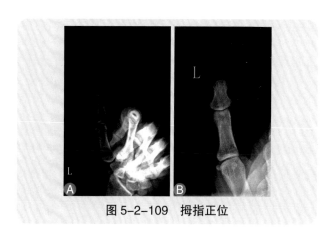

图 5-2-109　拇指正位

### （十六）拇指侧位

1. 适应证

与拇指正位联合使用，用于外伤、炎症、肿瘤、先天畸形等疾病的诊断。

**2. 操作要点解析**

（1）体位设计：①受检者侧坐于摄影床旁，前臂伸直，掌心向下，拇指轻度外展，第 2 ~ 5 指屈曲略呈"弓"形或半握拳状，拇指长轴平行于照射野长轴；②拇指外侧面紧贴探测器，手部略内旋使拇指呈侧位显示。

（2）中心线和照射野：①中心线，经拇指掌指关节垂直射入；②照射野，包括拇指，必须包括第 1 掌骨。

（3）注意事项：①注意是拇指掌侧面与探测器垂直；②手掌和手指呈完全握拳姿势不易呈标准侧位，需手部内旋才能使拇指和第 1 掌骨呈标准侧位；③当受检者手指不能握拳时，可垫高掌部内侧；④避免第 1 掌骨与其他骨质重叠。

**3. 参数选择**

管电压：45 ~ 55 kV；管电流量：3 ~ 4 mAs；滤线设备：建议不使用滤线器；FDD ≥ 110 cm。

**4. 标准影像显示要求**

拇指侧位标准影像图见图 5-2-110。

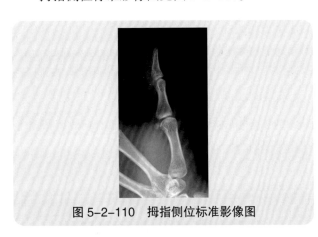

图 5-2-110　拇指侧位标准影像图

标准影像显示要求如下。

（1）图像包括拇指、第 1 掌骨及周围软组织。

（2）拇指长轴平行于照射野长轴。

（3）拇指呈侧位显示，与其他结构无重叠，第 1 掌骨基底部与掌部略有重叠，第 1 掌骨及近节指骨前缘显示为凹陷边缘，其后缘相对平直。

（4）拇指和第 1 掌骨骨纹理清晰显示，关节间隙及软组织显示良好。

**5. 影像处理**

正确选择处理参数，使密度和对比度能够显示被检侧拇指骨质及软组织影像。

**6. 问题分析**

（1）手掌内旋不足，第 2 ~ 5 指骨未屈曲，

拇指近节指骨体部两侧骨皮质均呈弧形内凹状，证明拇指呈斜位；照射野过大（图 5-2-111A）。

（2）拇指未外展，第 1 掌骨与其他掌骨重叠（图 5-2-111B）。

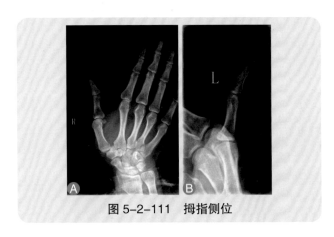

图 5-2-111　拇指侧位

**（十七）髋关节正位**

**1. 适应证**

适用于髋关节外伤、骨折复查、术后复查、肿瘤、髋关节炎、关节结核、关节脱位等。

**2. 操作要点解析**

（1）检查前准备：对摔伤或术后恢复期疼痛的受检者，注意轻搬轻放，避免造成二次伤害。移动摄影床时，避免夹伤受检者肢体。

（2）体位设计：①受检者体位设计，人体仰卧于摄影床上，双下肢伸直；②被照部位体位设计，双下肢内旋15° ~ 20°，双侧足跟分开，足尖向上、并拢，呈"八"字形，以减轻股骨颈影像变形及与股骨头的重叠。

（3）中心线和照射野：①中心线，对准被检侧髂前上棘与耻骨联合上缘连线中垂线向外 2.5 cm（股骨头）处垂直射入；②照射野，包含股骨近端 1/3，同侧耻骨和坐骨，以及部分髂骨翼，如进行过髋关节假体植入，可适当放大照射野，将假体包全。

（4）注意事项：①检查先天性髋关节脱位时，使用束缚带固定双下肢，如患儿体型较大可横置探测器；②怀疑骨折时请慎重旋转腿部。

**3. 参数选择**

（1）管电压：75 ~ 85 kV；管电流量：自动曝光控制，中间电离室，大焦点；滤线设备：使用滤线栅；FDD ≥ 110 cm。

（2）注意事项：当医嘱要求做双侧髋关节摄影时，为尽可能降低辐射剂量可双侧髋关节一次曝光，但最好选择双侧电离室代替中间电离室。

### 4. 标准影像显示要求

髋关节正位标准影像图见图 5-2-112。

标准影像显示要求如下。

（1）髋关节呈正位显示，包括股骨近端、耻骨、坐骨、髂骨、大转子、小转子。

（2）股骨头于图像正中显示，髋臼前后缘不重叠。

（3）股骨颈显示充分，无投影变形。

（4）显示髋关节骨小梁清晰锐利，坐骨棘清晰可见。

### 5. 胶片打印

一般横版打印；单侧髋关节正位和侧位拼为一张胶片；仅单侧髋关节摄影时可与黑白反转的图像拼为一张胶片；双髋正位时打印一张胶片。

### 6. 问题分析

（1）双下肢内旋不足，股骨颈显示欠佳（图 5-2-113A）。

（2）曝光参数和后处理参数选择不当致图像质量欠佳（图 5-2-113B）。

### （十八）髋关节侧位

#### 1. 适应证

用于显示股骨头、颈及股骨近端的骨折移位及脱臼。

#### 2. 操作要点解析

（1）体位设计：①受检者体位设计，受检者侧卧于摄影床上；②被照部位体位设计，被检侧下肢伸直，股骨外缘紧靠探测器，对侧髋关节弯曲与躯干呈直角，膝关节弯曲成直角。

（2）中心线和照射野：①中心线，向头侧倾斜 45°，从被检侧腹股沟中点射入；②照射野，包含股骨近端 1/3，同侧耻骨和坐骨，以及部分髂骨翼，如进行过髋关节假体植入，可适当放大照射野，将假体包全。

#### 3. 参数选择

管电压：75 ～ 85 kV；管电流量：自动曝光控制，中间电离室，大焦点；滤线设备：使用滤线栅；FDD ≥ 110 cm。

#### 4. 标准影像显示要求

髋关节侧位 X 射线摄影标准影像图见图 5-2-114。

标准影像显示要求如下。

（1）股骨颈呈侧位影像显示，前方可见耻骨，后方可见坐骨。

（2）大转子、小转子重叠，位于股骨颈正中偏后。

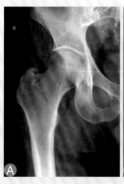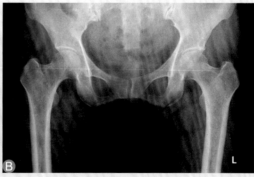

图 5-2-112　髋关节正位标准影像图

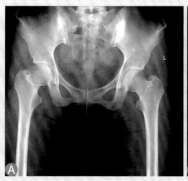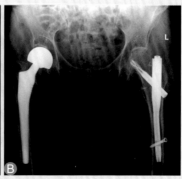

图 5-2-113　双髋关节正位

（3）股骨长轴与图像正中长轴重叠。

（4）髋关节各骨骨小梁、髋关节间隙显示清晰。

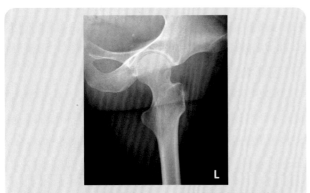

图 5-2-114　髋关节侧位 X 射线摄影标准影像图

### （十九）髋关节蛙式位

#### 1. 适应证

用于观察先天性髋关节脱位、两侧股骨颈的骨质或脱臼情况；常用于小儿髋关节脱臼石膏固定术前和术后的检查。

#### 2. 操作要点解析

（1）体位设计：①受检者体位设计，受检者侧卧于摄影床上；②被照部位体位设计，双髋和双膝弯曲，两足内缘并拢，双下肢分开外旋与台面呈 30°。

（2）中心线和照射野：①中心线，对准耻骨联合上方 5 cm 垂直射入；②照射野，包含股骨近端 1/3，同侧耻骨、坐骨及部分髂骨翼。

（3）注意事项：怀疑骨折时请勿使用此体位。

#### 3. 参数选择

（1）管电压：75 ~ 85 kV；管电流量：自动曝光控制，中间电离室，大焦点；滤线设备：使用滤线栅；FDD ≥ 110 cm。

（2）注意事项：当医嘱要求做双侧髋关节摄影时，为尽可能降低辐射剂量可双侧髋关节一次曝光，但最好选择双侧电离室代替中间电离室。

#### 4. 标准影像显示要求

髋关节蛙式位 X 射线摄影标准影像图见图 5-2-115。

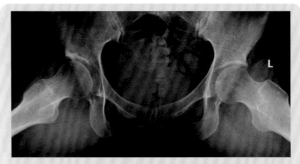

图 5-2-115　髋关节蛙式位 X 射线摄影标准影像图

标准影像显示要求如下。

（1）两侧股骨向外下方伸展，两侧股骨颈呈侧位显示。

（2）大转子与股骨颈重叠。

#### 5. 胶片打印

将蛙式位图像横版打印一张胶片。

#### 6. 问题分析

（1）需高度重视，怀疑骨折时勿使用此体位。

（2）单 / 双侧髋关节蛙式位双下肢分开外旋不足，股骨颈显示欠佳（图 5-2-116）。

### （二十）股骨正位

#### 1. 适应证

适用于观察股骨的骨质、异物、骨折，以及术后复查和软组织病变。

#### 2. 操作要点解析

（1）体位设计：①受检者体位设计，受检者仰卧于摄影床上；②被照部位体位设计，被检侧下肢伸直，足尖内旋，股骨紧贴探测器，股骨长轴与探测器长轴平行。

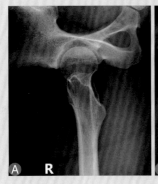
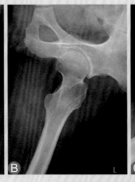
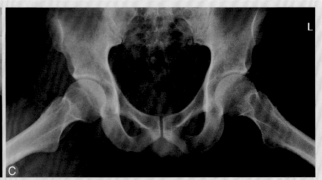

图 5-2-116　髋关节蛙式位 X 射线摄影

（2）中心线和照射野：①中心线，对准股骨中点垂直射入；②照射野，上缘包括髋关节，下缘包括膝关节，至少包括一侧关节（近患侧），如有植入物，尽量包全。

3. 参数选择

（1）管电压：65 ~ 75 kV；管电流量：自动曝光控制，中间电离室，大焦点；滤线设备：使用滤线栅；FDD ≥ 120 cm。

（2）注意事项：如果双侧股骨一次曝光则须选择双侧电离室。

4. 标准影像显示要求

股骨正位标准影像图见图 5-2-117。

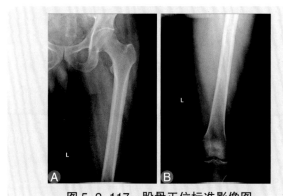

图 5-2-117 股骨正位标准影像图

标准影像显示要求如下。

（1）股骨及相邻关节的正位影像。

（2）股骨头、颈、大转子、小转子显示清晰。

（3）股骨干的骨小梁清晰可见，软组织层次分明。

5. 胶片打印

股骨正位和侧位拼为一张胶片，竖版打印。

**（二十一）股骨侧位**

1. 适应证

适用于观察股骨的骨质、异物及软组织病变。

2. 操作要点解析

（1）体位设计：①受检者体位设计，受检者侧卧于摄影床上，将对侧臀部垫高；②被照部位体位设计，被检侧外转成侧位，股骨外侧紧靠探测器，上缘包括髋关节，下缘包括膝关节。

（2）中心线和照射野：①中心线，对准股骨中点垂直射入；②照射野，包括一侧关节（近患侧），长骨长轴与胶片长轴一致，位置居中，如有植入物，尽量包全。

3. 参数选择

管电压：65 ~ 75 kV；管电流量：自动曝光控制，中间电离室，大焦点；滤线设备：使用滤线栅；FDD ≥ 120 cm。

4. 标准影像显示要求

股骨侧位标准影像图见图 5-2-118。

标准影像显示要求如下。

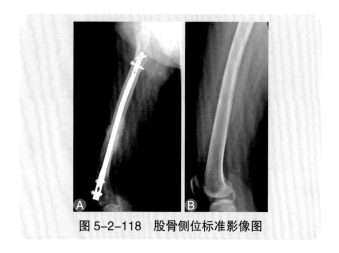

图 5-2-118 股骨侧位标准影像图

（1）股骨呈侧位影像，股骨颈呈正位显示。

（2）股骨头呈半圆形，髋臼前、后缘重叠。

（3）小转子显示在股骨内缘皮质外侧，大转子与股骨颈重叠。

5. 胶片打印

股骨正位和侧位拼为一张胶片，竖版打印。

**（二十二）膝关节正位**

1. 适应证

适用于观察外伤、肿瘤、骨质增生、半月板病变、积液、韧带断裂；观察膝关节的间隙、股骨远端，以及胫腓骨近端骨质和周围软组织的情况。

2. 操作要点解析

（1）体位设计：①受检者体位设计，受检者坐于摄影床上；②被照部位体位设计，被检侧下肢伸直，足尖向上并稍内旋。

（2）中心线和照射野：①中心线，对准髌骨下缘垂直射入；②照射野，包含股骨远端和胫腓骨近端，两侧包括膝关节皮肤边缘。

3. 参数选择

管电压：50 ~ 70 kV；管电流量：4 ~ 10 mAs；滤线设备：使用滤线栅；FDD ≥ 110 cm。

4. 标准影像显示要求

膝关节正位标准影像图见图 5-2-119。

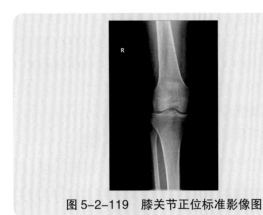

图 5-2-119　膝关节正位标准影像图

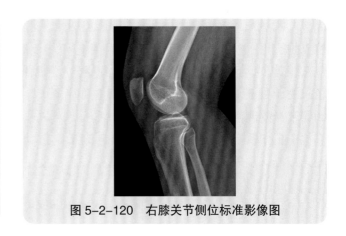

图 5-2-120　右膝关节侧位标准影像图

标准影像显示要求如下。

（1）膝关节的关节面位于照片的正中，呈切线位显示。

（2）腓骨小头与胫骨仅有少量重叠，髌骨于股骨外上髁与股骨内上髁之间显示。

（3）膝关节的骨小梁清晰显示，软组织层次分明。

**5. 胶片打印**

膝关节正位和侧位拼为一张胶片，横版打印；双膝正位拼为一张胶片，横版打印。

**（二十三）膝关节侧位**

**1. 适应证**

适用于观察膝关节的间隙、股骨远端，以及胫腓骨近端骨质和周围软组织的情况。

**2. 操作要点解析**

（1）体位设计：①受检者体位设计，受检者侧卧于摄影床上，被检侧膝关节外侧紧贴探测器；②被照部位体位设计，膝关节弯曲120°～140°，股骨长轴与摄影床长轴平行。

（2）中心线和照射野：①中心线，对准髌骨下缘与腘窝折线连线中点垂直射入，当股骨较粗、胫腓骨较细时，需向头侧倾斜4°～7°；②照射野，包含股骨远端和胫腓骨近端，两侧包含膝关节周围皮肤边缘。

**3. 参数选择**

管电压：50～70 kV；管电流量：4～10 mAs；滤线设备：使用滤线栅；FDD≥110 cm。

**4. 标准影像显示要求**

右膝关节侧位标准影像图见图5-2-120。

标准影像显示要求如下。

（1）膝关节间隙于照片正中显示，内、外髁重叠良好。

（2）髌骨呈侧位显示，与股骨间隙分离，无双边影。

（3）股骨与胫骨平面尽量少重叠。

（4）膝关节诸骨骨小梁清晰显示，软组织层次分明。

**5. 胶片打印**

膝关节正位和侧位拼为一张胶片，横版打印；双膝侧位拼为一张胶片，横版打印。

**6. 问题分析**

膝关节侧位最常见的问题就是侧位不"侧"，以致内、外髁重叠不佳（图5-2-121）。

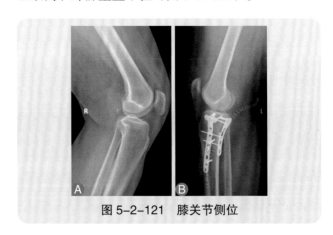

图 5-2-121　膝关节侧位

**（二十四）胫腓骨正位**

**1. 适应证**

适用于观察胫腓骨的骨质、外伤、肿瘤、术后复查、异物及软组织病变。

**2. 操作要点解析**

（1）体位设计：①受检者体位设计，受检者坐在摄影床上，被检侧下肢伸直；②被照部位体位设计，被检侧足尖向上并稍内旋，胫腓骨长轴与探测器长轴平行。

（2）中心线和照射野：①中心线，对准胫腓骨中点垂直射入；②照射野，上缘包括膝关节，下缘包括踝关节，至少包括一侧关节，近患侧，如有植入物，尽量包全。

（3）注意事项：如受检者下肢细长或植入物较长时，可不使用滤线栅，直接将胫腓骨放置于探测器上，探测器对角线与胫腓骨长轴平行，可以一次包全更多的组织结构（图 5-2-122）。

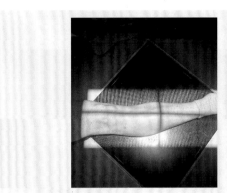

图 5-2-122　右侧胫腓骨正位体位设计

3. 参数选择

（1）管电压：50 ~ 70 kV；管电流量：4 ~ 10 mAs；滤线设备：使用滤线栅；FDD ≥ 110 cm。

（2）注意事项：胫腓骨直接放置于探测器上，不使用滤线栅时，曝光参数可适当降低。

4. 标准影像显示要求

胫腓骨正位标准影像图见图 5-2-123。

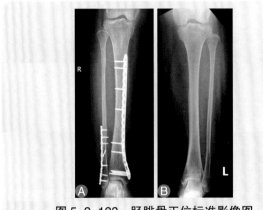

图 5-2-123　胫腓骨正位标准影像图

标准影像显示要求如下。

（1）胫骨在内、腓骨在外，胫骨与腓骨平行排列。

（2）胫腓骨有小部分重叠。

（3）上缘的膝关节及下缘的踝关节清晰显示。

（4）胫腓骨的骨小梁清晰显示，周围软组织层次分明。

5. 胶片打印

胫腓骨正位和侧位拼为一张胶片，竖版打印。如果设备后处理时无法将胫腓骨完全竖直，垂直方向旋转＞ 45°，胶片排版时要用横版打印。

（二十五）胫腓骨侧位

1. 适应证

适用于观察胫腓骨的骨质、外伤、肿瘤、术后复查、异物及软组织病变。

2. 操作要点解析

（1）体位设计：①受检者的体位设计，受检者侧卧于摄影床上，被检侧膝关节略屈曲，下肢伸直；②被照部位的体位设计，被检侧胫腓骨紧贴摄影床，胫腓骨长轴与探测器长轴平行。

（2）中心线和照射野：①中心线，对准胫腓骨中点垂直射入；②照射野，上缘包括膝关节，下缘包括踝关节，至少包括近患侧关节，如有植入物，尽量包全。

（3）注意事项：如受检者下肢细长或植入物较长时，可不使用滤线栅，直接将胫腓骨放置于探测器上，探测器对角线与胫腓骨长轴平行，可以一次包全更多的组织结构。

3. 参数选择：

（1）管电压：50 ~ 70 kV；管电流量：4 ~ 10 mAs；滤线设备：使用滤线栅；FDD ≥ 110 cm。

（2）注意事项：胫腓骨直接放置于探测器上，不使用滤线栅时，曝光参数可适当降低。

4. 标准影像显示要求

胫腓骨侧位标准影像图见图 5-2-124。

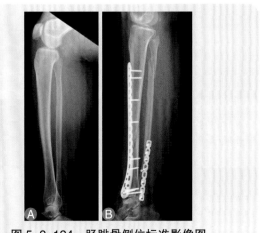

图 5-2-124　胫腓骨侧位标准影像图

标准影像显示要求如下。

（1）胫腓骨的侧位影像。

（2）上胫腓关节少量重叠，下胫腓关节重叠较多。

（3）踝关节呈侧位影像显示。

**5. 胶片打印**

胫腓骨正位和侧位拼为一张胶片，竖版打印。如果设备后处理时无法将胫腓骨完全竖直，垂直方向旋转＞45°，胶片排版时要用横版打印。

**6. 问题分析**

受检者的小腿软组织严重肿胀，肢体直径大大增加，使用常规固定参数图像质量欠佳（图5-2-125）。

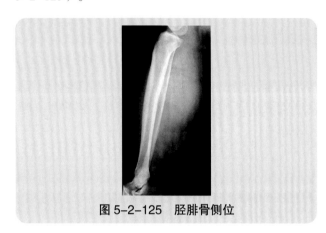

图 5-2-125 胫腓骨侧位

**（二十六）踝关节正位**

**1. 适应证**

适用于观察踝关节外伤时骨折及脱位的情况。

**2. 操作要点解析**

（1）体位设计：①受检者体位设计，受检者坐在摄影床上，被检侧下肢伸直；②被照部位体位设计，被检侧足尖向上，内旋10°，踝关节稍跖屈。

（2）中心线和照射野：①中心线，对准内外踝连线中点上1 cm处垂直射入；②照射野，包括胫腓骨远端和足底皮肤边缘，两侧包括足部和胫腓骨远端皮肤边缘。

**3. 参数选择**

管电压：50～60 kV；管电流量：3～10 mAs；滤线设备：不推荐使用滤线栅；FDD≥110 cm。

**4. 标准影像显示要求**

右踝关节正位标准影像图见图5-2-126。

标准影像显示要求如下。

（1）踝关节显示于图像正中，关节面呈切线位，关节间隙清晰。

（2）胫骨与腓骨有小部分重叠。

（3）踝关节诸骨骨小梁清晰显示，周围软组织

层次分明。

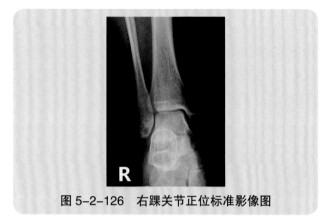

图 5-2-126 右踝关节正位标准影像图

**5. 胶片打印**

踝关节正位和侧位拼为一张胶片，横版打印。

**6. 问题分析**

体位设计时须注意，被检侧足尖内旋角度不可过大，内旋15°可变成踝穴位（图5-2-127）。

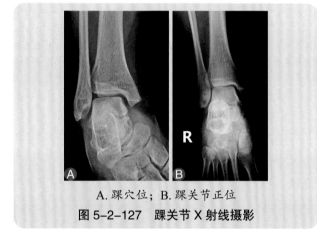

A. 踝穴位；B. 踝关节正位

图 5-2-127 踝关节 X 射线摄影

**（二十七）踝关节侧位**

**1. 适应证**

适用于观察踝关节外伤时骨折及脱位的情况。

**2. 操作要点解析**

（1）体位设计：①受检者体位设计，受检者侧卧于摄影床上，被检侧膝关节稍屈曲，下肢伸直；②被照部位体位设计，被检侧外踝紧贴探测器，足跟放正，使踝关节呈侧位。

（2）中心线和照射野：①中心线，对准内踝上1 cm处垂直射入；②照射野，包括胫腓骨远端和足底皮肤边缘，两侧包括第5跖骨基底部和跟骨后方皮肤边缘。

**3. 参数选择**

管电压：50～60 kV；管电流量：3～10 mAs；滤线设备：不推荐使用滤线栅；FDD≥110 cm。

**4. 标准影像显示要求**

踝关节侧位标准影像图见图 5-2-128。

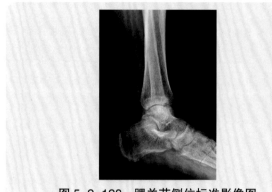

图 5-2-128 踝关节侧位标准影像图

标准影像显示要求如下。

（1）距骨滑车面内外缘重叠良好。

（2）腓骨小头重叠于胫骨正中偏后踝。

（3）踝关节显示于图像正中或下方 1/3 处。

（4）踝关节诸骨骨小梁清晰显示，周围软组织层次分明。

**（二十八）跟骨正位（轴位）**

**1. 适应证**

适用于观察跟骨的病变情况。

**2. 操作要点解析**

（1）体位设计：①受检者体位设计，受检者坐于摄影床上，被检侧下肢伸直；②被照部位体位设计，被检侧足尖朝上，踝关节极度背屈，可用绷带绑在前足，双手向头侧方向牵拉绷带，辅助完成背屈动作。

（2）中心线和照射野：①中心线，向头侧倾斜 35°～45°，对准内外踝连线中点射入；②照射野，包括整个跟骨。

**3. 参数选择**

管电压：55～70 kV；管电流量：6～20 mAs；滤线设备：使用滤线栅；FDD ≥ 110 cm。

**4. 标准影像显示要求**

跟骨轴位标准影像图见图 5-2-129。

标准影像显示要求如下。

（1）跟骨呈轴位影像显示。

（2）跟距关节的关节间隙清晰。

（3）跟骨的纵径之比为 2：1。

（4）跟骨骨小梁清晰显示，软组织层次分明。

**5. 胶片打印**

跟骨正位和侧位拼为一张胶片，横版打印。

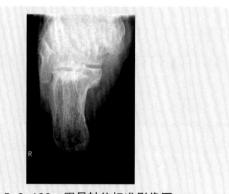

图 5-2-129 跟骨轴位标准影像图

**6. 问题分析**

受检者因石膏固定配合欠佳，导致摆位不正及投影角度不足，跟骨轴位图像质量欠佳（图 5-2-130）。

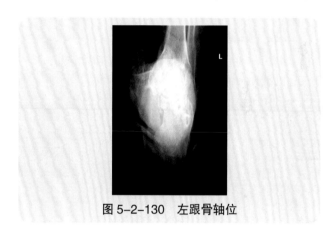

图 5-2-130 左跟骨轴位

**（二十九）跟骨侧位**

**1. 适应证**

适用于观察跟骨骨折、骨刺及其他病变的情况。

**2. 操作要点解析**

（1）体位设计：①受检者体位设计，受检者坐于摄影床上，被检侧膝关节弯曲；②被照部位体位设计，被检侧下肢皮肤外缘紧靠探测器，足底平面垂直于探测器。

（2）中心线和照射野：①中心线，对准内踝下 2 cm 处垂直射入；②照射野，包括整个跟骨及周边软组织。

（3）注意事项：当医嘱为双侧跟骨侧位时，建议一次曝光，便于健侧 - 患侧的对比。

**3. 参数选择**

管电压：50～60 kV；管电流量：3～10 mAs；滤线设备：不推荐使用滤线栅；FDD ≥ 110 cm。

**4. 标准影像显示要求**

跟骨侧位标准影像图见图 5-2-131。

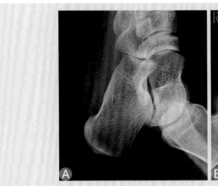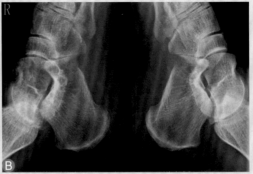

图 5-2-131　跟骨侧位标准影像图

标准影像显示要求如下。

（1）跟骨呈侧位影像显示。

（2）跟距关节、跟骰关节显示清晰。

（3）跟骨骨小梁清晰显示，软组织层次分明。

5. 胶片打印

跟骨正位和侧位拼为一张胶片，横版打印。

6. 问题分析

跟骨侧位摆位时的旋转角度不正确（图 5-2-132）。

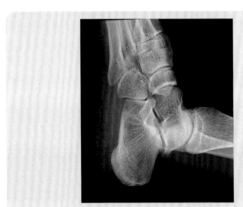

图 5-2-132　跟骨侧位

### （三十）足正位

1. 适应证

观察除距骨及跟骨外足部各骨的骨质及异物情况。适用于外伤、风湿性关节炎、骨生长异常、肿瘤、骨质增生的诊断。

2. 操作要点解析

（1）体位设计：①受检者体位设计，受检者坐于摄影床上，被检侧膝关节弯曲；②被照部位体位设计，被检侧足底紧贴探测器，足长轴与探测器长轴平行。

（2）中心线和照射野：①中心线，对准第 3

跖骨基底部向头侧倾斜 10° 射入；②照射野，上包括足趾，下包括足跟。

（3）注意事项：体位设计时将足底紧贴探测器，但是足趾不要过度背屈，自然伸直即可。

3. 参数选择

管电压：45 ~ 55 kV；管电流量：2 ~ 10 mAs；滤线设备：不推荐使用滤线栅；FDD ≥ 110 cm。

4. 标准影像显示要求

足正位标准影像图见图 5-2-133。

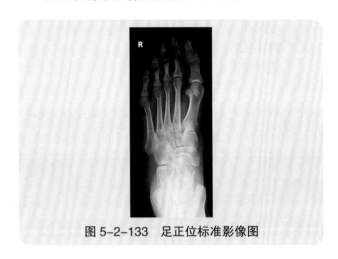

图 5-2-133　足正位标准影像图

标准影像显示要求如下。

（1）第 3 跖骨基底部位于图像正中。

（2）足部诸骨骨小梁清晰可见。

（3）距舟关节与跟骰关节间隙显示清晰。

5. 胶片打印

足正位、侧位及斜位中的两幅图像拼为一张，横版打印。

6. 问题分析

双足正位同时进行曝光时，中心线不位于第 3 跖骨基底部，图像会因中心线偏移产生一定程度的几何失真（图 5-2-134）。

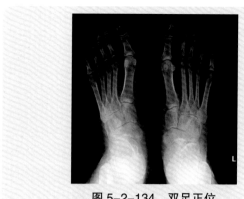

图 5-2-134 双足正位

## （三十一）足侧位

### 1. 适应证

观察除距骨及跟骨外足部各骨的骨质及异物情况。适用于外伤、风湿性关节炎、骨生长异常、肿瘤、骨质增生的诊断。

### 2. 操作要点解析

（1）体位设计：①受检者体位设计，受检者坐于摄影床上，被检侧膝关节稍屈曲，下肢伸直；②被照部位体位设计，被检侧外侧皮肤边缘紧贴探测器，足底平面垂直于探测器。

（2）中心线和照射野：①中心线，对准第 3 跖骨基底垂直入射；②照射野，上包括足趾，下包括足跟。

### 3. 参数选择

管电压：50 ~ 60 kV；管电流量：3 ~ 10 mAs；滤线设备：不推荐使用滤线栅；FDD ≥ 110 cm。

### 4. 标准影像显示要求

足侧位标准影像图见图 5-2-135。

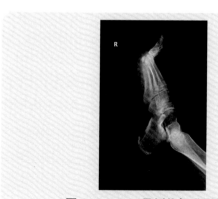

图 5-2-135 足侧位标准影像图

标准影像显示要求如下。

（1）可清晰显示趾骨、跖骨及楔骨侧位重叠影像，以及骰骨、舟骨局部重叠影像。

（2）显示跟骨、距骨侧位影像。

（3）骨小梁清晰显示，周围软组织层次可辨。

### 5. 胶片打印

足正位、侧位及斜位两幅图像各拼为一张，可选一幅图像黑白反相处理拼幅，横版打印。

## （三十二）足斜位

### 1. 适应证

适用于观察跖骨、骰骨、趾骨及其相邻关节的情况。

### 2. 操作要点解析

（1）体位设计：①受检者体位设计，受检者坐于摄影床上，被检侧膝关节弯曲向内倾斜；②被照部位体位设计，被检侧足底内缘紧贴探测器，足底水平面与探测器呈 30° ~ 45°。

（2）中心线和照射野：①中心线，对准第 3 跖骨基底部垂直射入；②照射野，上包括足趾，下包括足跟。

（3）注意事项：观察第 1、第 2 趾骨病变采取外斜位摄影。

### 3. 参数选择

管电压：50 ~ 60 kV；管电流量：3 ~ 10 mAs；滤线设备：不推荐使用滤线栅；FDD ≥ 110 cm。

### 4. 标准影像显示要求

足斜位标准影像图见图 5-2-136。

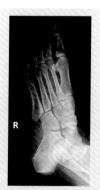

图 5-2-136 足斜位标准影像图

标准影像显示要求如下。

（1）骰骨呈正位影像显示，其他诸骨呈斜位显示。

（2）第 1、第 2 跖骨基底重叠，第 3 ~ 第 5 跖骨无重叠。

（3）骰骨周围间隙清晰可见，第 5 跖骨基底粗隆清晰可见。

（4）全足诸骨骨小梁清晰显示，软组织层次分明。

### （三十三）双下肢全长

**1. 适应证**

适用于观察关节磨损、软组织不平衡造成的畸形，以及力线异常等。

**2. 操作要点解析**

（1）体位设计：①受检者体位设计，一般采用立位，受检者站立于专用全长摄影架上，双手抱于胸前或轻扶摄影架两边扶手。②被照部位体位设计，双下肢均匀受力，重心位于双下肢中间，双足尖略内旋，足跟稍分开；人体长轴与探测器长轴平行，正中矢状线与探测器垂直中心线重叠。

（2）照射野：不同设备照射野、拼接次数均不同。

**3. 参数选择**

管电压：70～80 kV；管电流量：自动曝光控制，两侧电离室，大焦点；滤线设备：使用滤线栅；FDD ≥ 180 cm。

**4. 标准影像显示要求**

双下肢全长标准影像图见图5-2-137。

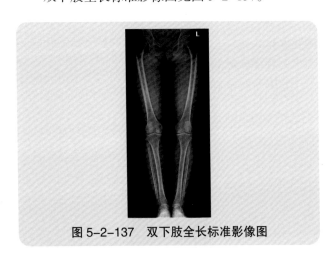

图5-2-137　双下肢全长标准影像图

标准影像显示要求如下。

（1）图像范围包括髋关节至踝关节。

（2）骨盆及双下肢诸骨显示于图像正中，且呈正位显示。

（3）双侧下肢诸骨骨小梁清晰显示，周围软组织清楚显示。

**5. 胶片打印**

将影像放置在胶片的中间位置，采用35 cm×43 cm尺寸的胶片进行竖版打印（图5-2-137）。

**6. 问题分析**

（1）下肢畸形的受检者做双下肢全长图像

（图5-2-138A）。

（2）几次曝光之间参数一致性差，导致图像质量欠佳（图5-2-138B）。

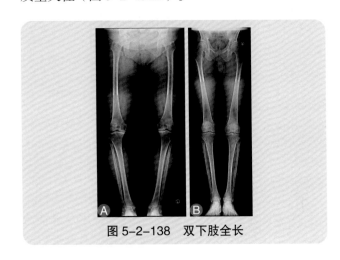

图5-2-138　双下肢全长

### （三十四）负重膝关节正位

**1. 适应证**

用于显示膝关节间隙的软骨病变或其他膝关节病变。

**2. 操作要点解析**

（1）体位设计：①受检者体位设计，直立于摄影架前，背向摄片架，首选患侧单足踩在硬质且不变形的底板上，如单足站立无法完成，可采用双足着地且均匀受力。②被照部位体位设计，被检侧膝关节紧贴探测器，需保证第2跖骨、胫骨、髌骨同线站立；双足踩地时内缘平行，足尖稍内旋；胫腓骨长轴与地面保持垂直。

（2）中心线和照射野：①中心线，髌骨下缘1.25 cm，经胫骨平台平面射入，保证膝关节间隙充分打开；②照射野，垂直方向的矩形照射野，膝关节位于正中，上下包括股骨远端和胫腓骨近端，左右包括膝关节两侧皮肤边缘。

（3）注意事项：①对于"O"型腿或"X"型腿的受检者，双膝关节需单侧投照；②对于体型较瘦的受检者，需向足侧倾斜5°～10°。

**3. 参数选择**

（1）管电压：65～75 kV；管电流量：6～10 mAs；滤线设备：建议使用滤线器；FDD ≥ 120 cm。

（2）注意事项：①体型较瘦的受检者可不使用滤线器，管电压为55～60 kV，管电流量根据体厚可适当降低；②受检者的腿部有石膏或支具固定时，可适当将管电压增加1～2 kV。

**4. 标准影像显示要求**

负重右膝关节正位标准影像图见图 5-2-139。

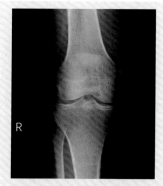

图 5-2-139 负重右膝关节正位标准影像图

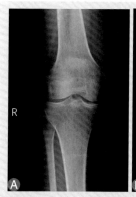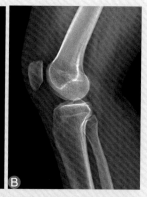

图 5-2-140 负重右膝关节正位和非负重侧位
胶片排版

标准影像显示要求如下。

（1）股骨、胫骨内外侧髁和关节间隙对称。

（2）腓骨小头约 1/3 处与胫骨重叠。

（3）透过远端股骨可见髌骨轮廓。

（4）膝关节诸骨骨纹理清晰，周围软组织层次可见。

**5. 胶片打印**

负重右膝关节正位和非负重侧位打印排版见图 5-2-140。

**6. 问题分析**

（1）膝关节过度内旋，腓骨小头与胫骨无重叠，髌骨与股骨内侧髁重叠（图 5-2-141A）。

（2）膝关节过度外旋，腓骨小头与胫骨重叠大于 1/3，髌骨与股骨外侧髁重叠（图 5-2-141B）。

（3）膝关节被异物覆盖，侧别标记遮盖膝关节软组织（图 5-2-141C）；膝关节不是负重状态，股骨和胫骨长轴未垂直于地面（图 5-2-141D）。

（4）膝关节间隙未充分打开，应将 X 射线管向足侧转动 5°～10°（图 5-2-141E）；曝光不足，髌骨边缘显示不清。

**（三十五）负重踝关节正位**

**1. 适应证**

用于非创伤性踝关节病变的评估。

**2. 操作要点解析**

（1）体位设计：①受检者体位设计，直立于摄

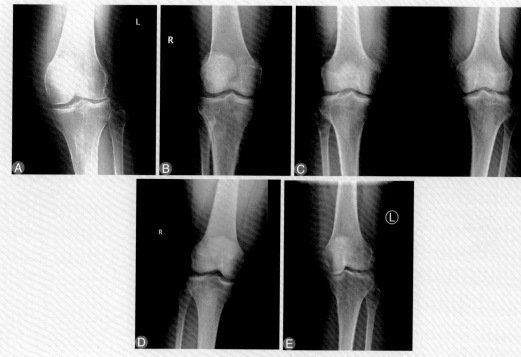

图 5-2-141 负重膝关节正位

影架前，背向摄片架，首选患侧单足踩在硬质且不变形的底板上，如单足站立无法完成，可采用双足着地且均匀受力（图5-2-142，文后彩插图5-2-142）。②被照部位体位设计，被检侧足跟紧贴探测器，需保证第2跖骨、胫骨、髌骨同线站立；双足踩地时内缘平行，足尖稍内旋；胫腓骨长轴与地面保持垂直。

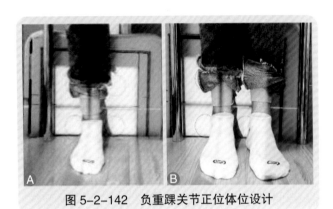

图5-2-142　负重踝关节正位体位设计

（2）中心线和照射野：①中心线，对准内外踝连线中点上方1 cm处，对于高弓畸形受检者，以胫距关节为中心；②照射野，呈垂直方向矩形照射野，踝关节位于影像下1/3处，垂直方向包括胫腓骨远端和足底皮肤边缘，左右方向包括足部和胫腓骨远端皮肤边缘。

### 3. 参数选择

管电压：55～65 kV；管电流量：4～8 mAs；滤线设备：不建议使用滤线器；FDD≥120 cm。

### 4. 标准影像显示要求

负重踝关节正位标准影像图见图5-2-143。

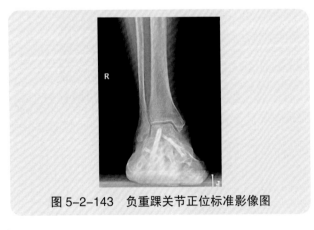

图5-2-143　负重踝关节正位标准影像图

标准影像显示要求如下。

（1）清晰显示内踝、外踝和距骨上边缘。

（2）距骨充分穿透，诸骨骨皮质和骨小梁清晰

显示，无运动伪影。

（3）周围软组织可见。

### 5. 胶片打印

负重踝关节正侧位胶片打印排版，横版打印（图5-2-144）。

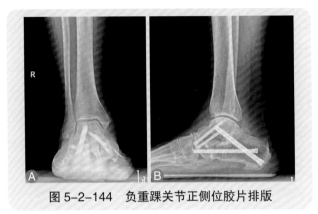

图5-2-144　负重踝关节正侧位胶片排版

### 6. 问题分析

对负重位而言，体位设计错误的问题最为常见。

（1）双侧足尖外旋（图5-2-145A）。人体在自然站立状态下足尖会略外旋，所以应注意纠正，使足尖内旋，保证双足内侧缘平行。

（2）被检侧踝关节未呈现负重状态（图5-2-145B），应纠正体位，保证胫腓骨长轴与地面保持垂直。

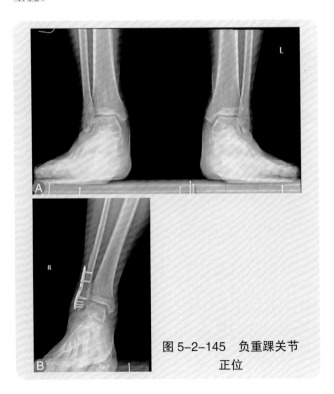

图5-2-145　负重踝关节正位

（三十六）负重踝关节侧位

**1. 适应证**

用于非创伤性踝关节病变的评估，与负重踝关节正位相同。

**2. 操作要点解析**

（1）体位设计：①受检者体位设计，受检者直立于摄影架前，向受检侧转身，双足前后分开，身体重心放在被检侧足部；②被照部位体位设计，被检侧足部踩在硬质且不变形的底板上，外踝紧贴探测器，保证在第 2 跖骨、胫骨、髌骨同线站立且与地面垂直的基础上，胫腓骨长轴与地面保持垂直，在条件允许的情况下，首选单足站立（图 5-2-146，文后彩插图 5-2-146）。

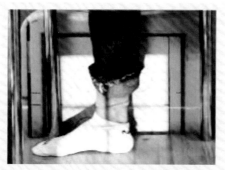

图 5-2-146　负重踝关节侧位体位设计

（2）中心线和照射野：①中心线，内踝上方 1 cm。②照射野，垂直方向矩形照射野，踝关节位于影像下 1/3 处，垂直方向包括胫腓骨远端和足底皮肤边缘；左右方向包括第 5 跖骨基底部和跟骨后方皮肤边缘。

**3. 参数选择**

管电压：55 ~ 65 kV；管电流量：4 ~ 8 mAs；滤线设备：不建议使用滤线器；FDD ≥ 120 cm。

**4. 标准影像显示要求**

负重踝关节侧位标准影像图见图 5-2-147。

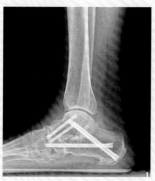

图 5-2-147　负重踝关节侧位标准影像图

标准影像显示要求如下。

（1）胫腓骨长轴与地面垂直，胫骨较腓骨略靠前。

（2）透过胫骨和距骨，可观察到腓骨远端；诸骨骨皮质和骨小梁清晰显示，无运动伪影。

（3）周围软组织层次可见。

**5. 问题分析**

（1）踝关节未处于负重状态（图 5-2-148A），胫腓骨未垂直于地面，负重踝关节侧位进行体位设计时，须保证胫腓骨与地面垂直，并且要充分负重。

（2）足下垫软垫（图 5-2-148B）。

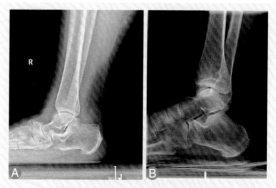

图 5-2-148　负重踝关节侧位

（三十七）负重足正位

**1. 适应证**

观察足部 33 个关节，在负重与非负重状态下的位置及关节间隙的区别。适用于诊断前足、中足和后足的所有疾病，例如，扁平足、高弓马蹄足、外翻、跖楔关节骨折。

**2. 操作要点解析**

（1）体位设计：①受检者体位设计，受检者直立于探测器上，双足左右分开均匀用力；②被照部位体位设计，被检侧足尖向前，足长轴与照射野长轴平行。

（2）中心线和照射野：①中心线，X 射线管向足跟方向转动 15° ~ 20°，中心点位于第 3 跖骨基底部；②照射野，垂直矩形照射野，垂直方向包括足趾和足跟；左右方向包括足内外侧皮肤边缘。

（3）注意事项：①换侧投照时，只在左右方向上挪动 X 射线管的位置，不要改变角度，便于双足对比；②对于肥胖受检者，尤其是腹型肥胖的受检者，为确保受检者双足完全负重，X 射线管的转动角度要根据体型适当调整。

3. 参数选择

管电压：55 ~ 65 kV；管电流量：4 ~ 8 mAs；滤线设备：不建议使用滤线器；FDD ≥ 120 cm。

4. 标准影像显示要求

负重左足正位标准影像图见图 5-2-149。

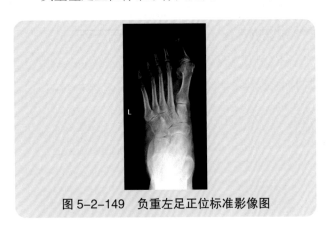

图 5-2-149　负重左足正位标准影像图

标准影像显示要求如下。

（1）清晰显示前足、中足和跗横关节。

（2）足部软组织清晰可见。

5. 胶片打印

负重足正位和侧位胶片打印排版见图 5-2-150。拍摄双足时，双足正位与侧位分别打印排版，便于临床医师进行对比和测量。

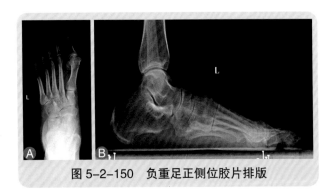

图 5-2-150　负重足正侧位胶片排版

6. 问题分析

（1）曝光量条件欠佳，中足显示不清（图 5-2-151A）。

（2）双侧足正位同时拍摄（图 5-2-151B），影响测量结果。一定要左、右侧分别投照。体位设计过程中务必确保被检侧足部负重，且一定是单侧投照。

（三十八）负重足侧位

1. 操作要点解析

（1）体位设计：①受检者体位设计，受检者直立于摄影架前，向受检侧转身，双足前后分开，身体重心放在被检侧足部；②被照部位体位设计，

被检侧足部踩在硬质且不变形的底板上，外踝紧贴探测器，保证在第 2 跖骨、胫骨、髌骨同线站立且与地面垂直的基础上，胫腓骨长轴与地面保持垂直，在条件允许的情况下，首选单足站立。

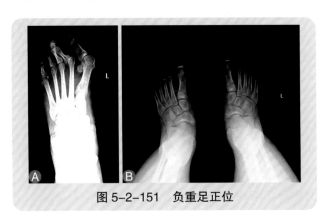

图 5-2-151　负重足正位

（2）中心线和照射野：①中心线，第 5 跖骨基底上；②照射野，水平矩形照射野，垂直方向包括踝关节和足底皮肤边缘，左右方向包括足趾和跟骨后方皮肤边缘。

2. 参数选择

管电压：55 ~ 65 kV；管电流量：4 ~ 8 mAs；滤线设备：不建议使用滤线器；FDD ≥ 120 cm。

3. 标准影像显示要求

负重足侧位标准影像图见图 5-2-152。

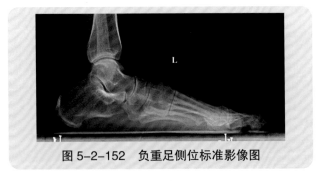

图 5-2-152　负重足侧位标准影像图

标准影像显示要求如下。

（1）距骨、跟骨、舟骨和跖骨清晰显示。

（2）距下关节后关节面、距舟关节和第 1 跖楔关节清晰显示。

（3）足部软组织清晰可见。

4. 问题分析

负重踝关节侧位摄影中常存在的问题为体位设计错误，会引起力线测量错误，如足跟未踩在地面上（图 5-2-153A）、足下踩着软垫（图 5-2-153C）、胫腓骨与地面不垂直（图 5-2-153B、图 5-2-153D）。应针对不同问题，按照体位设计要点进行纠正。

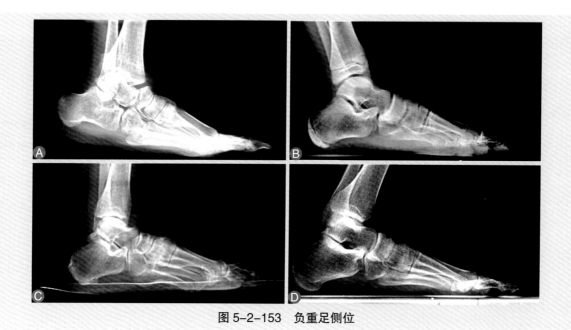

图 5-2-153 负重足侧位

# 第三节 实践考核要点

## 一、普通 X 射线摄影实践操作思维导图

请扫码查看

## 二、普通 X 射线摄影实践操作考核要点

对普通 X 射线摄影进行临床实践操作考核时，推荐使用普通 X 射线摄影实践操作考核评分表（表 5-3-1），结合思维导图中的重点内容进行综合考评。

表 5-3-1 普通 X 射线摄影实践操作考核评分表

| 考核项目 | 具体要求 | 分值 |
| --- | --- | --- |
| 1. 开关机流程 | 正确掌握设备开机、关机及预热流程 | 5 |
| 2. 设备故障处置 | 正确处置设备故障或网络问题 | 5 |
| 3. 核对受检者信息 | 核对受检者姓名、年龄 | 10 |
| 4. 核对检查信息 | 恰当地询问受检者的病情，核对受检者的检查部位和检查方式 | 10 |
| 5. 检查前准备 | （1）协助受检者正确着装，去除检查范围内异物<br>（2）注重对受检者隐私的保护<br>（3）根据检查部位，进行呼吸训练 | 10 |
| 6. 防护意识 | 正确使用防护用品：<br>（1）对受检者检查部位之外相邻的辐射敏感器官进行合理防护<br>（2）为陪检者正确穿戴防护用品 | 10 |
| 7. 体位设计 | （1）合理、准确的体位设计<br>（2）正确设置照射中心和范围<br>（3）正确设置 X 射线管角度<br>（4）正确使用标记物辨别左、右侧 | 10 |

续表

| 考核项目 | 具体要求 | 分值 |
|---|---|---|
| 8. 曝光参数选择 | （1）根据体位合理设置管电流（毫安秒）和管电压<br>（2）根据检查部位的厚度合理使用滤线器 | 10 |
| 9. 图像质量控制 | （1）清楚显示受检部位的解剖结构<br>（2）恰当进行图像后处理，调节亮度、对比度，加标记等<br>（3）及时上传图像<br>（4）图像排版打印 | 10 |
| 10. 安全意识 | （1）危重或意识不清的受检者需安排家属陪同<br>（2）协助受检者上、下摄影床<br>（3）进入操作间后也仍需持续关注受检者的情况 | 10 |
| 11. 消毒 | （1）检查过程中正确进行手部消毒<br>（2）检查结束后，整理检查室，对受检者接触到的摄影床或立位架进行消毒 | 5 |
| 12. 能力考查 | （1）与受检者沟通的技巧<br>（2）危急值受检者识别及妥善处理的能力<br>（3）运用所学知识合理、灵活解决检查过程中出现的问题 | 5 |
| 总分 | | 100 |

# 第六章
# 乳腺 X 射线摄影实践操作指南

## 第一节　一般要求

### 一、开关机流程

按照设备说明正确开关机，做好机器预热，对数字乳腺X射线机需同时查看校正表是否过期，定期进行模体校正，保证探测器输出图像均一且无伪影。

### 二、设备和网络故障处置

设备故障时先自行排除小错误，若仍无法恢复则呼叫设备工程师来处理。

### 三、信息核对

核对受检者信息及检查申请单信息，包括人口统计学信息、检查部位和侧别等。

### 四、了解病情和检查目的

通过病史和流行病学了解受检者的检查目的，乳腺X射线检查分为乳腺X射线筛查和乳腺X射线诊断检查。

### 五、受检者流程指导

乳腺X射线检查建议提前进行预约，特别是对于非绝经期的乳腺X射线筛查受检者，最好在月经来潮后7~10天进行检查。建议检查当天穿方便检查的衣装。检查前，对受检者进行乳腺X射线摄影相关知识宣教，讲述乳腺压迫对摄影的重要性，消除其心理紧张因素。

## 第二节　实践操作指南

### 一、适应证

适用于筛查性人群和诊断性受检者的乳腺检查，包括以下情况。

（1）有乳腺癌家族史。

（2）有乳腺疾病（尤其是乳腺癌）病史。

（3）有乳腺肿块、局部增厚、乳头异常溢液、皮肤异常、局部疼痛或肿胀。

（4）乳腺超声或其他相关检查发现乳腺异常。

（5）40岁以上的女性（尤其是未生育及高龄生育）每1~2年例行体检，月经初潮年龄在12岁前、

绝经年龄超过55岁及其他乳腺癌高危人群筛查起始年龄可适当提前。

### 二、禁忌证

（1）乳腺炎急性期、乳腺术后或外伤后伤口未愈。

（2）妊娠期（尤其是前3个月）。

（3）青春期。

（4）经前期。

（5）巨大肿瘤难以压迫、恶性肿瘤皮肤破溃面积大的受检者需要权衡决定。

### 三、操作要点解析

（1）信息核对：核对受检者信息及检查申请单信息，包括人口统计学信息、检查部位和侧别等。

（2）检查前的准备：询问受检者的月经情况，在病情允许的情况下，最佳检查时间为月经来潮后7~10天；告知受检者乳腺X射线摄影的过程和注意事项，特别是压迫对摄影的重要性，"持实"的压迫能在显著改善图像质量的同时降低电离辐射的伤害，减轻其紧张感；嘱受检者除去上衣、佩饰，充分暴露双侧乳腺及双侧腋窝。必要时对病变区域进行触诊，明确病变位置，根据病变位置必要时增加附加体位或点压迫进行摄影。

（3）设备准备：确保机房环境条件（温度、湿度等）符合要求，机房内（尤其是摄影台和乳腺压迫板）保持清洁，严格遵守操作规则，正确选择成像技术参数；调节压迫装置对受检乳腺加压，根据具体情况设定压迫力，常规约120 N；标记被检乳腺左、右侧别及摄影体位。

（4）辐射防护：为受检者佩戴铅围裙以保护性腺；对甲状腺的防护需要特别谨慎，因为铅防护容易遮挡照射野。

（5）体位设计：乳腺X射线摄影常规体位包括内外侧斜位（MLO位）和头尾位（CC位）两种基本体位，必要时加拍其他附加体位。①乳腺MLO位：受检者面向乳腺机，双足自然分开；摄影平台与水平面呈30°~60°，压迫固定被检乳腺和同侧腋前皱襞（包括胸大肌外上部分）；摄影平台与胸大肌平行，高度达到受检者腋窝的上缘；摄影台外上转角顶点正对受检者被检侧腋窝尖。②乳腺CC位：受检者面向乳腺机，面部转向非检侧，受检侧手臂下垂并外旋；乳腺置于摄影平台中央且乳

头置于摄影平台的中央，并确保乳头处于切线位，乳腺内外侧留空尽量相等；摄影范围包括双侧（或单侧）全乳腺内外侧皮肤。

（6）中心线和照射野：常规乳腺 X 射线摄影中心线固定，垂直探测器胸壁侧。根据乳腺的大小选择合适的压迫板和相应的照射野。

### 四、参数选择

（1）管电压：25 ～ 35 kV，自动曝光控制或自动参数选择（包括阳极靶面和滤过材料选择）。

（2）管电流量：自动曝光控制决定。

（3）摄影距离：一般乳腺机固定摄影距离为 65 ～ 70 cm。

（4）滤线设备：使用滤线器。

### 五、体位标准

（1）CC 位标准影像：①左右照片对称；②必须显示出内侧乳腺组织，尽可能将外侧乳腺组织也纳入摄影范围；③应尽量将胸壁深处的组织纳入摄影范围（达到胸大肌出来的程度）；④摄影区域内乳腺无皱褶；⑤摄影条件适宜，乳头的轮廓可见。

（2）MLO 位标准影像：①左右照片对称；②乳头的轮廓可见；③胸大肌要延伸到乳头后线附近；④乳腺后方的脂肪组织被很好地显示出来，特别是乳腺组织的内下角不能被切掉；⑤胸壁组织被包进来，乳腺下皱襞处的组织伸展良好；⑥乳腺无皱褶。

### 六、乳腺 X 射线的辐射安全

乳腺 X 射线摄影存在 X 射线辐射，乳腺检查方法的选择应由乳腺专科医师评估后决定。常规乳腺 X 射线检查的射线剂量较低（标准乳腺平均剂量一般小于 3 mGy），对健康造成的风险度低，但正常人群短期内无需反复进行乳腺 X 射线检查。

### 七、影像处理和胶片打印

（1）正确选择处理参数，并对乳腺 X 射线原始图像（图 6-2-1）进行对比度调整、空间频率调整和周围组织均衡处理，可以得到乳腺腺体和脂肪对比良好，以及乳腺微小结构清晰、乳腺皮肤边缘可见的图像（图 6-2-2）。

（2）如遇到假体，须正确选用假体算法。当乳腺有假体植入时，呈现高密度的假体参与图像运算后会使乳腺 X 射线图像的整体亮度和对比度改变，导致乳腺组织的对比度下降、亮度下降（图 6-2-3），当使用假体植入算法去除假体影响后乳腺组织对比恢复（图 6-2-4）。

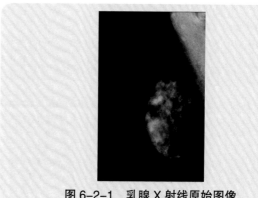

图 6-2-1　乳腺 X 射线原始图像

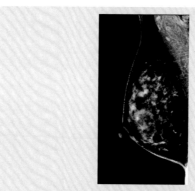

图 6-2-2　乳腺 X 射线后处理图像

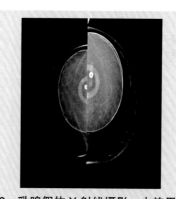

图 6-2-3　乳腺假体 X 射线摄影，未使用假体算法

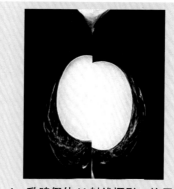

图 6-2-4　乳腺假体 X 射线摄影，使用假体算法

（3）胶片打印排版：①一般一次检查胶片排版见图6-2-5，左侧MLO位和左侧CC位位于图像右侧，右侧MLO位和右侧CC位位于图像左侧，相同体位相对排列，MLO位排列成菱形，CC位排列成球形；②多次检查影像的挂片见图6-2-6；③图像按时间体位排列，中间的图像为最近时间的检查结果，而越往边缘的图像，其检查时间越早。

## 八、问题分析

乳腺摄影的体位设计非常关键，若体位设计不规范，对疾病的显示影响较大。MLO位，压迫不实，呈"骆驼鼻子"样，乳头未呈切线位显示（图6-2-7）；CC位，皮肤有皱褶（图6-2-8）；MLO位后乳头线不合格案例，皮肤有褶皱，压迫不充分（图6-2-9）。

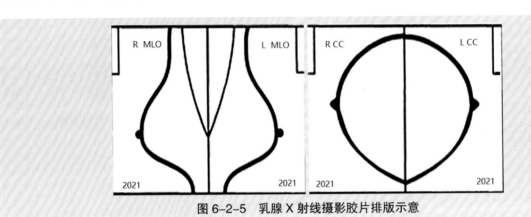

图6-2-5 乳腺X射线摄影胶片排版示意

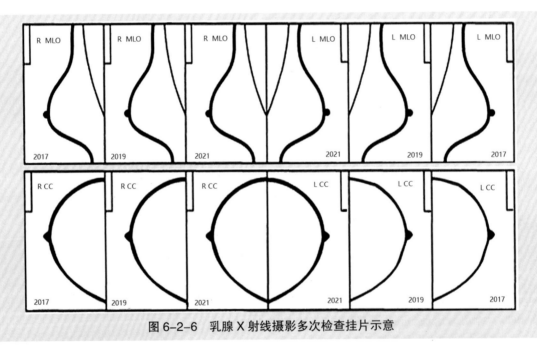

图6-2-6 乳腺X射线摄影多次检查挂片示意

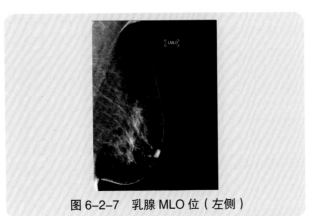

图6-2-7 乳腺MLO位（左侧）

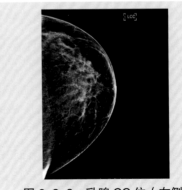

图6-2-8 乳腺CC位（左侧）

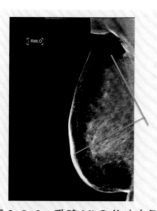

图 6-2-9 乳腺 MLO 位（右侧）

# 第三节 实践考核要点

## 一、乳腺 X 射线摄影实践操作思维导图

请扫码查看

## 二、乳腺 X 射线摄影实践操作考核要点

对乳腺 X 射线摄影进行临床实践操作考核时，推荐使用乳腺 X 射线摄影实践操作考核评分表（表 6-3-1），结合思维导图中的重点内容进行综合考评。

表 6-3-1 乳腺 X 射线摄影实践操作考核评分表

| 考核项目 | 具体要求 | 分值 |
| --- | --- | --- |
| 1. 开关机流程 | 正确掌握设备开关机流程 | 5 |
| 2. 设备准备 | 正确进行设备预热 | 5 |
| 3. 核对受检者信息 | 核对受检者姓名、年龄 | 10 |
| 4. 核对检查信息 | 恰当地询问受检者的病情，核对受检者的检查部位和检查方式 | 10 |
| 5. 检查前准备 | （1）去除检查范围内的异物<br>（2）注重对受检者隐私的保护<br>（3）询问受检者的月经情况 | 10 |
| 6. 防护意识 | 正确使用防护用品：<br>（1）对受检者检查部位之外相邻的辐射敏感器官进行合理防护<br>（2）使陪检者正确穿戴防护用品 | 10 |
| 7. 体位设计 | （1）合理、准确的体位设计<br>（2）正确使用合适的压迫板和照射野<br>（3）使用压迫板进行正确的压迫<br>（4）正确使用标记物辨别受检者左、右侧 | 10 |
| 8. 曝光参数选择 | （1）根据体位合理设置靶、滤过组合<br>（2）根据受检者的类型设定自动曝光模式和自动曝光探测区域 | 10 |
| 9. 图像质量控制 | （1）清楚显示受检部位的解剖结构<br>（2）恰当地进行图像后处理，调节亮度、对比度，加标记等<br>（3）及时上传图像<br>（4）图像排版打印 | 10 |
| 10. 安全意识 | （1）对有起搏器的受检者，压迫时需要避开起搏器<br>（2）对有隆胸史的受检者，压迫时需要注意压迫安全<br>（3）进入操作间后也仍须持续关注受检者的情况 | 10 |
| 11. 消毒 | （1）检查过程中正确进行手部消毒<br>（2）检查结束后，清洁压迫板和摄影台表面 | 5 |
| 12. 能力考查 | （1）与受检者沟通的技巧<br>（2）危急值受检者识别及妥善处理的能力<br>（3）运用所学知识合理、灵活解决检查过程中出现的问题 | 5 |
| 总分 | | 100 |

# 第七章
# 床旁 X 射线摄影实践操作指南

# 第一节 一般要求

## 一、开关机流程

以下列举几种常用品牌的床旁 X 射线摄影设备，对开关机流程和注意事项进行演示和说明。

### （一）移动 DR 设备（品牌 1）开关机操作流程

参考设备型号：MUX-100DJ、MUX-200D。

**1. 开机**

拔下充电插头→将钥匙旋转到 ON 位置（水平）开启主系统→按下启动开关，等待出现主操作界面。

**2. 关机**

点击系统→选择关闭系统→确认关机→将 X 射线管的管臂放回 Home 位置并锁定→将钥匙旋转到 OFF 位置（竖直），关闭主系统→充电。

**3. 注意事项**

充电前，必须关闭系统并将钥匙旋转至 OFF 位置，否则设备将无法充电。

### （二）移动 DR 设备（品牌 2）开关机操作流程

参考设备型号：Optima XR220amx。

**1. 开机**

将机身后侧黑色开关拨到 ON 位置→按下屏幕右上角按钮◙启动系统→登录。

**2. 关机**

点击屏幕右上方 → Shut down → Yes，执行关机程序→ X 射线管的管臂放回 Home 位置并锁定→充电。

**3. 注意事项**

此型号设备在完全关机时不能充电，建议在闲置时，使设备处于待机状态并充电。

### （三）移动 DR 设备（品牌 3）开关机操作流程

参考设备型号：Mobilett Mira Max。

**1. 开机**

按下屏幕面板上开机键⊙→在 mAs 框内输入 4 位密码→ kV 框内显示"MOVE"字样→按下主开关按钮◙，启动发生器和成像系统。

**2. 关机**

在 Settings 上点击图标 →选择 OK →成像系

统关闭后按下主开关◙→黑屏后按下关闭按键 →充电。

**3. 注意事项**

探测器放回插接槽时，有充电接触板的一侧向内，才能为探测器正常供电。若位置放反，会导致探测器电池的电量耗光。

### （四）移动 DR 设备（品牌 4）开关机操作流程

参考设备型号：DRX-Revolution。

**1. 开机**

将机身后侧黑色开关拨到 ON 位置开启主系统→登录→把电池放入探测器中，等待几分钟，探测器显示就绪即可。

**2. 关机**

点击 Logout →点击屏幕左下角 → Shutdown/Power Off →点击 OK 关机→将 X 射线管的管臂放回 Home 位置→机身后侧黑色开关拨到 OFF 位置→充电。

**3. 注意事项**

（1）在设备不使用的时候，取下探测器的电池，放入充电槽充电。

（2）设备保持充电状态，不要断开电源。

### （五）常见注意事项

（1）床旁 X 射线机的电池应及时充电。

（2）探测器轻拿轻放，避免跌落、负荷过大和用力扯拽连接电缆。

（3）严禁跨越 5 cm 以上的台阶、门槛，严禁在坡度超过 7° 的斜坡上移动。

（4）如遇紧急情况（危及人员及设备的安全），应立即按下紧急停止按钮。

（5）使用环境：温度范围为 20 ~ 40 ℃，湿度范围为 30% ~ 85%。

（6）当设备出现异常情况时，应及时通知工程师检修，严禁使用故障设备。

## 二、设备和网络故障处置

参照医院或科室制定的普通 X 射线摄影设备和网络故障处理原则。

## 三、受检者流程指导

（1）收取床旁 X 射线检查申请单或接到临床科室的电话申请。

（2）检查 X 射线机充电状态，保证设备移动到病房后能正常进行工作。

（3）现场核对受检者姓名、年龄、性别及摄影部位，进行受检者的个人信息登录。

（4）床旁 X 射线摄影前，要根据环境条件采取适当的防护措施，在病房内的其他人员采取屏蔽防护或体位防护等。

（5）请主管医师或护士配合，按照摄影体位要求摆放探测器。技师本人不要触碰受检者身上及重症监护室、手术室内的任何设备。

（6）选择投照体位，设置参数，按下曝光手闸或遥控器进行曝光。

（7）摄影完毕后，立即通过操作界面上的预览显示器浏览图像，确认影像达到诊断要求，联系主管医师或护士帮忙取出探测器。

（8）适当进行图像处理，添加标记并保存，结束当前检查。

（9）通过 PACS 网络，将本机保存的图像传送到医院存储服务器，将图像发送至打印工作站，进行图像处理和胶片排版。

（10）必要时，在 RIS 系统技师工作站信息提示栏录入检查备注信息。

# 第二节　实践操作指南

## 一、适应证

床旁 X 射线摄影指可在床旁使用的 X 射线机，适用于病房、急诊室、手术室、ICU 等处，对人体的头部、四肢、胸腔、腰腹部等多部位进行摄影的移动式诊断设备。床旁 X 射线仅适用于急诊室抢救、手术中必要的放射检查、危重而不能搬动的受检者，以及骨科牵引受检者等，其他受检者原则上不应使用床旁 X 射线摄影。本章仅对床旁 X 射线胸部摄影进行了说明，对于四肢、腹部、骨盆等部位进行床旁 X 射线摄影时，可参考普通 X 射线实践操作指南。

## 二、操作要点解析

### （一）体位设计

①受检者面向 X 射线管，取卧位或半卧位，使身体平稳，头稍后仰，人体正中矢状面与探测器长轴中线重叠；②被照部位体位设计：背部贴近探测器，双上臂稍外展，两肘尽量内旋，深吸气后屏气曝光。

### （二）中心线和照射野

中心线：经胸骨角水平垂直于射入探测器；照射野：上缘包括双肩峰上约 3 cm，下缘包括第 12 胸椎，左右包括两侧胸壁。

### （三）注意事项

（1）因床旁 X 射线摄影的受检者大多是危重受检者，不能和普通受检者一样按照规范进行体位设计，须灵活采用一些措施，如倾斜中心线、水平摄影等，使其影像尽量满足临床诊断。

（2）在对儿童拍摄床旁胸部 X 射线时，应严格控制照射野，减少不必要的辐射。

（3）怀疑有胸腔积液或气胸的受检者，最好采取坐位或半卧位。

（4）心肌梗死、脑出血的受检者尽量采用平卧位。

（5）对于婴幼儿或躁动的重症受检者拍摄床旁胸部 X 射线时，应使用束缚带固定后再进行拍摄，确保受检者的安全，避免重复检查。

### （四）床旁 X 射线摄影的辐射防护

（1）无论何时使用移动式 X 射线设备进行床旁 X 射线检查，放射工作人员都应提前对现场所有人员履行告知义务，并确保控制区内没有无关人员在场。对协助受检者进行 X 射线检查的人员，应提前履行告知义务并征得其同意，并为陪检者穿戴个人防护用品后，才能进行检查。

（2）使用移动式 X 射线设备在病房内进行 X 射线检查时，应对毗邻床位（2 m 范围内）的受检者采取防护措施，不应将原发直射线束对准非受检者，无法避免的斜射线束和散射线，应使用移动铅防护屏风等防护用品进行隔挡。

（3）曝光时，工作人员应做好自身防护，穿戴铅围裙和铅围脖，或在移动铅屏风后进行操作，并合理选择站立位置，但要保证曝光时能观察到受检者的情况。

（4）在非密闭场所进行床旁 X 射线摄影时，周围应设置护栏或警告标志，防止无关人员进入。

（5）对非急、危重症受检者进行床旁 X 射线摄影时，应确定合理的操作时间，例如，避开医师集中查房和家属探视等人员集中的时间段。

### 三、参数选择

根据所使用的机型来制定规范化的曝光条件是非常必要的。

#### （一）小儿摄影条件参考

管电压：40 ~ 60 kV；管电流量：1 ~ 4 mAs；滤线设备：不建议使用滤线器；FDD ≥ 100 cm；严格控制照射野。

0 ~ 6 个月婴儿：管电压为 40 ~ 45 kV，管电流量为 1 ~ 2 mAs。

6 个月 ~ 2 岁幼儿：管电压为 43 ~ 52 kV，管电流量为 2 ~ 2.5 mAs。

3 ~ 5 岁儿童：管电压为 45 ~ 55 kV，管电流量为 2.2 ~ 3 mAs。

6 ~ 8 岁儿童：管电压为 45 ~ 60 kV，管电流量为 2.5 ~ 3.5 mAs。

#### （二）成年人摄影条件参考

**1. 不使用滤线器**

管电压：50 ~ 80 kV；管电流量：3.5 ~ 10 mAs；FDD ≥ 100 cm。

BMI < 18 kg/m$^2$ 时，管电压为 50 ~ 55 kV，管电流量为 3.5 ~ 4 mAs。

BMI 为 18 ~ 24 kg/m$^2$ 时，管电压为 50 ~ 60 kV，管电流量为 4 mAs。

BMI 为 24 ~ 28 kg/m$^2$ 时，管电压为 60 ~ 65 kV，管电流量为 4 ~ 5 mAs。

BMI 为 28 ~ 30 kg/m$^2$ 时，管电压为 65 ~ 70 kV，管电流量为 5 ~ 7 mAs。

BMI > 30 kg/m$^2$ 时，管电压为 70 ~ 80 kV，管电流量为 7 ~ 10 mAs。

**2. 使用滤线器**

管电压：60 ~ 90 kV；管电流量：1.8 ~ 3.6 mAs；FDD：80 ~ 120 cm。

#### （三）注意事项

曝光时根据受检者的实际情况适当调节摄影条件，以满足临床需要。

使用滤线器进行床旁 X 射线胸部检查时，注意栅焦距应对准中心线，避免产生滤线器的"切割效应"。

### 四、标准影像显示

床旁胸部 X 射线摄影影像应包括肺尖、两侧胸壁和双侧肋膈角。肺部结构清楚，肺纹理清晰可见，肋骨及心影边缘较锐利。前肋间隙较后肋间隙明显增宽，但边缘尚清晰。由于是卧位拍摄，胸部图像表现为心脏呈横形增大，肺体积缩小，膈肌位置升高，与立位图像表现不同。如需检查受检者体内管道的位置，需清晰显示管道与周围组织的解剖位置（图 7-2-1）。

当受检者配合度欠佳无法完成标准影像时，可随时与临床医师沟通。只要临床医师认可，认为已经获取到所需信息，就可以避免重复拍摄。

由于床旁 X 射线摄影大多不使用滤线栅，且曝光参数低，所以图像质量较普通 X 射线摄影明显下降。但是随着设备的不断发展，有些床旁 X 射线设备带有虚拟滤线栅，可在一定程度上提高图像的质量。

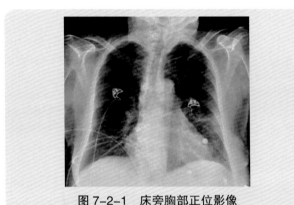

图 7-2-1 床旁胸部正位影像

### 五、影像处理和胶片打印

#### （一）影像处理

选择合适的后处理方式，使胸部组织的显示层次丰富，并根据床旁摄影的具体要求如观察 PICC 管等进行参数调节，突出显示病变或感兴趣区域。

#### （二）胶片打印

床旁 X 射线胶片排版，将胸部影像放置在胶片的中间位置，可采用 35 cm × 43 cm 尺寸的胶片进行打印。

### 六、问题分析

#### （一）设备移动时容易出现的问题

（1）将床旁 DR 机充电电源插头从电源插座上拔下，否则设备将无法移动。

（2）将 X 射线管的管臂放回"Home"位置并锁定（蓝色状态指示灯熄灭），否则设备将无法以正常速度移动。

（3）正常移动时，不要跨越 5 cm 以上的台阶、门槛，不要在坡度超过 7° 的斜坡上移动，严禁在斜坡上停放，以免发生溜车或倾翻事故。

（4）正常移动时，路过较狭窄的通道、门洞、转弯处或遇其他障碍物，应小心缓慢移动，避免因发生碰撞造成设备损坏。

（5）设备在移动过程中，或在任何状态下，如遇紧急情况（危及人员及设备的安全），应立即按下紧急停止按钮（红色 STOP 按钮），以使设备立即停止运动，顺时针旋转该按钮可使系统恢复。

**（二）充电中容易出现的问题**

（1）设备在使用中应随时检查电池电量，当电量显示低于"三格"时，应及时充电，当红色警告灯闪亮时，必须充电。

（2）充电前，必须关闭 DR 系统并将钥匙开关旋转至 OFF 位置，否则，系统将无法充电。

（3）在条件允许的情况下，最好在电量显示 ≤"三格"时充电，以延长蓄电池的使用寿命。充电时间（约 8 小时）由系统自动控制，直至充电指示灯熄灭，充电自动结束。

**（三）使用过程中的安全问题**

（1）充电线没有回收，使用过程中将电源线外皮损坏，充电时易发生漏电问题。

（2）床旁 X 射线设备较庞大，对部分技师来说，在移动过程中可能存在视线盲区，应慢速前进，时刻观察周边的情况。

（3）由于床旁 X 射线设备较重，在乘坐电梯时，尽量避免与其他人员同行，使用医护人员专用电梯。

## 第三节　实践考核要点

### 一、床旁 X 射线摄影实践操作思维导图

请扫码查看

### 二、床旁 X 射线摄影实践操作考核要点

对床旁 X 射线摄影进行临床实践操作考核时，推荐使用床旁 X 射线摄影实践操作考核评分表（表 7-3-1），结合思维导图中的重点内容进行综合考评。

表 7-3-1　床旁 X 射线摄影实践操作考核评分表

| 考核项目 | 具体要求 | 分值 |
|---|---|---|
| 1. 开关机流程 | 正确掌握设备开机、关机、预热流程 | 5 |
| 2. 设备故障处置 | 正确处置设备故障或网络问题 | 5 |
| 3. 核对受检者信息 | 核对受检者的姓名、年龄 | 10 |
| 4. 核对检查信息 | 恰当地询问受检者的病情，核对受检者的检查部位和检查方式 | 10 |
| 5. 检查前的准备 | （1）协助受检者去除检查范围内异物<br>（2）注重对受检者隐私的保护<br>（3）协助受检者，摆好探测器 | 10 |
| 6. 防护意识 | （1）曝光前清场<br>（2）毗邻床位的受检者须采取防护措施，避开原发射线<br>（3）对受检者检查部位之外相邻的辐射敏感器官进行合理防护<br>（4）为陪检者正确穿戴防护用品<br>（5）工作人员操作设备时须正确穿戴防护用品 | 10 |
| 7. 体位设计 | （1）合理、准确的体位设计<br>（2）正确设置照射中心和范围<br>（3）正确设置 X 射线管的角度<br>（4）正确使用标记物辨别左、右侧 | 10 |
| 8. 曝光参数选择 | （1）根据体位合理设置管电流（毫安秒）和管电压<br>（2）根据检查部位厚度合理使用滤线器 | 10 |

| 考核项目 | 具体要求 | 分值 |
|---|---|---|
| 9.图像质量控制 | （1）清楚显示受检部位的解剖结构<br>（2）恰当进行图像后处理，调节亮度、对比度，加标记等<br>（3）及时上传图像<br>（4）图像排版打印 | 10 |
| 10.安全意识 | （1）危重或意识不清的受检者需安排家属陪同，并持续关注受检者的情况<br>（2）使用床旁 X 射线机前，检查设备状态，不可带"病"工作<br>（3）进行床旁 X 射线检查出发前，确保电源线回收、X 射线管放回 Home 位置<br>（4）推动床旁 X 射线机的过程中，小心慢行，且注意观察周围的情况，避免碰撞。不要跨越台阶，不在超过 7° 的斜坡移动或停放<br>（5）遇紧急情况时，应立即按下紧急停止按钮，保证安全 | 10 |
| 11.消毒 | （1）在检查过程中正确进行手部消毒<br>（2）检查结束后，整理检查室，对受检者接触到的探测器和机器进行消毒 | 5 |
| 12.能力考查 | （1）与受检者沟通的技巧<br>（2）危急值受检者识别及妥善处理能力<br>（3）运用所学知识合理、灵活地解决检查过程中出现的问题 | 5 |
| 总分 | | 100 |

# 第八章
# CT 实践操作指南

# 第一节　一般要求

## 一、开关机流程

以下列举几种常用品牌的 CT 设备，对开关机流程和注意事项进行演示和说明。

### （一）CT 设备（品牌 1）开关机操作流程

参考设备型号：uCT760。

**1. 开机**

（1）按下电源分配机柜上的绿色通电按钮，开启设备电源，等待系统启动完成。

（2）X 射线管预热：点击工具箱按钮→点击日常服务→点击 X 射线管预热→点击开始→扫描按钮闪烁时，按下扫描键，执行预热程序。

（3）空气校正：点击工具箱按钮→点击日常服务→点击空气校正→点击开始→扫描按钮闪烁时，按下扫描键，执行校正程序。

**2. 关机**

（1）停止放线 10 分钟后再执行关机程序。

（2）点击界面右上角联影图标→选择关机→等待系统自行关闭。

（3）UPS 发出"嘀嘀"响声，按住 UPS 关机按钮不放，待"嘀嘀"声转为长鸣时松开按钮，关闭 UPS。

### （二）CT 设备（品牌 2）开关机操作流程

参考设备型号：Insitum 64/32/16。

**1. 开机**

（1）按下主机机箱上的开 / 关机按键→操作系统初始化→登录→应用软件启动，进入扫描主界面。

（2）X 射线管预热：单击屏幕右下角预热图标 11.86%→点击开始预热→曝光按键闪烁时，按下执行预热程序。

（3）快速校正：系统状态栏日常维护→选择快速校正→点击开始→曝光按键闪烁时，按下执行校正程序。

**2. 关机**

单击屏幕左下角关机图标 ⏻，关闭系统。

**3. 注意事项**

该型号的 CT 设备只重启软件系统不能清除 CT 原始数据缓存，只有执行关机重启才可以清除，建议每隔 2 ~ 3 天关机重启一次设备。

### （三）CT 设备（品牌 3）开关机操作流程

参考设备型号：Definition Flash、Force。

**1. 开机**

按控制键盘上 ⊙ 按钮→⊙ 灯闪烁，启动系统→ Quality Hint 对话框中点击 OK →清空扫描野→执行 Checkup 程序→曝光灯闪烁时，按下曝光按钮，开始扫描→扫描结束后进入主操作界面。

**2. 关机**

（1）设备配有副台时，先关副台，再关主机。

（2）点击 System 选项卡→点击 END →点击 End Session →点击 Shutdown System →点击 Yes。等待屏幕黑屏，扫描架灯灭，控制键盘上 ⊙ 灯闪烁直至常亮。

### （四）CT 设备（品牌 4）开关机操作流程

参考设备型号：IQon Spectral、Brilliance16/64/iCT。

**1. 开机**

（1）按顺序开启：①电源分配单元（PDU）主开关；②空气压缩机开关；③ PDU 上 Stator 开关；④ PDU 上 Rotor 开关。Brilliance16 /64 CT 跳过步骤②~④。

（2）开启 UPS 电源→开启重建柜→按下主机开机键，启动软件系统→登录系统→ CLOSE ESTOP 提示框出现后，旋转钥匙至 Start 后释放，等待 GANTRY INIT 提示框消失。

（3）X 射线管预热：① IQon Spectral CT：单击 Tool 图标→选择 Quality Assurance →选择 Short Tube Conditioning →单击 Next →单击 Start →按照屏幕提示进行操作，直至完成。② Brilliance CT：单击 Home 选项→选择 Tube Condition →选择 Short TC →单击 Next →单击 Start →按照屏幕提示进行操作，直至完成。

（4）空气校正：① IQon Spectral CT：单击 Tool 图标 → 选 择 Quality Assurance → 选 择 Air Calibration →单击 Next →单击 Start →按照屏幕提示进行操作，直至完成。② Brilliance CT：单击 Home 选项→选择 Air Calibration →单击 Next →单击 Start →按照屏幕提示进行操作，直至完成。

**2. 关机**

（1）旋转钥匙至 OFF 后释放→弹出 CLOSE ESTOP 提示框→点击 Logout →点击 Shutdown →关闭重建柜电源→关闭 UPS 电源。

（2）按顺序关闭：① PDU 上 Rotor 开关；② PDU 上 Stator 开关；③ PDU 主开关。

**3.注意事项**

PDU、UPS、空气压缩机和重建柜平时不关闭，节假日关机或设备故障须大关机重启时，须注意接通及断开时的操作顺序不同。

**（五）CT 设备（品牌 5）开关机操作流程**

参考设备型号：Revolution EVO CT。

**1.开机**

按下计算机电源开关 POWER 按键开启系统→按扫描架控件上的 Reset（复位）→单击 Daily Prep 图标█→执行 Warm up 程序。每日扫描患者前须做 Fast calibration。

**2.关机**

点击关机█→选择 Shut Down →点击 OK 确认→待屏幕显示 System halted 字样时，按下主机箱上的 POWER 按键，关机完成。

参考设备型号：Revolution CT。

**1.开机**

（1）打开计算机机柜背部右上角的电源开关→按下扫描控制面板上的电源开关█→按下机架控件上的 E-Stop Reset 按钮。

（2）X 射线管预热：单击 Utilities 图标█→单击 Daily Prep →选择 Tube Warm up →打开 Service-Calibration Tools 窗口→单击 Run 开始扫描→预热完成后，系统将返回 Service-Calibration Tools 窗口→单击 Dismiss 退出。

（3）快速校准：单击 Utilities 图标█→单击 Daily Prep →选择 Fast Cal →单击 Run 开始扫描→校准完成后，系统将返回 Service-Calibration Tools 窗口→单击 Dismiss 退出。

**2.关机**

单击图标█→在 Mode 菜单中选择 Shut Down →单击 Shutdown，关闭系统。

**（六）常见注意事项**

（1）扫描间温度一般设定在 20 ~ 22 ℃，湿度设定在 30% ~ 70%，操作间温度一般保持在 24 ℃，设备间温度一般保持在 22 ℃。若温度异常，及时通知有关部门解决。

（2）为保证 X 射线管的正常使用寿命，每日第 1 次开机后须执行 1 次 X 射线管预热程序。当系统操作暂停扫描超过 4 小时或 X 射线管的热容量低

于 10% 时，也必须执行 X 射线管预热。预热时要确认扫描间内无人，检查床退出扫描范围。

（3）为保证图像质量，每月必须至少执行 1 次完整的空气校正程序，每日开机执行快速空气校正。校正时要确认扫描间内无人，清空扫描野（检查床退出扫描范围，扫描野内无污渍）。

（4）执行关机程序前，要退出全部程序，确认没有运行中的重建、归档或打印任务，并将机架和检查床复位。

（5）确保机架扫描孔没有造影剂等其他污垢残留，保持设备表面清洁。

（6）若受检者行动不便，需推平床或轮椅，升降床时提醒陪护人员将平床或轮椅远离 CT 检查床，避免磕碰挤压。

（7）设备运行中若出现异常情况，及时通知工程师对设备进行检修，严禁在非正常状态下使用。

## 二、设备和网络故障处置

**（一）常见设备故障处置**

**1.磁盘空间或内存不足，无法扫描或重建**

若磁盘冗余数据过多，按照系统提示及时进行数据归档和清理工作，查看任务管理器中的任务状态，及时对失败或已完成的任务进行清理。删除完成后，执行关机程序。然后开机，待系统完全开启后重试扫描或重建。

系统正常运行对磁盘剩余空间和内存有一定要求，为保证系统性能，需要定期清理数据，保证磁盘可用空间在 40% 以上，从而保证系统运行速度。

**2.图像环状伪影**

检查环境温度是否正常，若温度正常，执行空气校正程序，方法详见上述开机流程。基于新校正参数表再次扫描得到的影像，伪影情况会得到改善。部分 CT 型号支持将原有环状伪影的影像使用新的校正参数表再重建一组影像，不必再次扫描。

**3.机架、检查床不能移动**

①检查扫描范围和时间设定是否超出设备的最大移床范围和距离；②检查紧急停止按钮是否被误碰；③检查机架电源是否正常供电；④尝试将机架断电，设备关机重启。

**4.X 射线管热容量过低不能扫描**

对于部分型号的 CT，如果当前 X 射线管热容量低于 10%，在进行大功率（超过 30 kW）扫描前，

需要先进行 X 射线管预热，才能进行检查。在急诊情况下，可以选择紧急扫描功能，跳过 X 射线管预热程序。

大多数软件故障可以通过重启解决。若设备关机重启故障仍未解决，请及时通知工程师并描述错误代码和故障情况；若工程师判定设备短时间内不能恢复，启用应急预案，向受检者做好解释工作，分流到其他 CT 检查室完成检查。

### （二）网络故障处置

#### 1. 从 RIS 中获取受检者信息失败

查看检索筛选条件设置是否正确，受检者登记到检时间是否为当天，网络连接是否正常。

#### 2. 传图失败

（1）查看网络连接是否正常。

（2）查看受检者图像信息（影像号、检查号等）和 RIS 登记信息是否一致。修改信息，重试传图。

（3）网络连接和图像信息均正常时，从传输列表中清除失败任务，重新发送传图任务，必要时需重启计算机系统。

（4）确认网络连接故障，及时通知工程师联系信息部门解决。

（5）若网络短时间内无法恢复，则启动 PACS 网络系统故障应急预案。

### 三、受检者流程指导

正确处理门诊、急诊之间的关系，对于危重抢救受检者，遵守急诊受检者优先检查的原则。启用绿色通道，尽量缩短检查时间。

（1）受检者持临床医师开具的 CT 检查申请单，缴费后到放射科登记处预约。

（2）无须特殊准备的平扫 CT，大部分可当天完成检查，登记后持 CT 申请单到相应检查室门口等候即可。

（3）如需进行增强 CT 检查，医院一般采用预约制，需在预约时告知受检者检查的注意事项，并将增强 CT 检查的知情同意书交给受检者，嘱其认真阅读，检查当天持申请单和增强 CT 检查的知情同意书至 CT 室进行检查。

（4）受检者持申请到 CT 室进行检查，放射技师需核对申请单上的受检者信息、检查部位，明确检查目的和要求。如需进行增强 CT 检查，还需核对增强 CT 检查的知情同意书是否签字。在确认受检者没有增强检查禁忌证后，方可为受检者进行检查。

（5）检查前准备：受检者需去除检查范围内的金属异物，并采取合理的防护。若有陪同人员，也需正确穿戴防护用品。

（6）体位设计：受检者取仰卧或俯卧位，头先进或足先进，与扫描协议中选定的体位方向一致，以免影像中左右、上下标记颠倒。

（7）放射技师根据检查目的选择正确的扫描协议。增强扫描时，还需根据不同的检查部位及受检者的身高体重，制定相应的对比剂注射剂量和注射流速，在满足诊断需要的同时，尽量减少对比剂的用量。

（8）扫描同时密切关注受检者的情况，尤其是增强检查注射对比剂后要观察受检者有无过敏反应。

（9）及时预览影像：确认影像合格后，方可允许受检者离开。对于行动不便的受检者，帮助其从检查床下来或回到轮椅、平车上。告知受检者领取检查结果的时间、地点。

（10）增强检查结束后，受检者需观察 20 ~ 30 分钟，无不良反应方可离开。

（11）图像后处理，将影像传到 PACS，排版打印胶片，质控审核。

（12）整理检查室，进行手部卫生消毒。

### 四、信息核对

（1）仔细阅读 CT 检查申请单，严格核对受检者的信息是否与检查申请单信息一致，包括姓名、年龄、性别、科室、床号、检查部位和检查方式。对于婴幼儿、老年人和意识不清者，必须核对腕带，并与家属和陪护人员沟通。

（2）核对以上受检者及检查申请单的信息是否和 RIS 上的登记信息一致。

（3）确认受检者有无 CT 检查禁忌证，询问育龄女性是否计划生育或已妊娠。

（4）与受检者充分沟通，恰当地询问病情，让其了解检查目的，再次核对检查部位和检查方式。

（5）若病史与检查项目不符合，与申请医师沟通核实，杜绝错误发生。

## 五、检查前准备

### 1. 设备准备

检查设备状态，磁盘剩余可用空间，机房温度、湿度，防护设施（辐射防护门、门灯机联锁、警示灯、辐射标识、铅防护用品），填写日常工作记录。

### 2. 人员准备

（1）增强 CT 扫描应提前询问受检者是否有过敏史、严重哮喘、甲状腺功能亢进、心肾功能不全等。二甲双胍在注射对比剂前、后各停用 48 小时。签署碘对比剂应用知情同意书，需家属陪同。

（2）增强 CT 检查前护士给受检者预埋留置针，建立静脉通路，并记录受检者的身高、体重。

（3）腹部、盆腔或其他部位需做增强 CT 的受检者一般于检查前空腹 4 ~ 6 小时。盆腔 CT 扫描前应嘱受检者饮水，一般要求憋尿至膀胱充盈后检查。

（4）根据检查部位，做好呼吸训练，能根据相关指令配合呼吸，以免产生呼吸运动伪影。

（5）对于婴幼儿或神志不清、不能配合的受检者，必要时可由临床医师给予适量的镇静剂；危重受检者需要主管医护人员在现场监护。

（6）去除扫描范围内的高密度异物，如腰带、带有拉链等金属装饰物的服饰。注意保护受检者的隐私，避免投诉纠纷。

（7）进行腹盆部 CT 检查的受检者，检查前 1 周不能进行食管、胃肠道钡餐造影，以免肠道内遗留的钡剂产生放射状伪影。

## 六、防护用品的使用

正确使用防护用品，CT 检查室配有铅围脖、铅裙、铅衣。与普通 X 射线摄影防护相比较，CT 检查时要对受检者进行双面防护，如进行胸部 CT 检查时，可以用铅裙将下腹部和盆腔包裹起来，也可以在受检者身下铺 1 件铅围裙，上面再盖 1 件铅围裙。

对投照范围外的邻近辐射敏感器官进行防护，包括眼晶状体、甲状腺、乳腺及性腺。除了防护用品的使用，还可以通过调整体位，使辐射敏感器官远离中心射线束，同样可以起到防护作用。如进行颞骨 CT 检查时，以听眶下线为扫描基线，嘱受检者仰下颌，眼晶状体被移除扫描范围内，所受辐射剂量可以大幅减少。

## 七、体位设计

（1）颅脑、五官 CT 扫描前嘱咐受检者头部保持不动，尽量使用头架固定。

（2）喉部 CT 扫描前嘱咐受检者在检查过程中不做吞咽动作或咳嗽。

（3）胸部、腹部、盆腔和胸、腰椎 CT 需要受检者将双臂上举抱头，一方面避免上肢产生伪影；另一方面降低辐射剂量。双臂上举时，可在其手臂下方垫高垫，增加舒适度，减少受检者因体位不适而移动身体。

（4）对于外伤和危重受检者应快速检查，并且在搬动受检者时要注意避免二次伤害。

（5）对于躁动受检者，扫描时应做好必要的安全措施，用束缚带固定，需要家属陪同，预防坠床摔伤。

（6）检查床移动过程中，技师一定要在检查床旁，密切关注受检者的肢体、衣物、引流管等物品，以防检查床移动时夹伤受检者或异物卡住无法移动。如果发生意外或移动无法停止，按控制台或机架上的紧急停止开关。

## 八、对比剂应用

对比剂应用目的分为两大类：一是用于人体实质器官的增强；二是用于人体血管的增强。因其强化效果受 CT 设备、受检者和对比剂三重因素影响，所以即使是同一类型的检查，对比剂用量、注射速率和药物浓度也是无法统一的。需要在临床工作中不断加强专业技能、累积经验，以受检者为中心，规范使用对比剂。

临床大多应用非离子型次高渗或等渗碘对比剂。对比剂用量：在满足成像或临床诊断的前提下，使用最低剂量的碘对比剂。碘对比剂最大使用剂量参考 Cigarroa 计算公式：$5 \text{ mL} \times$ 体重（kg）/ 血清肌酐（mg/dL），总量不超过 300 mL。除关注对比剂的使用方法外，还应合理搭配使用生理盐水以降低对比剂的用量。实质器官和血管增强所注射的对比剂浓度、用量和流速各不相同。在各部位实践操作指南中会详细介绍。

## 九、影像处理和质量标准

### 1. 图像后处理

图像后处理需根据解剖结构特点和病变性质，

选择不同的重组方法和窗技术调节数字图像灰阶亮度、对比度，为临床提供更加直观、清晰的诊断信息。

一般采用多平面重组（multi-planar reformation，MPR）、容积再现（volume rendering，VR）和最大密度投影（maximum intensity projection，MIP）的后处理重组方式。

（1）MPR：将一组横断面图像通过后处理使体素重新排列，获得同一组器官的横断面、冠状面、矢状面及任意斜面的二维图像处理方法，适用于全身各个器官的显示。MPR方向遵循一定规律：横断面重组一般从头侧向足侧，颅脑反之，颅脑是由颅底向颅顶方向；冠状面重组一般从腹侧面向背侧面；矢状面重组一般从左侧到右侧，对称性解剖结构，如眼眶、颞骨双侧斜矢状位重组时，采用由外向内的顺序。对称性结构重组时，一定要保存定位图像，以便识别侧别。

（2）VR：特点是图像准确性高、立体感强、层次丰富，可以从任意角度观察各组织器官及其相邻组织在三维空间的位置。VR以能显示解剖结构和病变情况时为最佳角度，没有严格定义VR图像的重组角度和图像数。

（3）MIP：将径线所通过的容积组织或物体中每个像素的最大密度值进行投影，该方法普遍被应用于CTA中。其重组方向是任意的，以将血管全程显示出来为最终目标。

**2. 影像质量标准**

（1）CT图像扫描范围满足临床诊断的需求，各检查部位应根据解剖结构、疾病特点、检查目的等形成统一的影像重组方案。根据重组方案，形成影像质量标准，详见各部位实践操作指南。

（2）软组织算法图像应保证图像软组织清晰显示；骨算法图像应保证骨皮质、骨小梁、关节等清晰显示。

（3）图像无伪影，包括运动伪影、吞咽伪影、金属异物伪影和线束硬化伪影等。

## 十、胶片打印

因胶片版面有限，需要在有限的空间内最大限度地显示感兴趣区，应遵循以下几点原则。

（1）每张胶片图像数量最多不超过35幅图像，将观察部位放置在图像正中，并适度放大。

（2）需根据不同部位的解剖结构特点选用不同的排版方式及胶片打印方向，尽量保证排版纵横

比与解剖结构一致。例如，眼眶、鼻窦和颞骨都是在一张胶片上排版24幅图像，眼眶、鼻窦排版方式是列4行6（简写为4×6，图8-1-1），而颞骨是3×8（图8-1-2）；腹盆部冠状面、矢状面是6×5（图8-1-3）或7×4（胶片竖向）；腰椎冠状面、矢状面是6×4（胶片竖向）；腰椎间盘横断面是7×5（胶片横向，图8-1-4）。

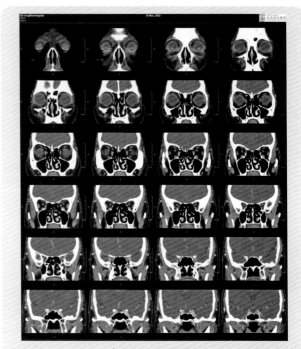

图8-1-1　眼眶、鼻窦冠状面图像序列4×6竖向排版

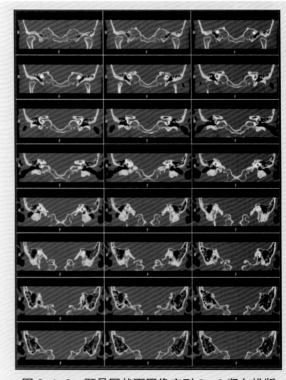

图8-1-2　颞骨冠状面图像序列3×8竖向排版

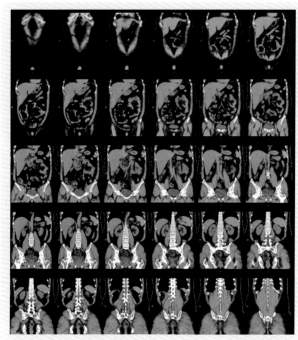

图 8-1-3　腹盆部冠状面图像序列 6×5 竖向排版

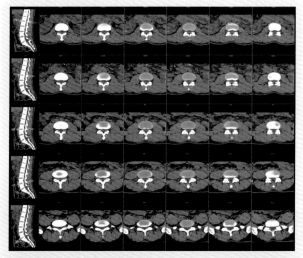

图 8-1-4　腰椎间盘横断面图像序列 7×5 横向排版

（3）解剖结构对称或重组角度特殊的图像，需在胶片排版中加入一张定位图像，用于区分侧别或告知重组角度。例如，胸部 CT 斜冠状面重组基线平行于主气管，所以胶片排版打印时应加上带有重组基线的定位图像（图 8-1-5）。

## 十一、CT 检查中的危急值

　　CT 相较于普通 X 射线摄影可以发现更多的危急值，且病症更为危重。若临床医师要求受检者同时进行 CT 和 X 射线检查，建议先进行 CT 检查，尤其是对于外伤受检者。若行颅脑 CT 和腹部 CT 检查时，发现颅内出血或腹腔脏器出血，此时应与

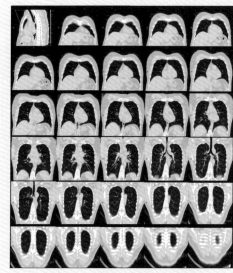

图 8-1-5　胸部斜冠状面序列排版

临床医师沟通，先不进行 X 射线摄影，待受检者病情稳定后再行检查，以缩短危重受检者的检查时间，降低发生意外的风险。

　　对于处于危急值状态的受检者，应及时联系值班放射诊断医师，快速完成检查，执行科室制定的危急值流程方案。危急值的具体表现在各部位的实践操作指南中会详细介绍。

# 第二节　实践操作指南

## 一、颅脑平扫及增强 CT

### 1. 适应证
　　颅脑平扫及增强 CT 检查是颅脑检查的重要手段，适应证包括先天性颅脑发育不全、颅脑损伤、脑血管病、颅内肿瘤、颅内感染性疾病、髓鞘形成异常或脱髓鞘疾病等。

### 2. 操作要点解析
　　嘱受检者头部保持不动，尽量使用头架固定头部。目前临床中部分高端 CT 设备的机架不能倾斜，故定位时应将头部垫高，使横断面定位线灯（$Y$ 轴方向激光灯）与扫描基线（外耳孔与眼眶上缘连线）一致，并左右对称。

### 3. 参数选择
　　头部 CT 扫描参数见表 8-2-1。

　　（1）定位像扫描参数：侧位定位像适用于所有颅脑扫描的受检者，但不能躺在头托内的受检者

应采用正位＋侧位双定位。

（2）正式扫描：逐层扫描时应从颅底向颅顶方向扫描，螺旋扫描时重组方向也应是由颅底至颅顶，层厚为 5 mm，层间距为 5 mm，重组 24 ~ 30 层。

### 4. 对比剂应用

碘浓度为 300 ~ 370 mg/mL；总量为 1.0 ~ 1.5 mL/kg；流速为 2.5 ~ 3.0 mL/s。扫描延迟时间：血 - 脑屏障使碘对比剂到达颅脑血管和脑组织的时间相差较大，所以扫描延迟时间为血管性病变 25 秒，感染、囊肿 3 ~ 5 分钟，转移瘤、脑膜瘤 5 ~ 8 分钟。

### 5. 影像处理和质量标准

（1）重组方案：逐层扫描的颅脑 CT 图像不需要重组，螺旋扫描时需进行重组（表 8-2-2、图 8-2-1）。

（2）影像质量标准：① MPR 横断面、冠状面和矢状面要保证左右对称，便于双侧对比；横断面将前联合和后联合显示在同一层面。VR 图像清晰显示颅骨正常组织和骨损伤位置的三维空间关系。②脑窗上脑组织灰、白质对比度适中可辨，脑沟、脑回轮廓清晰。颅骨骨质被破坏时，需重组骨窗，清晰显示骨皮质。③图像无运动伪影。

### 6. 危急值识别

颅脑 CT 检查中的危急值包括脑出血和大面积脑梗死。

案例 1：脑出血（图 8-2-2）。右侧基底节区出血，蛛网膜下腔出血，中线结构左偏。

案例 2：大面积脑梗死（图 8-2-3）。右侧大脑半球大面积脑梗死。

#### 表 8-2-1 头部 CT 扫描参数

| 项目 | 内容 | 项目 | 内容 |
| --- | --- | --- | --- |
| 扫描范围 | 从颅顶至颅底 | 水平定位线 | 外耳孔水平 |
| 定位像 | 侧位定位像 | 扫描方式 | 逐层扫描 / 螺旋扫描 |
| 管电压（kV） | 100 ~ 120 | 有效管电流量（mAs/ 层） | 100 ~ 200 |
| 准直宽度（mm） | 逐层扫描 40 ~ 160 螺旋扫描 > 40 | 旋转时间（s/r） | 0.5 ~ 1.0 |
| 螺距 | 螺旋扫描为 1 | 重建算法 | 软组织窗［Stnd/Standard（B）/Br40］骨窗（Bone plus/Y-Dtail） |
| 层厚（mm） | 5 | 层间距 | 层厚的 100% |

注：Stnd、Bone plus：GE CT 算法描述方式；Standard、Y-Dtail：飞利浦 CT 算法描述方式；Br40：西门子 CT 算法描述方式。

#### 表 8-2-2 颅脑三维及颅脑增强 CT 图像重组方案

| 重组断面 | 基线 | 范围 | 窗技术（窗宽/窗位，Hu） | | 层厚（mm） | | 层间距（mm） | |
| --- | --- | --- | --- | --- | --- | --- | --- | --- |
| | | | 骨算法 | 软组织算法 | 骨算法 | 软组织算法 | 骨算法 | 软组织算法 |
| 横断面 | 平行听眶上线 | 从颅底至颅顶 | 4000/700 | 80/30 | 5 | 5 | 5 | 5 |
| 矢状面 | 平行正中矢状面 | 由左至右包全颅 | — | 80/30 | — | 5 | — | 5 |

注：容积再现重组方案用于颅骨修补术后，360° 左右旋转 1 周，再根据骨折位置旋转任意角度；—：无数据。

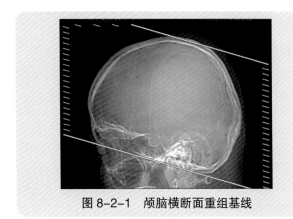

图 8-2-1 颅脑横断面重组基线

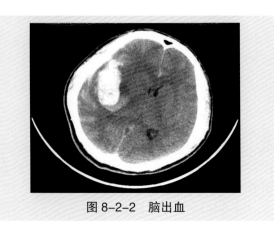

图 8-2-2 脑出血

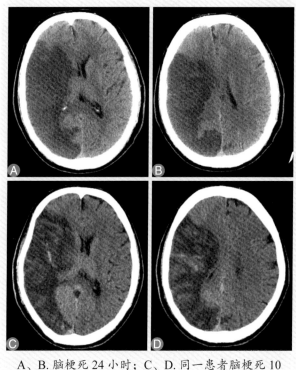

A、B.脑梗死24小时；C、D.同一患者脑梗死10天后。

图 8-2-3 脑梗死

### 7.问题分析

颅脑扫描特殊人群处理：①酗酒、脑出血及其他情况下躁动受检者需要家属陪同，按压下颌部，使其头颅尽量减少晃动，也可以通过减少球管旋转时间或采用螺旋扫描方式，减少检查时间以尽快完成检查；②婴幼儿扫描时，需注意减少定位像扫描的长度，严格控制扫描范围，降低辐射剂量，必要时降低重组层厚和层间距。

## 二、眼眶（鼻骨）平扫及增强 CT

### 1.适应证

（1）外伤性病变：眼部外伤及伴发疾病、鼻部外伤、鼻整形术前等。

（2）非外伤性病变：眼部发育性病变、脉管性疾病、炎症、眼球和眼眶肿瘤及肿瘤样病变，以及表现为眼部症状的颅中窝底病变和眼部术后的评估等。

### 2.操作要点解析

在受检者躺好后，嘱其闭目，减少眼球可能运动，可减少激光灯对眼球的损害。

### 3.参数选择

眼眶、鼻骨 CT 扫描参数见表 8-2-3。

### 4.对比剂应用

对比剂碘浓度为 300 mg/mL，用量为 1.0 ~ 1.5 mL/kg，注射流速为 2.5 ~ 3.5 mL/s，增强扫描延迟时间为对比剂开始注射后 50 ~ 60 秒。

### 5.影像处理和质量标准

（1）重组方案：眼眶（外伤）重组横断面和冠状面骨窗及软组织窗，眼球内异物受检者增加斜矢状面软组织窗重组；眼眶（非外伤）及眼增强重组横断面、冠状面和斜矢状面软组织窗，以及冠状面骨窗（表 8-2-4、图 8-2-4）。视神经管重组横断面、冠状面和双斜矢状面骨窗（表 8-2-5、图 8-2-5）。鼻骨重组横断面、冠状面和矢状面骨窗，VR 采用软组织算法薄层图像重组（表 8-2-6、图 8-2-6）。

### 表 8-2-3 眼眶、鼻骨 CT 扫描参数

| 项目 | 内容 | 项目 | 内容 |
|---|---|---|---|
| 扫描范围 | 眼眶（含视神经管）：包含全眼眶<br>鼻骨：从鼻根至鼻尖 | 水平定位线 | 外耳孔水平 |
| 定位像 | 侧位定位像 | 扫描方式 | 螺旋扫描 |
| 管电压（kV） | 眼眶、鼻骨：100 ~ 120<br>视神经管：120 | 有效管电流量（mAs/层） | 180 ~ 250 |
| 准直宽度（mm） | 10 ~ 40，不建议使用宽体探测器 | 旋转时间（s/r） | 0.5 ~ 1.0 |
| 螺距 | 0.4 ~ 0.6 | 重建算法 | 骨算法（HD Bone Plus/Dtail/H60s）<br>软组织算法（Stnd/Standard/H30s） |
| 层厚（mm） | 0.5 ~ 0.6 | 层间距 | 层厚的 70% ~ 80% |
| 视野（cm）/ 矩阵 | 18/512×512 | 迭代重建等级 | 西门子 CT：SAFIRE 等级 3<br>飞利浦 CT：骨算法 iDose 等级 2，软组织算法等级 1<br>GE CT：ASiR-V 等级前置40%，后置骨算法 40%，标准算法 50% |

注：Stnd、HD Bone Plus：GE CT 算法描述方式；Standard、Dtail：飞利浦 CT 算法描述方式；H30s、H60s：西门子 CT 算法描述方式；SAFIRE：自适应统计迭代重建；iDose：iDose 迭代重建技术；ASiR-V：先进统计迭代重建 -V。

表 8-2-4　眼眶 CT 图像重组方案

| 重组断面 | 基线 | 范围 | 窗技术（窗宽/窗位，Hu） | | 层厚（mm） | | 层间距（mm） | |
|---|---|---|---|---|---|---|---|---|
| | | | 骨算法 | 软组织算法 | 骨算法 | 软组织算法 | 骨算法 | 软组织算法 |
| 横断面 | 平行于听眶下线 | 眶上缘至眶下缘 | 4000/700 | 350/40 | 2 | 3 | 3 | 3 |
| 冠状面 | 垂直于硬腭 | 眶前缘至前床突 | 4000/700 | 350/40 | 2 | 3 | 3 | 3 |
| 斜矢状面 | 平行于眼轴 | 整个眼球 | 4000/700 | 350/40 | — | 3 | — | 3 |

表 8-2-5　视神经管 CT 图像重组方案

| 重组断面 | 基线 | 范围 | 窗技术（窗宽/窗位，Hu） | 层厚（mm） | 层间距（mm） |
|---|---|---|---|---|---|
| | | | 骨算法 | 骨算法 | 骨算法 |
| 横断面 | 平行于后床突至鼻骨尖的连线 | 包含视神经管上下壁 | 4000/700 | 1 | 1 |
| 冠状面 | 垂直于硬腭 | 眶尖至前床突 | 4000/700 | 1 | 1 |
| 斜矢状面 | 在横断面上平行于同侧视神经管 | 包含视神经管内外侧壁 | 4000/700 | 1 | 1 |

表 8-2-6　鼻骨 CT 图像重组方案

| 重组断面 | 基线 | 范围 | 窗技术（窗宽/窗位，Hu） | 层厚（mm） | 层间距（mm） |
|---|---|---|---|---|---|
| | | | 骨算法 | 骨算法 | 骨算法 |
| 横断面 | 平行于听眶下线 | 鼻根至鼻骨尖 | 4000/700 | 2 | 2 |
| 冠状面 | 平行于鼻骨 | 鼻骨至泪骨 | 4000/700 | 1 | 1 |
| 矢状面 | 平行于正中矢状面 | 包含双侧鼻骨 | 4000/700 | 1 | 1 |

注：容积再现重组方案为从左侧位至右侧位 180°，每隔 30° 取 1 幅图像，从颅底至颅顶 180°，每隔 30° 取 1 幅图像，适当调节窗宽、窗位。

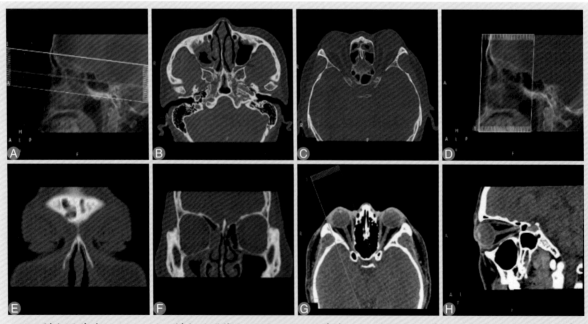

A. 眼眶横断面基线；B、C. 眼眶横断面图像；D. 眼眶冠状面基线；E. 眼眶冠状面起始层面；F. 眼眶冠状面中间层面；G. 眼眶斜矢状面基线；H. 眼眶斜矢状面图像。

图 8-2-4　眼眶标准影像和重组基线

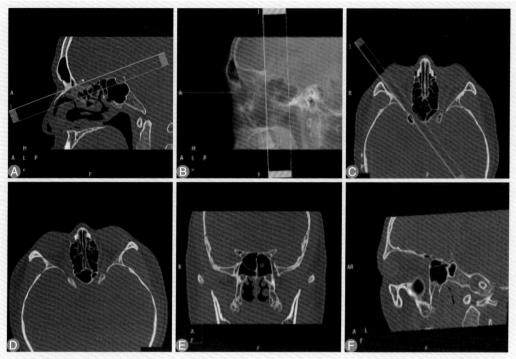

A. 视神经管横断面重组基线和范围；B. 视神经管冠状面基线和范围；C. 视神经管斜矢状面基线和范围；D. 视神经管横断面图像；E. 视神经管冠状面图像；F. 视神经管斜矢状面图像。

图 8-2-5　视神经管标准影像和重组基线

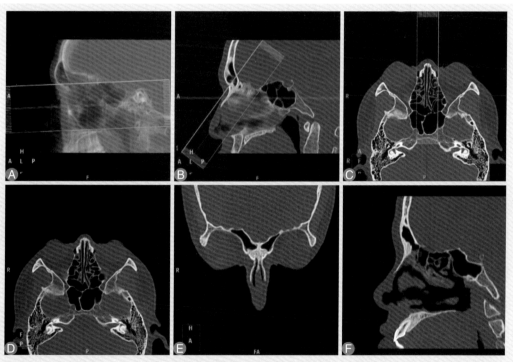

A. 鼻骨横断面重组基线和范围；B. 鼻骨冠状面基线和范围；C. 鼻骨矢状面基线和范围；D. 鼻骨横断面图像；E. 鼻骨冠状面图像；F. 鼻骨矢状面图像。

图 8-2-6　鼻骨标准影像和重组基线

（2）影像质量标准：①眼眶。软组织窗能够显示眼球结构（晶状体、球壁等）及泪腺、眼肌和视神经；无条纹状伪影，无眼球运动伪影。骨窗能够显示眶骨的内部结构，清晰分辨皮质骨和松质骨；无运动模糊，骨质边缘锐利，无阶梯状伪影。MPR重组图像横断面为双侧眼眶下缘与外耳道同层对称显示；双侧视神经、颧骨额突、眶上裂同层对称显示。冠状面双侧鼻泪管、颧骨眶面同层对称显示；双侧颧骨额突同层对称显示。斜矢状面为同侧视神经眶内段同层显示。②视神经管。能够显示眶尖和视神经管的内部结构，清晰分辨皮质骨和松质骨；无运动模糊，骨质边缘锐利，无阶梯状伪影。MPR重组横断面双侧视神经管全长同层对称显示；双侧眶上裂、视神经管上缘同层对称显示。冠状面双侧眶上裂同层对称显示。斜矢状面同侧视神经管全长同层显示。③鼻骨。MPR重组图像横断面双侧眼眶下缘与外耳道同层对称显示。冠状面可通过眼眶外侧壁或上颌骨额突来确定左右对称。

### 6. 问题分析

视神经管进行MPR重组时须注意与眼眶进行区别，视神经管横断面重组基线平行于后床突至鼻骨尖的连线，斜矢状面重组基线平行于视神经管，而非眼眶横断面听眶下线和斜矢状面平行于视神经的基线。

## 三、鼻窦及上、下颌骨CT

### 1. 适应证

适用于非肿块性病变检查，如鼻腔与鼻窦炎症及外伤、脑脊液鼻漏和鞍区病变经鼻内镜术前评估等；适用于颌面部检查，如上、下颌骨骨折的诊断及颞下颌关节紊乱综合征等；适用于肿块性病变检查，如肿瘤及肿瘤样病变等。

### 2. 参数选择

鼻窦及上、下颌骨CT扫描参数见表8-2-7。

### 3. 对比剂应用

对比剂碘浓度为300 mg/mL，用量为1.0 ~ 1.5 mL/kg，注射流速为2.5 ~ 3.5 mL/s，增强扫描延迟时间为对比剂开始注射后50 ~ 60秒。

### 4. 影像处理和胶片打印

（1）重组方案：鼻窦重组方案可根据病变类型进行侧重点不同的重组（表8-2-8、图8-2-7）。非肿块性病变重组横断面、冠状面和矢状面骨窗图像，鼻窦炎受检者增加冠状面软组织窗图像重组，脑脊液鼻漏在可疑区域增加冠状面薄层（2 mm）骨窗图像重组（层间距为2 mm或1 mm）。怀疑脑脊液鼻漏时冠状面重组层厚/层间距选择2 mm/2 mm或2 mm/1 mm，外伤和脑脊液鼻漏时窗宽/窗位选择4000 Hu/700 Hu。肿块性病变和增强鼻窦扫描重组横断面、冠状面和矢状面软组织窗图像和冠状面骨窗图像。上、下颌骨重组横断面、冠状面骨窗，VR采用软组织算法薄层图像重组（表8-2-9）。

**表8-2-7 鼻窦及上、下颌骨CT扫描参数**

| 项目 | 内容 | 项目 | 内容 |
|---|---|---|---|
| 扫描范围 | 鼻窦：额窦上缘至上颌骨下缘；上颌骨：上颌骨额突至上颌骨牙槽突；下颌骨：下颌小头至下颌骨下缘 | 水平定位线 | 外耳孔水平 |
| 定位像 | 侧位定位像 | 扫描方式 | 螺旋扫描（鼻窦可选用宽体探测器逐层扫描） |
| 管电压（kV） | 鼻窦：100 ~ 120；上、下颌骨：120 | 有效管电流量（mAs/层） | 150 ~ 220 |
| 准直宽度（mm） | 10 ~ 40（鼻窦可使用宽体探测器140 ~ 160） | 旋转时间（s/r） | 0.7 ~ 1.0 |
| 螺距 | 0.6 ~ 0.8 | 重建算法 | 骨算法（Bone plus/Dteail/H60s）软组织算法（Stnd/Standard/Br40） |
| 层厚（mm） | 0.5 ~ 0.6 | 层间距 | 层厚的70% ~ 80% |
| 视野（cm）/矩阵 | 18 ~ 20/512×512 | 迭代重建等级 | 西门子CT：SAFIRE等级3；飞利浦CT：iDose骨算法等级2，软组织算法等级1；GE CT：ASiR-V等级前置40%，后置骨算法40%，标准算法50% |

注：Bone plus Stnd：GE CT算法描述方式；Standard：飞利浦CT算法描述方式；H60s、Br40为西门子CT算法描述方式。

表 8-2-8 鼻窦 CT 图像重组方案

| 重组断面 | 基线 | 范围 | 窗技术（窗宽/窗位，Hu） | | 层厚（mm） | | 层间距（mm） | |
|---|---|---|---|---|---|---|---|---|
| | | | 骨算法 | 软组织算法 | 骨算法 | 软组织算法 | 骨算法 | 软组织算法 |
| 横断面 | 平行于听眦下线 | 额窦顶部至硬腭 | 2000/200 | 350/40 | 2 | 3 | 4 | 3 |
| 冠状面 | 垂直于硬腭 | 额窦前部至蝶窦后部 | 2000/200 | 350/40 | 2 | 3 | 4 | 3 |
| 矢状面 | 平行于正中矢状面 | 包括两侧上颌窦外侧缘 | 2000/200 | 350/40 | 2 | 3 | 4 | 3 |

表 8-2-9 上、下颌骨 CT 图像重组方案

| 重组断面 | 基线 | 范围 | 窗技术（窗宽/窗位，Hu） | | 层厚（mm） | | 层间距（mm） | |
|---|---|---|---|---|---|---|---|---|
| | | | 骨算法 | 软组织算法 | 骨算法 | 软组织算法 | 骨算法 | 软组织算法 |
| 横断面 | 平行于听眦下线 | 包含上颌骨或下颌骨 | 2000/200 或 4000/700 | 350/40 | 2 | 3 | 4 | 3 |
| 冠状面 | 垂直于硬腭 | 包含上颌骨或下颌骨 | 2000/200 或 4000/700 | 350/40 | 2 | 3 | 4 | 3 |

注：上、下颌骨可用容积再现重组，方案为从左侧位至右侧位 180°，每隔 30° 取 1 幅图像，从颅底至颅顶 180°，每隔 30° 取 1 幅图像，补充左上 45°、右上 45°、左下 45°、右下 45° 方位图像。

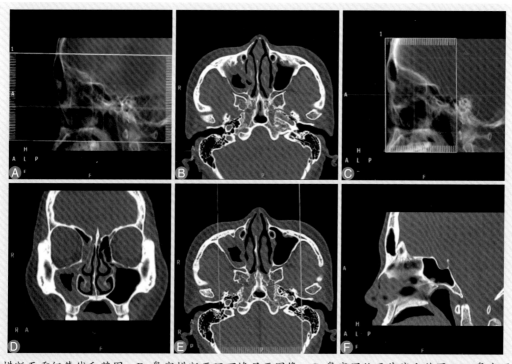

A.鼻窦横断面重组基线和范围；B.鼻窦横断面眶下缘层面图像；C.鼻窦冠状面基线和范围；D.鼻窦冠状面图像；E.鼻窦矢状面基线和范围；F.鼻窦矢状面图像。

图 8-2-7 鼻窦标准影像和重组基线

（2）影像质量标准：①骨窗能够清晰显示全组鼻窦窦壁的骨质结构。软组织窗能够显示软组织病变与周围组织的层次关系。② MPR 重组横断面上双侧眼眶下缘和外耳道同层对称显示。冠状面双

侧颧骨眶突或眶面、颧骨额突同层对称显示。

### 5. 问题分析

（1）鼻窦扫描技术可以使用宽体探测器逐层扫描模式，一次扫描覆盖整个鼻窦。

（2）鼻窦骨算法的窗技术与眼眶、鼻骨和颞骨等并不相同，上、下颌骨可根据诊断需求自行选择。

## 四、颞骨平扫、常规增强及 CTA/CTV

### 1. 适应证

适用于外中耳炎、耳畸形、颞骨外伤、颞骨及侧颅底肿瘤与肿瘤样病变、传导性或混合性耳聋、非搏动性耳鸣等疾病，以及人工耳蜗植入或其他经颞骨入路手术的术前评估等。

### 2. 操作要点解析

体位设计时推荐使用听鼻线（外耳孔到鼻翼的连线），垂直于床面，受检者下颌上抬，使眼晶状体移出扫描范围，以减少对眼晶状体的辐射剂量。

### 3. 参数选择

参数选择见表 8-2-10、表 8-2-11。

### 4. 对比剂应用

颞骨增强分为普通增强与颞骨 CTA/CTV。普通颞骨增强使用对比剂碘浓度为 300 mg/mL，用量为 1.0 ~ 1.5 mL/kg，注射流速为 2.5 ~ 3.5 mL/s，增强扫描延迟时间为对比剂开始注射后 50 ~ 60 秒。颞骨 CTA、CTV 使用对比剂碘浓度为 370 mg/mL，用量为 1.0 ~ 1.5 mL/kg，注射流速为 4.5 ~ 5.5 mL/s，动脉期扫描时间采用降主动脉水平自动触发扫描模式，触发阈值为 120 ~ 150 Hu，自颅底向颅顶方向扫描，扫描范围自枢椎至大脑动脉环；静脉期在自动触发后 16 ~ 18 秒自颅顶向颅底方向扫描，扫描范围同动脉期。

### 5. 影像处理和质量标准

（1）重组方案见表 8-2-12、表 8-2-13、图 8-2-8。

#### 表 8-2-10 颞骨 CT 扫描参数

| 项目 | 内容 | 项目 | 内容 |
|---|---|---|---|
| 扫描范围 | 颞骨岩部上缘至乳突尖 | 水平定位线 | 外耳孔水平 |
| 定位像 | 单或双定位像 | 扫描方式 | 螺旋扫描 |
| 管电压（kV） | 140 | 有效管电流量（mAs/层） | 120 ~ 180 |
| 准直宽度（mm） | 10 ~ 40 | 旋转时间（s/r） | 0.5 ~ 1.0 |
| 螺距 | 0.4 ~ 0.6 | 重建算法 | 骨窗（Bone plus/Y-sharp/J70h）软组织窗（Stnd/Standard/Br40） |
| 层厚（mm） | 设备允许最薄层厚 | 层间距 | 层厚50% |
| 视野（cm）/矩阵 | 18 ~ 20/≥ 512×512 | 其他 | 骨窗可根据设备加入边缘强化 |

注：Bone plus Stand：GE CT 算法描述方式；Y-sharp、B：飞利浦 CT 算法描述方式；J70、Br40：西门子 CT 算法描述方式。

#### 表 8-2-11 颞骨 CTA/CTV 扫描参数

| 项目 | 内容 | 项目 | 内容 |
|---|---|---|---|
| 扫描范围 | 大脑动脉环至寰椎 | 水平定位线 | 外耳孔水平 |
| 定位像 | 单或双定位像 | 扫描方式 | 螺旋扫描 |
| 管电压（kV） | 动脉期 100 ~ 120 静脉期 140 | 有效管电流量（mAs/层） | 120 ~ 250 |
| 准直宽度（mm） | 10 ~ 40 | 旋转时间（s/r） | 0.5 |
| 螺距 | 动脉期 0.8 ~ 1.0 静脉期 0.5 ~ 0.6 | 重建算法 | 骨窗（Bone plus/Y-sharp/J70h）软组织窗（Stnd/Standard/Br40） |
| 层厚（mm） | 动脉期 0.5 ~ 0.8 静脉期设备允许最薄层厚 | 层间距 | 动脉期层厚80% 静脉期层厚50% |
| 视野（cm）/矩阵 | 18 ~ 20/512×512 | 其他 | 骨窗可根据设备加入边缘强化，也可以使用迭代算法 |

表 8-2-12　颞骨 CT 图像重组方案

| 重组断面 | 基线 | 范围 | 窗技术（窗宽/窗位，Hu） | | 层厚（mm） | | 层间距（mm） | |
|---|---|---|---|---|---|---|---|---|
| | | | 骨算法 | 软组织算法 | 骨算法 | 软组织算法 | 骨算法 | 软组织算法 |
| 横断面 | 平行于外半规管 | 颞骨岩部上缘至外耳道下缘 | 4000/700 | 350/40 | 1 | 2 | 1 | 2 |
| 冠状面 | 垂直于外半规管 | 面神经膝部至后半规管后缘 | 4000/700 | 350/40 | 1 | 2 | 1 | 2 |
| 矢状面 | 平行于面神经管鼓室段 | 包括听小骨和内听道 | 4000/700 | 350/40 | 1 | 2 | 1 | 2 |

表 8-2-13　颞骨 CTA/CTV 图像重组方案

| 重组断面 | 基线 | 范围 | 窗技术（窗宽/窗位，Hu） | | 层厚（mm） | | 层间距（mm） | |
|---|---|---|---|---|---|---|---|---|
| | | | 骨算法 | 软组织算法 | 骨算法 | 软组织算法 | 骨算法 | 软组织算法 |
| CTA | | | | | | | | |
| 横断面 | 平行于外半规管 | 大脑动脉环至枢椎 | — | 600/100 | — | 3 | — | 3 |
| CTV | | | | | | | | |
| 横断面 1 | 平行于外半规管 | 大脑动脉环至枢椎 | — | 600/100 | — | 3 | — | 3 |
| 横断面 2 | 平行于外半规管 | 颞骨岩部上缘至乙状窦下缘 | 4000/700 | — | 1 | — | 1 | — |
| 冠状面 | 垂直于外半规管 | 面神经膝部至乙状窦后缘 | 4000/700 | — | 1 | — | 1 | — |

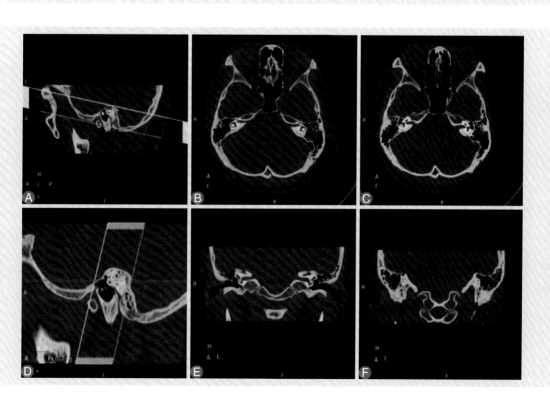

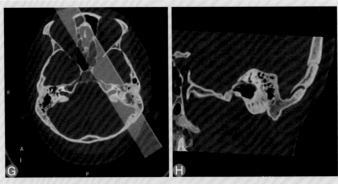

A. 颞骨横断面重组基线和范围；B. 颞骨横断面外半规管层面图像；C. 颞骨横断面面神经水平段、砧锤关节层面图像；D. 颞骨冠状面重组基线和范围；E. 颞骨冠状面砧镫关节层面图像；F. 颞骨冠状面后半规管弓层面图像；G. 颞骨斜矢状面重组基线和范围；H. 颞骨斜矢状面图像。

图 8-2-8　颞骨标准影像和重组基线

（2）影像质量标准：①MPR。横断面双侧外半规管、面神经管水平段、锤骨头与砧骨体（"冰激凌蛋卷"样）分别同层且对称显示；冠状面双侧砧骨长脚、镫骨、内听道同层且对称显示，双侧后半规管同层且对称显示；斜矢状面面神经水平段同层显示。②骨窗能够显示颞骨的内部结构，听骨链、面神经管、耳蜗、半规管等；软组织窗能够显示病变组织和周围脑组织的关系。

6. 问题分析

（1）颞骨扫描推荐手动选择适宜的管电压和管电流，不推荐使用自动管电压和管电流调制技术。因为自动管电流调制技术扫描效果欠清晰。

（2）行颞骨 CTA/CTV 双期增强 CT 扫描时，不推荐过度降低管电压来提高图像对比度。

（3）显示鼓室内韧带、肌腱、鼓膜等软组织及镫骨时，需要较低的窗位和较大的窗宽，建议窗宽为 3000 ~ 4000 Hu，窗位 ≤ 200 Hu。

## 五、颈部平扫及增强 CT

1. 适应证

适用于喉部肿瘤及肺肿瘤性病变、甲状腺肿瘤及结节性病变、口咽部及食管异物、颈部外伤。

2. 操作要点解析

（1）患者取仰卧位，根据肩部的厚度使用不同的厚度头托，头稍后仰，使颈部与床面平行，两肩放松下垂，两上臂置于身体两侧，正中矢状面垂直于床面并与其中线重合。

（2）嘱受检者平静呼吸，不要做吞咽动作。

3. 参数选择

颈部 CT 扫描参数见表 8-2-14。

4. 对比剂应用

对比剂碘浓度为 300 mg/mL，用量为 1.0 ~ 1.5 mL/kg，流速为 2.5 ~ 3.5mL/s，增强 CT 扫描延迟时间为对比剂开始注射后 50 ~ 60 秒。

5. 影像处理和质量标准

（1）重组方案见表 8-2-15。

（2）影像质量标准：①颈部 MPR。横断面上颈椎横突或环状软骨左右对称；冠状面上颈椎横突左右对称。②软组织窗能够显示颈部软组织的层次和增强后大血管的结构；骨窗能够显示颈部椎体的骨质。

表 8-2-14　颈部 CT 扫描参数

| 项目 | 内容 | 项目 | 内容 |
| --- | --- | --- | --- |
| 扫描范围 | 颞骨岩部上缘到胸骨颈静脉切迹 | 水平定位线 | 齐耳屏 |
| 定位像 | 侧位或双定位像 | 扫描方式 | 螺旋扫描 |
| 管电压（kV） | 100 ~ 120 | 有效管电流量（mAs/层） | 150 ~ 250 |
| 准直宽度（mm） | > 40 | 旋转时间（s/r） | 0.5 |

| 项目 | 内容 | 项目 | 内容 |
|---|---|---|---|
| 螺距 | 0.8 ~ 1.0 | 重建算法 | 软组织窗（Stnd/Standard/I31f） |
| 层厚（mm） | 0.8 ~ 1.2 | 层间距 | 层厚80% ~ 100% |
| 视野（cm）/矩阵 | 20 ~ 25/512×512 | 其他 | 颈部扫描建议开启 X-CARE、ODM、Doseright 等剂量调制技术，也可以采用迭代算法降低扫描条件 |

注：I31f：西门子 CT 算法描述方式；X-CARE：部分角度扫描模式；ODM：器官剂量调制技术；Doseright：自动管电流调制技术。

表 8-2-15　颈部 CT 图像重组方案

| 重组断面 | 基线 | 范围 | 窗技术（窗宽/窗位，Hu） | | 层厚（mm） | | 层间距（mm） | |
|---|---|---|---|---|---|---|---|---|
| | | | 软组织算法 | 骨算法 | 软组织算法 | 骨算法 | 软组织算法 | 骨算法 |
| 横断面 | 平行于硬腭或垂直于颈椎 | 舌根上缘至胸廓入口 | 350/40 | 4000/700 | 3 | 2 | 3 | 2 |
| 冠状面 | 垂直于硬腭或平行于颈椎 | 甲状软骨前缘至颈椎椎体后缘 | 350/40 | — | 3 | — | 3 | — |
| 矢状面 | 平行于正中矢状面 | 包含双侧胸锁乳突肌 | 350/40 | 4000/700 | 3 | 2 | 3 | 2 |

注：外伤时需重组骨算法横断面和矢状面。

### 6. 问题分析

（1）颈部 CT 检查时，一定要为受检者选取合适的头托。因头托不合适导致颈部呈过伸状态时，一方面下颌骨会过多进入扫描范围，产生伪影或增加辐射剂量；另一方面此体位容易造成声门狭窄的假象，容易造成误诊。

（2）采用自动管电流调制技术进行颈部 CT 扫描时，如果设备可以根据双定位像进行更为精准的调制，首选双定位像扫描可以进一步降低受检者的辐射剂量。

（3）颈部间隙恶性肿瘤需评估颈部淋巴结转移时，扫描范围应从颅底到主动脉弓水平。

（4）颈部 CT 扫描完毕后，一定要及时浏览图像，发现有吞咽伪影时，一定要及时重新扫描，尤其是采取增强 CT 检查的受检者，可以避免错过最佳时相。

## 六、胸部平扫及增强 CT

### 1. 适应证

胸部平扫及增强 CT 检查是胸部疾病的重要检查手段，适用于胸部肿瘤、肺部炎症性病变、胸部外伤及胸部结节筛查。

### 2. 操作要点解析

检查前进行深吸气后屏气的训练。

### 3. 参数选择

胸部 CT 扫描参数见表 8-2-16。

表 8-2-16　胸部 CT 扫描参数

| 项目 | 内容 | 项目 | 内容 |
|---|---|---|---|
| 扫描范围 | 胸廓入口至侧肋膈角下 2 cm | 水平定位线 | 腋中线或腋后线 |
| 定位像 | 单或双定位像 | 扫描方式 | 螺旋扫描 |
| 管电压（kV） | 100 ~ 120 | 有效管电流量（mAs/层） | 自动管电流或 150 ~ 300 |
| 准直宽度（mm） | 40 ~ 80 | 旋转时间（s/r） | 0.5 ~ 1.0 |
| 螺距 | 0.921 ~ 1.375 | 重建算法 | 肺窗（lung/Y-sharp/BI57）软组织窗（Stnd/Standard/Br40）高分辨窗（Bone plus/Y-Dtail/BI64） |

续表

| 项目 | 内容 | 项目 | 内容 |
|---|---|---|---|
| 层厚（mm） | 0.8 ~ 1.0 | 层间距 | 层厚的 70% ~ 80%<br>高分辨层间距 8 ~ 10mm |
| 视野（cm）/ 矩阵 | 45 ~ 50/512×512 | 其他 | — |

注：lung、Stnd、Bone plus：GE CT 算法描述方式；Y-sharp、Standard、Y-Dtail：飞利浦 CT 算法描述方式；BI57、Br40、BI64：西门子 CT 算法描述方式。

（1）定位像扫描参数：正位定位像适用于胸部外伤受检者的扫描，可以更好地观察到肋骨下缘，而侧位定位像可以看到后肋膈角，能更为精准地把控肺部范围。在此值得注意的是，定位像除辅助正式扫描精准定位外，还可以影响正式扫描参数。随着设备的发展，自动调制技术已被广泛应用。自动调制技术就是根据定位像所获得人体信息进行扫描参数的调节，不同厂家的调制方式又有所差异，有的采取 180° 投照角度获取最佳定位像，有的采取 90° +180° 投照角度获取最佳定位像。因此，需要根据病情和设备的特点选择最适宜的扫描参数。

（2）正式扫描参数：胸部扫描方向要从肺底向肺尖方向扫描，呼吸运动伪影较小。

**4. 对比剂应用**

碘浓度为 300 ~ 370 mg/mL；总量为 1.0 ~ 1.5 mL/kg；流速为 2.5 ~ 3.0 mL/s。扫描延迟时间：①一期增强为 35 秒；②双期增强为动脉期 25 ~ 30 秒，静脉期 55 ~ 60 秒。

**5. 影像处理和质量标准**

（1）重组方案见表 8-2-17、图 8-2-9（文后彩插图 8-2-9B、文后彩插图 8-2-9C）。

（2）影像质量标准：①MPR 冠状面需要将主气管和左、右主支气管同层面显示；VR 图像清晰显示正常骨组织和骨损伤位置的三维空间关系。②肺窗可清晰显示肺纹理；软组织窗可清晰显示纵隔内心脏和大血管等结构；高分辨窗可清晰显示次级肺小叶结构，病变或肺组织边缘较肺窗更为锐利。发

表 8-2-17 胸部 CT 图像重组方案

| 重组断面 | 基线 | 范围 | 窗技术（窗宽/窗位，Hu） | | | 层厚（mm） | | | 层间距（mm） | | |
|---|---|---|---|---|---|---|---|---|---|---|---|
| | | | 骨算法 | 软组织算法 | 高分辨算法 | 骨/软组织算法 | | 高分辨算法 | 骨/软组织算法 | | 高分辨算法 |
| 横断面 | 平行于人体横断面 | 肺尖至肺底 | 1500/-700 | 350/40 | 1500/-500 | 5 ~ 7 | 1.0 ~ 1.5 | | 6 ~ 8 | | 8 ~ 10 |
| 斜冠状面 | 平行于主气管 | 全部肺组织 | 1500/-700 | 350/40 | — | 5 ~ 6 | | — | 5 ~ 6 | | — |

注：平扫：斜冠状面重组骨算法；增强 CT 扫描：斜冠状面重组软组织算法。容积再现图像用于胸部外伤观察肋骨，水平方向旋转 360°，再根据骨折位置旋转任意角度。设备允许情况下，可采用迭代算法，可进一步降低扫描参数。

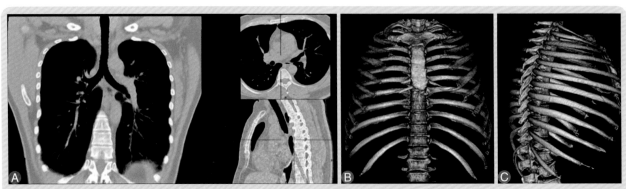

A. 斜冠状面图像和重组基线；B. 肋骨 VR 图像；C. 肋骨 VR 图像显示病变位置的三维空间结构。

图 8-2-9 胸部 CT 重组方案及标准影像

生胸部骨质破坏时，需重组骨窗，清晰显示骨皮质和骨小梁。③图像无呼吸运动伪影，可存在少量因心脏搏动而产生的伪影。

**6. 胶片打印**

冠状面摄影时一定要加定位像，明确告知医师重组角度。

**7. 危急值识别**

胸部 CT 检查中的危急值包括新发气管支气管异物，以及新发液气胸和外伤所致的心包积液。

案例 1：新发左主支气管异物（图 8-2-10）。左主支气管内可见椭圆形影，边缘光滑；左肺组织缩小，密度增高，向肺门集中，纵隔向左移动。

案例 2：右侧液气胸（图 8-2-11）。右侧肺体积缩小，肺内见高密度影。

案例 3：心包积液（图 8-2-12）。纵隔内心脏周围可见大量液体密度影及气体影，液体 CT 值约为 33 Hu。

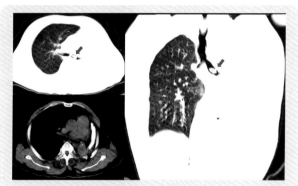

图 8-2-10　左主支气管异物（箭头）

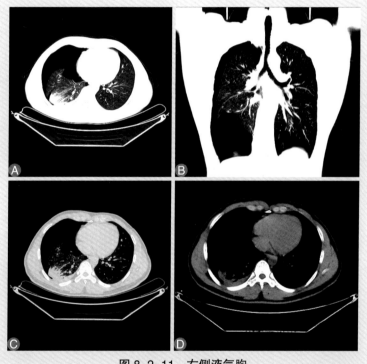

图 8-2-11　右侧液气胸

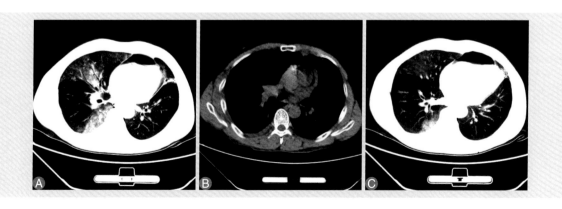

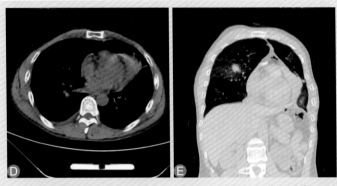

A、B.同一层面；C、D.同一层面；E.冠状面重组图像。

图 8-2-12 心包积液

**8.问题分析**

（1）因受检者双手不能上举，产生的线束硬化伪影影响图像质量（图8-2-13）。针对此情况，可让家属站在受检者头侧方向，辅助受检者双手上举。一方面可以减少伪影；另一方面可以保证受检者的安全。

（2）受检者不能配合憋气时，图像存在较重的呼吸运动伪影（图8-2-14）。针对此情况，应尽量缩短扫描时间。

（3）胸部CT的高分辨图像算法设置错误（图8-2-15）。高分辨窗图像不是简单地在肺窗（骨算法）基础上改变窗宽、窗位，还需要重建算法（滤

过核），使得高分辨窗肺纹理或病变组织边缘较肺窗更锐利。

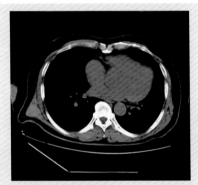

图 8-2-13 胸部 CT 线束硬化伪影

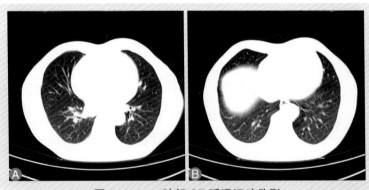

图 8-2-14 肺部 CT 呼吸运动伪影

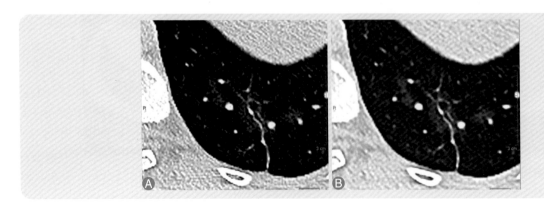

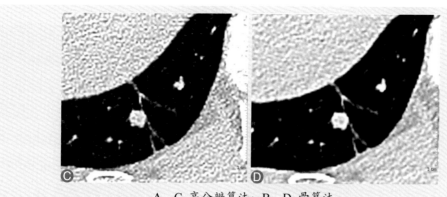

A、C.高分辨算法；B、D.骨算法。

图 8-2-15 胸部 CT 图像

## 七、腹部平扫及增强 CT

### 1. 适应证

适用于腹部实质脏器先天性变异；腹部闭合性及开放性外伤；结石及炎性病变；良、恶性肿瘤；腹膜后病变等。

### 2. 操作要点解析

（1）核实受检者 1 周内是否做过消化道钡剂造影。腹部包含肝脏、胃部、胰腺和肾脏等多个实质性器官，需要在扫描前准备、扫描范围和参数设置及图像后处理过程中有针对性地操作，所以进行腹部 CT 检查时，核对申请单信息尤为重要。

（2）呼吸训练：训练受检者吸气后屏气，并要保证每次呼吸幅度一致。

（3）特殊准备：肝胆胰脾扫描前饮水 600 ～ 800 mL，进检查室后再饮水 300 ～ 500 mL，即刻进行扫描。急诊、禁食禁水的受检者除外。

### 3. 参数选择

腹部 CT 扫描参数见表 8-2-18。

### 4. 对比剂应用

碘浓度为 300 ～ 370 mg/mL；总量为 1.0 ～ 1.5 mL/kg 且 ≥ 70 mL；流速为 2.5 ～ 3.5 mL/s（三期增强扫描时，流速建议为 4.0 mL/s）。扫描延迟时间：①经验法，即动脉期 18 ～ 25 秒，静脉期 45 ～ 60 秒，平衡期 90 ～ 120 秒，如进行肝血管瘤诊断，需将平衡期延迟至 300 秒；②阈值触发法是将肝门水平作为监测层面，阈值设置为 130 ～ 150 Hu，感兴趣区 35 ～ 55 mm$^2$ 置于腹主动脉内，触发后延迟 5 ～ 7 秒开始扫描；③观察肝脏和肾脏时进行三期增强扫描，其余部位可酌情减至动、静脉双期或只进行静脉期增强。

### 5. 影像处理和质量标准

（1）重组方案见表 8-2-19。

（2）影像质量标准：① MPR 重组时，需在各个断面清晰显示受检器官及周边组织结构。②增强 CT 图像显示要求（图 8-2-16）：动脉期腹主动脉及其分支明显强化，脾脏强化密度不均匀；门脉期肝实质和门脉强化较动脉期显著，肾脏皮、髓质均

表 8-2-18 腹部 CT 扫描参数

| 项目 | 内容 | 项目 | 内容 |
| --- | --- | --- | --- |
| 扫描范围 | 受检器官及病变范围 | 水平定位线 | 腋中线 |
| 定位像 | 正位定位像 | 扫描方式 | 螺旋扫描 |
| 管电压（kV） | 100 ～ 120 | 有效管电流量（mAs/ 层） | 自动管电流或 200 ～ 250 |
| 准直宽度（mm） | 40 ～ 80 | 旋转时间（s/r） | 0.5 ～ 0.8 |
| 螺距 | 0.600 ～ 1.015 | 重建算法 | 软组织窗（Stnd/Standard/Br40） |
| 层厚（mm） | 0.8 ～ 1.0 | 层间距 | 层厚的 60% ～ 80% |
| 视野（cm）/ 矩阵 | 45 ～ 50/512×512 | | |

注：扫描范围根据申请单确定，需包括受检器官和病变范围。肾上腺相较肝脏、肾脏等器官需要小螺距、薄层和尽可能小的间隔。Stnd：GE CT 算法描述方式；Standard：飞利浦 CT 算法描述方式；Br40：西门子 CT 算法描述方式。

表 8-2-19　腹部 CT 图像重组方案

| 重组断面 | 基线 | 范围 | 窗技术（窗宽/窗位，Hu）软组织算法 | 层厚（mm）软组织算法 | 层间距（mm）软组织算法 |
|---|---|---|---|---|---|
| 横断面 | 平行于人体横断面 | 受检器官上、下缘 | 350/40；180/60（肝） | 5 ~ 6/3 | 5 ~ 6/2 ~ 3 |
| 冠状面 | 平行于正中冠状面 | 受检器官前、后缘 | 350/40；180/60（肝） | 5 ~ 6/3 | 5 ~ 6/2 ~ 3 |
| 矢状面 | 平行于正中矢状面 | 受检器官左、右缘 | 350/40；180/60（肝） | 5 ~ 6 | 5 ~ 6 |

注：平扫：肝胆胰脾、肾脏重组 3 个断面，肾上腺重组横断面和冠状面；肝胆胰脾、肾脏增强 CT：平扫、动脉期和平衡期只重组横断面，静脉期重组 3 个断面；肾上腺增强 CT：平扫只重组横断面，静脉期重组横断面和冠状面；肝胆胰脾重组层厚/间隔：5 ~ 6 mm/5 ~ 6 mm，肾脏重组层厚/间隔：5 mm/5 mm，肾上腺重组层厚/间隔：3 mm/2 ~ 3 mm。

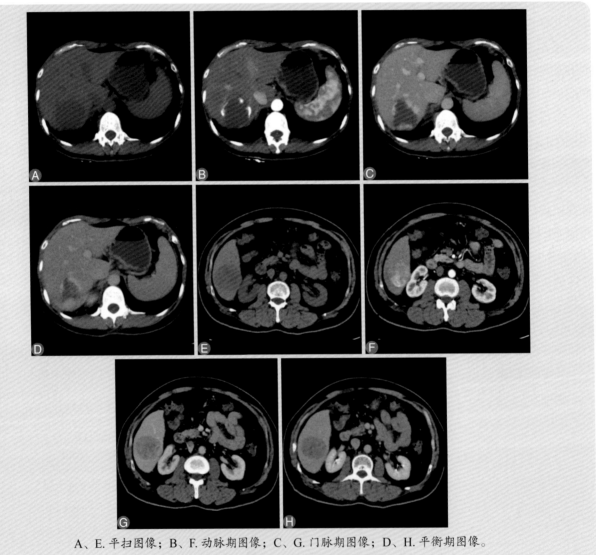

A、E. 平扫图像；B、F. 动脉期图像；C、G. 门脉期图像；D、H. 平衡期图像。

图 8-2-16　腹部三期增强 CT 标准影像

匀强化；平衡期肝实质和门脉强化程度减低，肾盂、肾盏明显强化。

**6. 危急值识别**

腹部 CT 检查中的危急值包括急性胆道梗阻、急性出血坏死性胰腺炎、急性肠梗阻、急性消化道穿孔和肝、脾、肾等腹腔脏器出血。

案例 1：胰腺炎（图 8-2-17）。胰腺体积明显增大，边缘模糊毛糙，其内密度不均匀，周围可见不规则液性密度影。

案例 2：脾脏、肾脏挫裂伤伴被膜下血肿（图 8-2-18）。脾脏边缘模糊，被膜下可见条索状稍高密度影；左肾体积明显增大，肾被膜下可见多发斑

片状高密度影。

案例 3：肠梗阻（图 8-2-19）。腹盆部部分小肠肠管扩张，伴气液平面。

案例 4：消化道穿孔（图 8-2-20）。肝周、脾

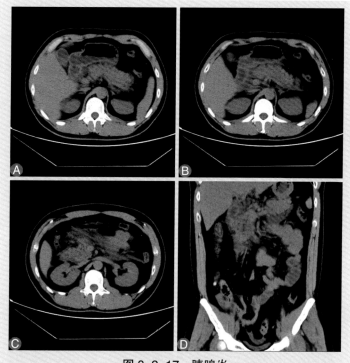

图 8-2-17　胰腺炎

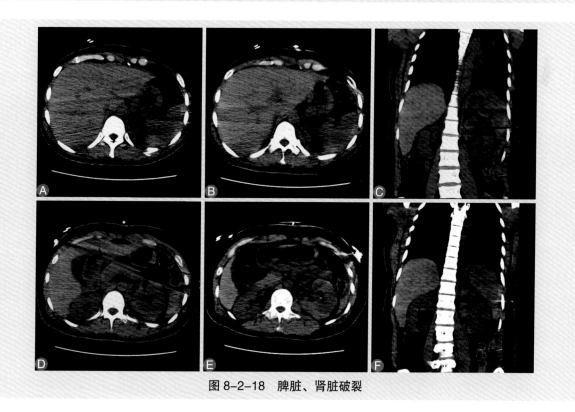

图 8-2-18　脾脏、肾脏破裂

周可见片状气体密度影。

7.问题分析

（1）图像因呼吸运动或体内外异物而产生伪影。

（2）在三期增强CT检查中，采用经验法进行扫描时，由于个体差异或病变引起的增强时相有偏差，所以更推荐选择阈值触发法。

（3）需行增强CT扫描时，一定要先进行常规平扫，增强之后的图像容易掩盖高密度病变，如胆囊结石（图8-2-21）。

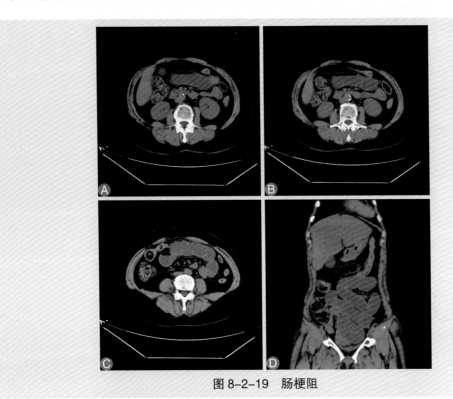

图 8-2-19　肠梗阻

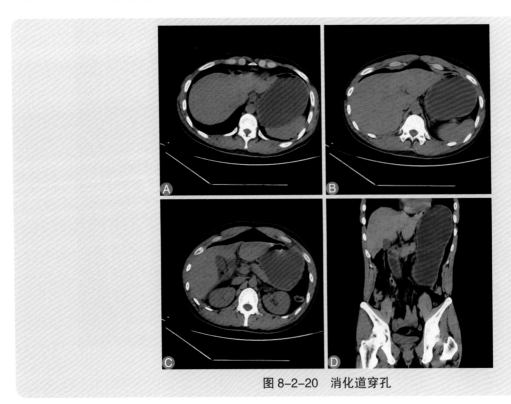

图 8-2-20　消化道穿孔

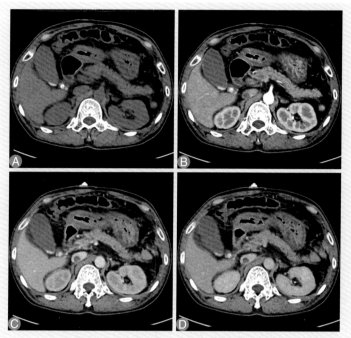

A. 平扫图像；B. 动脉期；C. 门脉期；D. 延迟期。

图 8-2-21　腹部增强 CT 显示胆囊结石

## 八、盆腔平扫及增强 CT

### 1. 适应证

适用于诊断盆腔内占位及外伤。

### 2. 操作要点解析

观察膀胱病变时，需嘱受检者饮水憋尿，将膀胱充盈后进行检查。

### 3. 参数选择

盆腔 CT 扫描参数见表 8-2-20。

### 4. 对比剂应用

碘浓度为 300 ~ 370 mg/mL；总量为 1.0 ~ 1.5 mL/kg；流速为 2.5 ~ 3.5 mL/s。扫描延迟时间为静脉期 60 ~ 70 秒，根据病情可增加动脉期 25 ~ 30 秒。

### 5. 影像处理和质量标准

（1）重组方案见表 8-2-21、图 8-2-22。

（2）影像质量标准：① MPR 图像清晰显示肠

表 8-2-20　盆腔 CT 扫描参数

| 项目 | 内容 | 项目 | 内容 |
|---|---|---|---|
| 扫描范围 | 髂嵴至耻骨联合下缘 | 水平定位线 | 腋中线 |
| 定位像 | 正位定位像 | 扫描方式 | 螺旋扫描 |
| 管电压（kV） | 100 ~ 120 | 有效管电流量（mAs/ 层） | 自动管电流或 200 ~ 300 |
| 准直宽度（mm） | 40 ~ 80 | 旋转时间（s/r） | 0.5 ~ 0.8 |
| 螺距 | 0.600 ~ 1.375 | 重建算法 | 软组织窗（Stnd/Standard/Br40） |
| 层厚（mm） | 0.8 ~ 1.0 | 层间距 | 层厚的 70% ~ 90% |
| 视野（cm）/ 矩阵 | 45 ~ 50/512×512 | | |

注：Stnd：GE CT 算法描述方式；Standard：飞利浦 CT 算法描述方式；Br40：西门子 CT 算法描述方式。

表 8-2-21　盆腔 CT 图像重组方案

| 重组断面 | 基线 | 范围 | 窗技术（窗宽/窗位，Hu）软组织算法 | 层厚（mm）软组织算法 | 层间距（mm）软组织算法 |
|---|---|---|---|---|---|
| 横断面 | 平行于人体横断面 | 髂嵴至耻骨联合下缘 | 300 ~ 350/40 | 7 ~ 8 | 7 ~ 8 |

续表

| 重组断面 | 基线 | 范围 | 窗技术（窗宽/窗位，Hu） | 层厚（mm） | 层间距（mm） |
| --- | --- | --- | --- | --- | --- |
| | | | 软组织算法 | 软组织算法 | 软组织算法 |
| 冠状面 | 平行于正中冠状面 | 耻骨联合前缘至骶骨后缘 | 300 ~ 350/40 | 7 ~ 8 | 7 ~ 8 |
| 矢状面 | 平行于正中矢状面 | 左侧髂嵴至右侧髂嵴 | 300 ~ 350/40 | 7 ~ 8 | 7 ~ 8 |

注：平扫窗宽 300 Hu，增强窗宽 350 Hu；平扫：重组 3 个断面；增强：平扫只重组横断面，增强重组 3 个断面；外伤或病变引起骨质破坏，行容积再现重组。

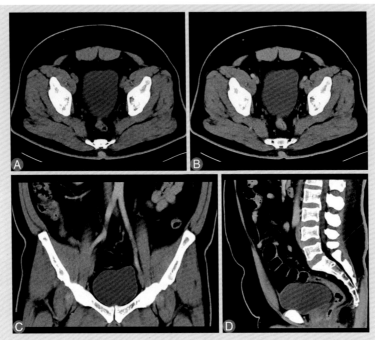

A. 平扫横断面图像；B. 增强横断面图像；C. 增强冠状面图像；D. 增强矢状面图像。

**图 8-2-22　盆腔平扫和增强 CT 标准影像**

管、膀胱、子宫、前列腺、直肠等器官及其周围组织结构；清晰显示盆腔内脏器与病变的位置关系。②增强 CT 扫描静脉期，各脏器均匀强化；如增加动脉期扫描，需清晰显示强化的髂动脉及其分支。

## 九、CTA

### （一）头部 CTA

#### 1. 适应证

适用于头部血管解剖变异、出血和缺血性脑血管病。

#### 2. 操作要点解析

头部 CTA 和颈部 CTA 扫描范围有重叠，如果临床医师要求受检者进行两项检查，可一次扫描完成。

#### 3. 参数选择

头部 CTA 扫描参数见表 8-2-22。

（1）相较颅脑常规平扫和常规增强，扫描参数均可小幅度降低，因为 CTA 主要观察的是血管内的情况，对密度分辨力的要求并不高，噪声的适度增加不会影响对血管的观察。

（2）扫描方向从近心端（足侧）到远心端（头侧）血管，沿着动脉血流方向。

#### 4. 对比剂应用

碘浓度为 370 mg/mL，用量为 50 ~ 70 mL，流速为 4.5 ~ 5.0 mL/s，注射完对比剂后一定要以 4.0 ~ 5.0 mL/s 的流速追加 50 mL 的生理盐水。延迟时间：阈值触发法，将气管分叉下 1 cm 水平作为监测层面，阈值设置为 100 ~ 150 Hu，感兴趣区为 35 ~ 55 mm² 置于升主动脉内，触发后延迟 5 ~ 7 秒开始扫描，也可将感兴趣区放在颈内动脉起始处，但是由于平扫时此结构不好辨认，所以建议选择升主动脉。

#### 5. 影像处理和质量标准

（1）重组方案见表 8-2-23、图 8-2-23（文后彩插图 8-2-23G）。

表 8-2-22　头部 CTA 扫描参数

| 项目 | 内容 | 项目 | 内容 |
|---|---|---|---|
| 扫描范围 | 枢椎至颅顶 | 水平定位线 | 外耳孔水平 |
| 定位像 | 双定位像 | 扫描方式 | 螺旋扫描 |
| 管电压（kV） | 100 ~ 120 | 有效管电流量（mAs/ 层） | 自动管电流 /200 ~ 250 |
| 准直宽度（mm） | 40 ~ 80 | 旋转时间（s/r） | 0.28 ~ 0.50 |
| 螺距 | 0.921 ~ 1.375 | 重建算法 | 软组织窗（Stnd/Standard/Hr40）；骨窗（Bone/ Y-Dtail /Hr59） |
| 层厚（mm） | 0.625 ~ 1.000 | 层间距 | 层厚的 60% ~ 80% |
| 视野（cm）/ 矩阵 | 20 ~ 30/512 × 512 | | |

注：Stnd、Bone：GE CT 算法描述方式；Standard、Y-Dtail：飞利浦 CT 算法描述方式；Hr40、Hr59：西门子 CT 算法描述方式。

表 8-2-23　头部 CTA 图像重组方案

| 重组断面 | 基线 | 范围 | 窗技术（窗宽 / 窗位，Hu） | | 层厚（mm） | | 层间距（mm） | |
|---|---|---|---|---|---|---|---|---|
| | | | 骨算法 | 软组织算法 | 骨算法 | 软组织算法 | 骨算法 | 软组织算法 |
| 横断面 | 平行于颅前窝 | 枢椎至颅顶 | 4000/700 | 700/200 | 3 ~ 4 | 4 ~ 5 | 3 ~ 4 | 4 ~ 5 |
| 冠状面 | 平行于正中冠状面 | 前额至枕部 | — | 700/200 | — | 4 ~ 5 | — | 4 ~ 5 |
| 矢状面 | 平行于正中矢状面 | 头部皮肤左侧缘至右侧缘 | — | 700/200 | — | 4 ~ 5 | — | 4 ~ 5 |
| CPR | 双侧椎动脉和颈内动脉分别重组 0°、45°、90° 和 135° | | | | | | | |
| MIP | 颅内动脉主干分别沿水平和垂直方向旋转 180°；左、右、后循环沿垂直方向旋转 180° | | | | | | | |
| VR | 颅内动脉主干分别沿水平和垂直方向旋转 180°；左、右、后循环沿垂直方向旋转 180°；大脑动脉环沿水平方向旋转 180° | | | | | | | |

注：CPR：曲面重组；MIP：最大密度投影；VR：容积再现。如颅内病变侵犯骨质导致骨质破坏，须重组骨算法图像。

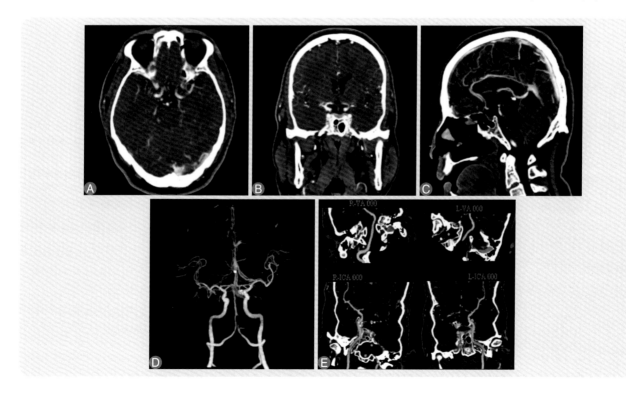

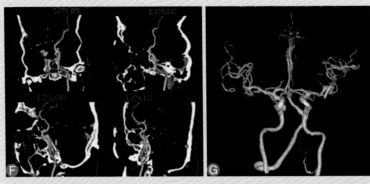

A. MPR 横断面图像；B. MPR 冠状面图像；C. MPR 矢状面图像；D. MIP 图像；E. CPR 显示双侧椎动脉和颈内动脉图像；F. CPR 显示左侧颈内动脉 0°、45°、90° 和 135°；G. VR 图像。

**图 8-2-23　颅脑 CTA 标准影像**

（2）影像质量标准：① MPR 颅内动脉及其主干强化明显，清晰显示病变与周围组织的关系；② CPR、MIP、VR 清晰显示颅内动脉血管及其主要分支，以及血管与病变组织的血供关系。

6. 问题分析

（1）为保证颅内动脉的对比剂充盈完全，需显示部分颅内静脉，但颅内动静脉强化不能太明显。因此对扫描时相的把控要相对精准，颅内动静脉循环时间仅为 5 ~ 8 秒。

（2）颅内动脉不是很亮，触发后延迟时间过短。其可能是由于感兴趣区设定在升主动脉，上腔静脉内对比剂浓度过高产生的线束硬化伪影影响了感兴趣区设定的阈值，导致扫描时误触发。

（3）对比剂用量过多，扫描结束后上腔静脉对比剂的浓度还是很高。

**（二）颈部 CTA**

1. 适应证

适用于颈部血管解剖变异、颈 - 椎动脉狭窄、颈 - 椎动脉夹层等血管性疾病。

2. 操作要点解析

双肩尽量下垂。

3. 参数选择

颈部 CTA 扫描参数见表 8-2-24。

（1）在颈部 CTA 扫描中，由于肩颈交界处解剖径线差异较大，建议选用自动管电流调节技术，既可以保护辐射敏感器官甲状腺，又可以减小肩部线束硬化伪影的影响。

（2）扫描方向从近心端（足侧）到远心端（头侧）的血管，沿着动脉血流方向。

4. 对比剂应用

碘浓度为 370 mg/mL；用量为 50 ~ 70 mL + 50 mL 的生理盐水；流速为 4.5 ~ 5.0 mL/s。延迟时间：阈值触发法，将气管分叉下 1 cm 水平作为监测层面，阈值设置为 130 ~ 150 Hu，感兴趣区为 35 ~ 55 mm² 置于升主动脉内，触发后延迟 4 ~ 5 秒开始扫描。

5. 影像处理和质量标准

（1）重组方案见表 8-2-25、图 8-2-24（文后

**表 8-2-24　颈部 CTA 扫描参数**

| 项目 | 内容 | 项目 | 内容 |
|---|---|---|---|
| 扫描范围 | 主动脉弓至大脑动脉环 | 水平定位线 | 外耳孔水平 |
| 定位像 | 双定位像 | 扫描方式 | 螺旋扫描 |
| 管电压（kV） | 100 ~ 120 | 有效管电流量（mAs/ 层） | 自动管电流 /150 ~ 250 |
| 准直宽度（mm） | 40 ~ 80 | 旋转时间（s/r） | 0.28 ~ 0.50 |
| 螺距 | 0.921 ~ 1.375 | 重建算法 | 软组织窗（Stnd/Standard/Hr40）；骨窗（Bone/Y-Dtail/Hr59） |
| 层厚（mm） | 0.625 ~ 1.000 | 层间距 | 层厚的 60% ~ 80% |
| 视野（cm）/ 矩阵 | 25 ~ 30/512 × 512 | | |

注：Stnd、Bone：GE CT 算法描述方式；Standard、Y-Dtail：飞利浦 CT 算法描述方式；Hr40、Hr59：西门子 CT 算法描述方式。

彩插图 8-2-24C）

（2）影像质量标准：① MPR 颈部主要动脉强化明显，管壁清晰。② CPR、MIP、VR 清晰显示颈部动脉血管全貌及钙化的情况；清晰显示颈部血管性病变，以及富血供病变与血管的关系；直观展示颈部动脉与正常组织结构及肿物之间的空间位置关系。

表 8-2-25 颈部 CTA 图像重组方案

| 重组断面 | 基线 | 范围 | 窗技术（窗宽/窗位，Hu） | | 层厚（mm） | | 层间距（mm） | |
|---|---|---|---|---|---|---|---|---|
| | | | 骨算法 | 软组织算法 | 骨算法 | 软组织算法 | 骨算法 | 软组织算法 |
| 横断面 | 平行于人体横断面 | 大脑动脉环至主动脉弓 | 4000/700 | 700/200 | 3～4 | 3～4 | 3～4 | 3～4 |
| 冠状面 | 平行于正中冠状面 | 颈部皮肤前缘至后缘 | — | 700/200 | — | 3～4 | — | 3～4 |
| 矢状面 | 平行于正中矢状面 | 颈部皮肤左侧缘至右侧缘 | — | 700/200 | — | 3～4 | — | 3～4 |
| CPR | 双侧椎动脉和颈内动脉分别重组 0°、45°、90° 和 135° | | | | | | | |
| MIP | 颈部动脉主干沿垂直方向旋转 180° | | | | | | | |
| VR | 颈部动脉主干、双侧颈内动脉、双侧椎动脉分别沿垂直方向旋转 180° | | | | | | | |

注：如颈部病变侵犯骨质导致骨质破坏，需重组骨算法图像。

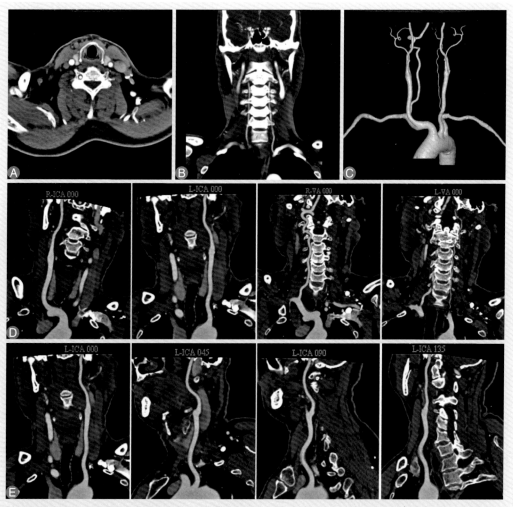

A. MPR 横断面图像；B. MPR 冠状面图像；C. VR 图像；D. CPR 显示双侧颈内动脉和椎动脉图像；E. CPR 显示左侧颈内动脉 0°、45°、90° 和 135°。

图 8-2-24 颈部 CTA 标准影像

6. 问题分析

在行颈部 CTA 检查时，要特别注意：采用右侧肘静脉注射对比剂。左侧肘静脉较右侧与上腔静脉的距离远，并且血流经过胸骨和胸锁关节后方受到压迫时影响回流，所以右侧肘静脉相较左侧能促进回流、减少反流，从而可提高图像质量。但是如果病变位置位于右侧下段颈动脉（包括头臂干），应首选左侧肘静脉注射对比剂，以此减少对比剂引起的线束硬化伪影对右侧下颈部动脉的干扰。

**（三）胸、腹部主动脉 CTA**

1. 适应证

为主动脉疾病的重要检查手段，适用于主动脉病变（如主动脉瘤、主动脉夹层动脉瘤、主动脉粥样硬化、主动脉及分支狭窄闭塞性疾病、先天性主动脉异常）和主动脉病变术后随诊。

2. 操作要点解析

训练受检者平静呼吸下屏气或深吸气后呼出 2/3 后屏气。

3. 参数选择

胸、腹部主动脉 CTA 扫描参数见表 8-2-26。

4. 对比剂应用及成像方法

（1）对比剂应用：含碘浓度为 270 ~ 370 mg/mL，推荐使用 370 mg/mL；用量为 1.5 ~ 2.0 mL/kg（生理盐水 20 ~ 40 mL）；流速为 4.0 ~ 5.5 mL/s。

（2）成像方法：采用自动触发扫描方式，确定延迟时间。将气管分叉下 1 ~ 2 cm 处作为监测层面，感兴趣区置于降主动脉内（腹主动脉感兴趣区置于肝门水平），阈值设置为 100 ~ 150 Hu；感兴趣区为 35 ~ 55 mm²，置于主动脉内，注射对比剂同时按下监测扫描按键（可于按键后延迟 8 秒开始扫描），每隔 1 秒采集 1 幅图像，达到阈值后延迟 5 ~ 7 秒开始行主动脉扫描（图 8-2-25）。

5. 影像处理和质量标准

（1）重组方案见表 8-2-27、图 8-2-26（文后彩插图 8-2-26E）。

**表 8-2-26　胸、腹部主动脉 CTA 扫描参数**

| 项目 | 内容 | 项目 | 内容 |
| --- | --- | --- | --- |
| 扫描范围 | 胸主动脉：胸廓入口至横膈下；腹主动脉：膈顶至耻骨联合或根据临床需求确定扫描范围 | 监测触发层面 | 气管分叉下 1 ~ 2 cm |
| 定位像 | 前后位定位像 | 扫描方式 | 螺旋扫描 |
| 管电压（kV） | 100（BMI ≤ 25 kg/m²）；120（BMI > 25 kg/m²） | 有效管电流量（mAs/层） | 自动管电流或 100 ~ 275 |
| 准直宽度（mm） | 40 ~ 80 | 旋转时间（s/r） | 0.28 ~ 0.50 |
| 螺距 | 0.700 ~ 1.234 | 重建算法 | 软组织算法 |
| 层厚（mm） | 0.6 ~ 1.0 | 层间距（mm） | 0.6 ~ 1.0 |
| 视野（cm）/矩阵 | 35/512×512 | | |

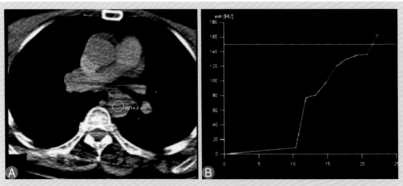

A. 监测层面及感兴趣区的设置；B. 阈值设置为 150 Hu 监测触发曲线。

图 8-2-25　主动脉 CTA 监测

表 8-2-27 胸、腹主动脉 CTA 重组方案（MPR）

| 重组断面 | 基线 | 范围 | 窗技术（窗宽/窗位，Hu）标准算法 | MPR 层厚（mm） | 间距（mm） |
|---|---|---|---|---|---|
| 横断面 | 平行于人体横断面 | 胸主动脉：胸廓入口至横膈下；腹主动脉从膈顶至耻骨联合 | 700/200 | 3.0 | 3.0 |
| 冠状面 | 平行于人体冠状面 | 包括主动脉及所属分支 | 700/200 | 3.0 | 3.0 |
| 矢状面 | 平行于正中矢状面 | 包括主动脉及所属分支 | 700/200 | 3.0 | 3.0 |

注：重组可根据病变大小和累及范围等进行差异化处理；常规要求 MPR、MIP 及 VR 重组。

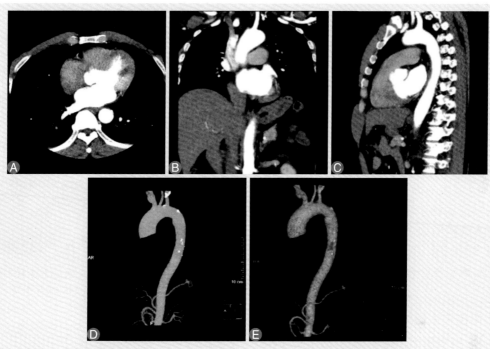

A. MPR 重组横断面；B. MPR 重组冠状面；C. MPR 重组矢状面；D. 最大密度投影可显示主动脉管腔及管壁钙化的情况，可测量主动脉的直径；E. 容积再现可以更直观、立体地观察血管结构，追踪血管的起源及走行。

图 8-2-26 主动脉 CTA 重组方案及标准影像

（2）影像质量标准：①清晰显示主动脉分支及走行；②清晰显示主动脉夹层及破口位置，以及动脉瘤的情况；③清晰显示主动脉与邻近器官的位置关系。

**6. 危急值识别**

急性主动脉综合征包括急性主动脉夹层（图8-2-27，文后彩插图 8-2-27A ~ 文后彩插图 8-2-27D）、主动脉壁内血肿和贯穿性动脉粥样硬化主

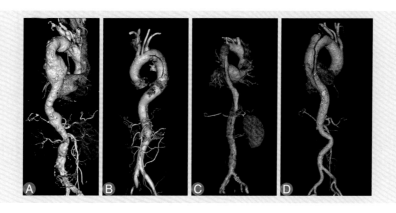

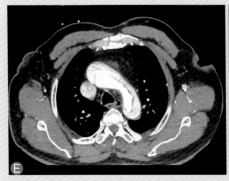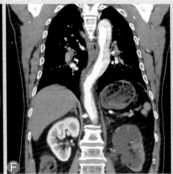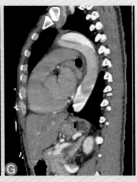

A.主动脉瘤；B～G.主动脉夹层：撕脱的内膜瓣呈线样的低密度影，将主动脉分为真、假两腔，一般情况下假腔大于真腔，对比剂的排空较真腔延迟。主动脉壁内侧可见明显的破口，多在主动脉壁近端，即主动脉根部、弓部或降主动脉近端。

图 8-2-27　主动脉瘤及主动脉夹层

动脉溃疡。

**7.问题分析**

（1）对于临床上怀疑急性主动脉夹层动脉瘤的受检者，技师摆位时应嘱受检者尽量缓慢行动，避免因快速改变体位而加重病情。

（2）配有心电监护等设备的受检者在检查前，技师需确保设备及电缆不会坠落、抻拉而引发危险。同时 CT 检查室所有监视器的屏幕需调整到合适的角度，以便上级医师可以随时监测受检者的情况。

（3）推荐首选右侧肘静脉注射对比剂。如果从左侧肘静脉注射对比剂，由于左侧无名静脉从头臂干、左颈总动脉、左锁骨下动脉前经过，会产生高密度伪影，影响图像质量。

（4）监测点是为实时监测血管内造影剂充盈情况而设定的感兴趣区，感兴趣区的形状包括椭圆形、圆形、不规则形、点状等，其位置、形状和大小都会影响并决定阈值的设定（图 8-2-28，文后彩插图 8-2-28）。

（5）所有的 CT 设备在触发以后都不能立马进行曝光和扫描，都有一定的延迟时间，而在延迟时间内，血管显影情况会持续发生变化，所以阈值的设定一定要考虑到延迟时间的长短。一般来说，延迟时间较长时需要设定低阈值，而延迟时间较短时需要设置高阈值。

（6）因主动脉夹层、主动脉搏动、受检者移动等情况影响监测点的监测进程或阈值设定过高从而无法达到的情况下，需及时采取手动触发避免检查失败。

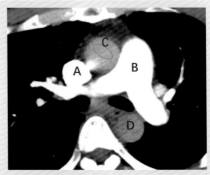

图中 C 易受 A、B 的干扰，且 C 位于上游，不宜设置过低的阈值（易导致扫描过早使检查失败），建议采用椭圆形监测点来增加感兴趣区与 A、B 的距离来提高抗干扰性；同理，D 位于下游，不宜设置过高的阈值。

图 8-2-28　监测点的设定

**（四）肺动脉 CTA**

**1.适应证**

肺动脉疾病的重要检查手段，适用于肺栓塞、肺动脉高压或先天性心脏病合并肺血管病变，以及中央型肺癌受检者了解肿瘤与血管的位置关系等。

**2.操作要点解析**

训练受检者平静呼吸下屏气或深吸气后呼出 2/3 后屏气。特别注意：不同的呼吸屏气方式会影响受检者的肺动脉对比剂循环时间。

**3.参数选择**

肺动脉 CTA 扫描参数见表 8-2-28。

**4.对比剂应用及成像方法**

（1）对比剂用量：含碘浓度为 270～370 mg/mL，推荐使用 370 mg/mL；用量为 1.5～2.0 mL/kg。

（2）成像方法：目前常用的成像方法有小剂量团注测试法、对比剂团注追踪法和双流法。

表 8-2-28　肺动脉 CTA 扫描参数

| 项目 | 内容 | 项目 | 内容 |
| --- | --- | --- | --- |
| 扫描范围 | 心底至肺尖 | 监测触发层面 | 肺动脉干层面 |
| 定位像 | 前后位定位像 | 扫描方式 | 螺旋扫描 |
| 管电压（kV） | 100（BMI ≤ 25 kg/m²）；120（BMI > 25 kg/m²）；管电流调制技术 | 有效管电流量（mAs/ 层） | 自动管电流或 100 ~ 275 |
| 准直宽度（mm） | 40 ~ 80 | 旋转时间（s/r） | 0.25 ~ 0.35 |
| 螺距 | 0.992 ~ 1.234 | 重建算法 | 软组织算法 |
| 层厚（mm） | 0.625 ~ 1.000 | 层间距（mm） | 0.625 ~ 1.000 |
| 视野（cm）/ 矩阵 | 35/512 × 512 | | |

1）小剂量团注测试法：①测试。注射 10 mL 的对比剂采取 5 mL/s 的流速，30 mL 的生理盐水采取 5 mL/s 的流速；监测层面选取肺动脉干层面，注射测试对比剂同时按下监测扫描按键，每隔 1 秒采集 1 幅图像，峰值过后停止监测，在肺动脉干上选取感兴趣区（图 8-2-29A），划出时间密度曲线（图 8-2-29B），读取达峰时间 $t$。②正式扫描。注射 20 mL 的对比剂采取 5 mL/s 的流速，30 mL 的生理盐水采取 5 mL/s 的流速；扫描延迟时间 $T = t + 3 - (s/2)$，其中 $t$ 为测试达峰时间，$s$ 为扫描时长（特别注意：注射对比剂同时按下扫描按键）。

2）对比剂团注追踪法：先注射 6 mL 的对比剂以 2 mL/s 的流速用于触发扫描（此注射时长应等于从触发到开始扫描的设备准备时长），再注射 20 mL 的对比剂采取 5 mL/s 的流速，30 mL 的生理盐水采取 5 mL/s 的流速；监测层面选取肺动脉干层面，阈值设置为 80 ~ 120 Hu，感兴趣区为 35 ~ 55 mm²，置于肺动脉干内，注射对比剂同时按下监测扫描按键（可于按键后延迟 4 秒开始监测），每隔 1 秒采集 1 幅图像，达到阈值后延迟 3 秒开始行肺动脉扫描（视设备而定，选取最短时间，并相应调整触发所用对比剂的团注时长），见图 8-2-30。

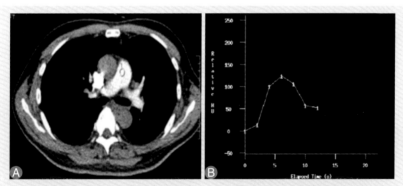

A. 肺动脉干上勾画感兴趣区；B. 对比剂的时间密度曲线图。

图 8-2-29　肺动脉 CTA 小剂量团注测试法

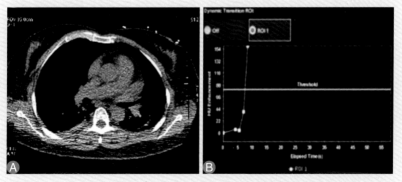

A. 监测层面及感兴趣区设置；B. 监测触发曲线图。

图 8-2-30　肺动脉 CTA 监测

3）双流法：通过高压注射器的双流注射功能将对比剂和生理盐水混合成不同比例，使人体不同的生理结构形成差异化显影。双流混合注射在常规对比剂注射之前，这样可以很好地解决肺动脉显影前端肺静脉显影的问题，即肺动脉高亮显影，而肺静脉浅淡显影。双流法既可减少对比剂的用量，从而降低其引发的肾毒性作用，还可减少对比剂伪影。

**5.影像处理和质量标准**

（1）重组方案见表8-2-29、图8-2-31（文后彩插图8-2-31E）。

（2）影像质量标准：①清晰显示肺动脉起始及走行；②清晰显示肺动脉内血栓及肺动脉充盈缺损情况；③清晰显示肿瘤与肺动脉的位置关系。

**6.危急值识别**

急性肺动脉栓塞见图8-2-32。

**7.问题分析**

（1）不同呼吸屏气方式会影响对比剂的循环时间（肺动脉达峰时间），其中深吸气后屏气达峰时间最晚。

（2）推荐首选右侧肘静脉注射对比剂，因为如果从左侧肘静脉注射对比剂，由于左侧无名静脉从头臂干、左颈总动脉、左锁骨下动脉前经过，会产生高密度伪影，影响图像质量。

（3）肺动脉CTA扫描时可同时重建肺窗图像（层厚/间距：5 mm/5 mm），便于对肺组织的观察。

### 表8-2-29 肺动脉CTA重组方案（MPR）

| 重组断面 | 基线 | 范围 | 窗技术（窗宽/窗位，Hu）标准算法 | MPR 层厚（mm） | MPR 间距（mm） |
|---|---|---|---|---|---|
| 横断面 | 平行于人体横断面 | 肺尖至膈顶 | 600/100 | 3.0 | 3.0 |
| 冠状面 | 平行于人体冠状面 | 包括肺动脉分支 | 600/100 | 3.0 | 3.0 |
| 矢状面 | 平行于正中矢状面 | 包括肺动脉分支 | 600/100 | 3.0 | 3.0 |

注：重组可根据病变的大小和累及范围等进行差异化处理；常规要求MPR、MIP及VR重组。

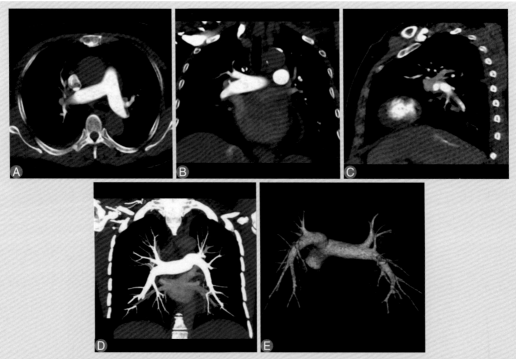

A、B、C.分别为MPR重组横断面、冠状面和矢状面，可以更清晰地显示各级肺动脉的走行，管腔内栓子大小、分布及范围；D.MIP图像，能够较真实地反映组织间的密度差异，显示血管壁的钙化及其分布范围，能够直观、立体地显示肺动脉的解剖、走行，尤其是对外周肺动脉的显示有一定优势；E.VR图像可以更直观、立体地观察血管结构，追踪血管的起源、走行。

**图8-2-31 肺动脉CTA重组方案及标准影像**

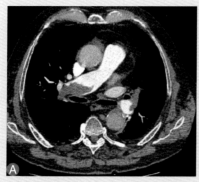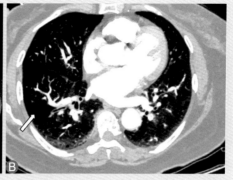

A. 肺动脉内低密度充盈缺损影；B. 肺动脉栓塞可引起肺内低灌注区内血管较正常肺内血管略细（箭头）。

图 8-2-32　急性肺动脉栓塞

（4）当设定上腔静脉作为监测层面时，对比剂用量为 20 ～ 30 mL，纯肺动脉影像而无肺静脉及主动脉影响，但受限于右心功能。当设定肺动脉干作为监测层面时，对比剂用量为 40 ～ 50 mL，扫描成功率高，且不受心功能影响，但有肺静脉干扰。

（5）双流法可获得纯肺动脉影像，上腔静脉和肺静脉污染小，但需高压注射器支持双流注射功能。

（6）肺动脉 CTA 成像受 CT 空间分辨力的影响，对远端微小栓子的显示存在一定的局限性，且仅能提供肺血管相关形态学信息，无法定量评估栓子对肺实质血管灌注的影响。

（7）影响肺动脉栓塞图像质量的众多因素中最重要的是受检者的呼吸配合程度。其可以通过在检查前对受检者进行充分的呼吸训练和减少扫描时间来改善（图 8-2-33）。

（8）体重较大的受检者常产生较大的图像噪声，因此可以通过增加探测器的宽度（有可能降低肺动脉栓塞诊断的敏感性）和适当增加 X 射线的剂量，从而提高图像质量（图 8-2-34）。

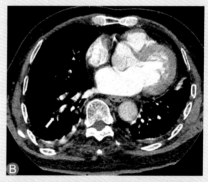

A. 呼吸配合欠佳在图像上的影响主要表现为肺窗"海鸥征"、连续层面血管位置变化（箭头）；B. 呼吸导致血管位置移动产生的低密度（箭头）容易误诊为肺动脉栓塞，其实是部分容积效应所致。

图 8-2-33　呼吸运动对肺动脉 CTA 图像质量的影响

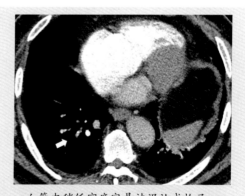

血管内稍低密度容易被误认成栓子。

图 8-2-34　体重较大的受检者对肺动脉 CTA 的影响

（9）过多的对比剂滞留于上腔静脉可产生伪影，可通过减少对比剂用量，追加生理盐水等方式使其得到改善（图 8-2-35）。

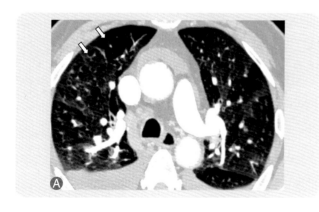

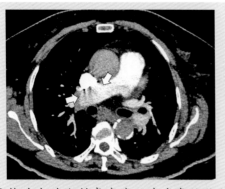

上腔静脉内对比剂高密度可产生条纹状伪影（箭头）。

图 8-2-35　上腔静脉内对比剂对肺动脉 CTA
图像质量的影响

### （五）冠状动脉 CTA

**1. 适应证**

适用于无症状人群的冠心病患病风险评估、冠心病诊断、经皮冠状动脉介入治疗术前和术后评估、冠状动脉旁路移植、非冠心病心脏和血管外科手术或介入手术前的冠状动脉评估、先天性冠状动脉异常及非动脉粥样硬化冠状动脉病变的评估。

**2. 操作要点解析**

（1）受检者静息心率应符合所使用的 CT 扫描仪，心率过快者可在扫描前 1 小时遵医嘱口服美托洛尔 25 ～ 50 mg。

（2）护士准备：打开静脉通路，右肘静脉为第一选择，针对标准体型的成年受检者，推荐使用 18G 套管针。图 8-2-36（文后彩插图 8-2-36）展示了 4 种套管针，表 8-2-30 为 4 种套管针的参数。

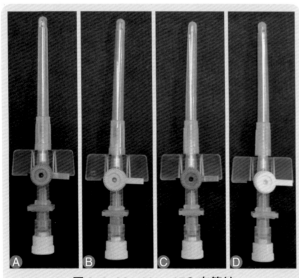

图 8-2-36　22 ～ 17G 套管针

表 8-2-30　4 种套管针的参数

| 型号 | 22 G | 20 G | 18 G | 17 G |
| --- | --- | --- | --- | --- |
| 外径（mm） | 0.8 | 1.2 | 1.4 | 1.7 |
| 内径（mm） | 0.6 | 0.8 | 1.0 | 1.2 |
| 流速（mL/s） | 1 ～ 2 | 2 ～ 4 | 3 ～ 7 | 8 ～ 15 |

（3）受检者仰卧于检查床上并处于舒适放松状态，双臂上举，置于头侧，肘部尽量伸直；体轴中心线可稍偏左侧，调整床面高度和身体的位置使心脏位于扫描机架的几何中心。

（4）按要求放置心电电极并连接导线，可在贴电极前用纱布蘸取适量生理盐水擦拭皮肤，以增加电极的连接稳定性，且减少静电对心电图的干扰；观察受检者的心电图信号，确认屏气状态下 R 波信号能够被准确识别，并能识别 QRS 波群（图 8-2-37，文后彩插图 8-2-37）。在获得正常 QRS 波形前不要扫描。

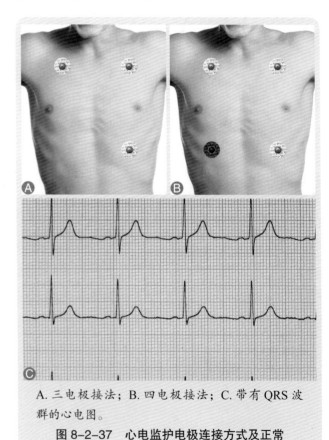

A. 三电极接法；B. 四电极接法；C. 带有 QRS 波群的心电图。

图 8-2-37　心电监护电极连接方式及正常
心电图

（5）扫描前应反复进行屏气训练，一般采用平静吸气后屏气，并保证每次呼吸幅度一致。同时注意观察受检者的屏气质量、时间和屏气时的心率变化。避免吸气、屏气时大幅度的动作，避免咳嗽、打喷嚏、呃逆及吞咽。扫描时间越长，需要受检者配合稳定屏气的时间越久。屏气的配合非常重要，若屏气不佳造成的呼吸运动伪影无法通过心电编辑来改善，故不能配合屏气的受检者行冠状动脉CTA检查可能效果不佳。

3.参数选择

参数选择见表8-2-31～表8-2-33。

表8-2-31 冠状动脉钙化积分扫描与重建参数

| 项目 | 内容 | 项目 | 内容 |
|---|---|---|---|
| 扫描范围 | 自气管隆嵴下1～2cm至心脏膈面 | 有效管电流量（mAs/层） | 50～80 |
| 定位像 | 双定位像 | 旋转时间（s/r） | 0.25～0.50 |
| 管电压（kV） | 80～120 | 重建算法 | 软组织算法 |
| 准直宽度（mm） | 10～80 | 层厚/间距（mm） | 2～3 |
| 视野（cm）/矩阵 | 17～25/512×512 | 重建图像时相 | 心率＜70次/分，70%～75%的R-R间期；心率＞70次/分，35%～45%的R-R间期 |
| 扫描方式 | 前瞻性心电门控 | | |

注：冠状动脉搭桥术后复查者扫描范围应为锁骨下缘平面至膈面。

表8-2-32 冠状动脉CTA扫描与重建参数

| 项目 | 内容 | 项目 | 内容 |
|---|---|---|---|
| 扫描范围 | 自气管隆嵴下1～2cm至心脏膈面 | 扫描方式 | 前瞻性/回顾性心电门控 |
| 定位像 | 双定位像 | 管电流（mA） | 200～650 |
| 管电压（kV） | 80～140 | 旋转时间（s/r） | 0.25～0.5 |
| 准直宽度（mm） | 10～80 | 重建算法 | 软组织算法 |
| 螺距 | 自动选择 | 层厚/间距（mm） | 0.5～0.8/0.4～0.6 |
| 视野（cm）/矩阵 | 20～25/512×512 | 重建图像时相 | 心率＜70次/分，70%～80%；心率为70～75次/分，70%～80%和40%～50%择优选用；心率＞75次/分，40%～50% |

注：冠状动脉旁路移植术后复查静脉桥，扫描范围从主动脉到心底，包括整个心脏大血管；冠状动脉旁路移植术复查动脉桥，扫描范围从锁骨到心底，包括整个胸骨、心脏大血管。显示支架时可选用偏锐利的重建算法。

表8-2-33 不同型号的64排CT机冠状动脉CTA基本扫描参数

| CT设备 | 探测器覆盖范围（mm） | 管电压（kV） | 管电流（mA） | 机架旋转时间（s/r） | 层厚（mm） | 螺距 |
|---|---|---|---|---|---|---|
| LightSpeed VCT | 40.0 | 80～140 | 400～600 | 0.35 | 0.625 | 0.16～0.24 |
| Brilliance 64 | 40.0 | 80～140 | 300～600 | 0.42 | 0.625 | 0.14 |
| Definition AS | 38.4 | 80～140 | 600～750 | 0.30 | 0.600 | 0.20～0.50 |
| Aquillion 64 | 32.0 | 80～135 | 400～500 | 0.40 | 0.500 | 0.20 |

注：螺距根据患者的不同心率做相应调整，采用回顾性心电门控时为螺旋扫描模式；采用前瞻性心电门控时为轴位扫描模式，无螺距数据。

（1）前瞻性心电门控技术（图8-2-38，文后彩插图8-2-38）：扫描方式为轴位扫描，扫描床移动到相应位置时根据扫描前心脏搏动的心电图波形，预选R-R间期中的某一段时间窗进行曝光扫描。在一个心动周期完成一次扫描，整个心脏扫描可能需要几次移床、总曝光时间约为几个心动周期。受检者的心率/心律稳定有助于保证检查的最佳效果。由于前瞻性心电门控是在一个心动周期内选择一个时间窗曝光，X射线并非在整个心动周期产生，故可显著降低受检者辐射剂量。相对时相采集：如果心率＜70次/分，采集R-R间期的70%~80%；如果心率＞70次/分或虽然心率＜70次/分，但心律不齐，采集R-R间期的35%~45%；如果设备支持，心律不齐的患者也可尝试采集R波后绝对时相（如R波后200~400毫秒）。

（2）回顾性心电门控技术：扫描方式为螺旋扫描，扫描中球管和探测器连续旋转，扫描床连续移动，将R波作为标识进行触发扫描，采集全心动周期的数据，并同时记录心电图信号，再将不同心动周期的特定时相与采集得到的原始数据进行匹配，获得重建图像进行回顾性分析。此技术采集的是全心动周期的数据，辐射剂量较前瞻性心电门控技术轴位扫描高一些，但回顾性心电门控扫描可以重建整个R-R间期的任何时相，还可以借助收缩期、舒张期的完整数据进行心功能分析。新的技术也可以通过优化扫描参数来降低辐射剂量，如根据体重调整管电流、用心脏前置滤过器和后滤过重组等。慢心率（＜70次/分）的受检者重建R-R间期的70%~80%（图8-2-39，文后彩插图8-2-39），快心率的受检者重建40%~50%时相，有的设备自动选择最佳收缩期和舒张期时相的图像。如表8-2-32所示冠状动脉CTA扫描与重建参数，如表8-2-33所示不同型号的64排CT机冠状动脉CTA基本扫描与重建参数。

（3）绝对时相重建：由于R波后紧邻时相为收缩期，受心率变化影响较小，进行收缩末期重建可获得错层伪影较小的图像。如果设备支持，心律不齐的受检者可使用绝对时相（如R波后300毫秒）重建（图8-2-40，文后彩插图8-2-40）。

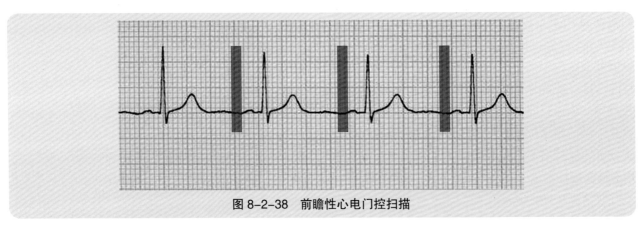

图8-2-38 前瞻性心电门控扫描

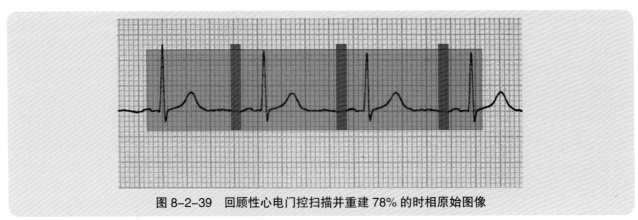

图8-2-39 回顾性心电门控扫描并重建78%的时相原始图像

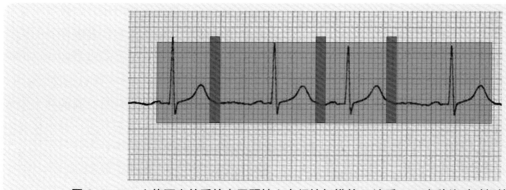

图 8-2-40　心律不齐的受检者回顾性心电门控扫描并 R 波后 300 毫秒绝对时相的重建图像

4. 对比剂应用

（1）一般成年受检者的静脉注射对比剂为 40 ~ 90 mL，流速为 2 ~ 6 mL/s。可根据受检者的 BMI 调整管电压及相应注射流速，根据所使用 CT 设备的冠状动脉 CTA 扫描时间确定给药时间，一般控制在 10 ~ 15 秒。

表 8-2-34 为某三甲医院常规剂量的对比剂注射方案（最高流速增至 7.5 mL/s），可供参考，但所设置的流速受限于受检者的血管情况，选用低管电压可配合使用低对比剂注射流速（双低技术）。应本着在满足诊断需求的基础上尽量使用低流速、低对比剂用量，以尽量减少对比剂的注射剂量。表 8-2-35 为某心血管医院 CT 室使用的注射方案，供读者参考，当然，有些体型比较极端的受检者应特殊考虑。应能保证冠状动脉全程范围内均匀的增强效果，胸痛三联征、冠状动脉搭桥术前评估及术后复查需适当增加用量及给药时间。若需要做心功能分析须保持右心有一定浓度的对比剂充盈，可使用双筒高压注射器采用双流注射方案（表 8-2-36），没有双筒高压注射器时，可在高速注射对比剂后慢速追加 5 秒对比剂（表 8-2-37）。所有对比剂注射方案的最后一期应注射 6 ~ 10 秒的生理盐水。

表 8-2-34　某三甲医院常规剂量的普通冠状动脉 CTA 注射方案

| BMI（kg/m²） | 管电压（kV） | 流速（mL/s） | 流量（mL） |
|---|---|---|---|
| ＞ 28 每 +2 | 140 | +0.5 | +6 |
| 28 | 120 | 6 | 72 |
| 26 | 120 | 5.5 | 66 |
| 24 | 100 | 5 | 60 |
| 22 | 100 | 4.5 | 54 |
| 20 | 80 | 4 | 48 |
| ＜ 20 每 -2 | 70 | -0.5 | -5 |

表 8-2-35　某心血管医院 CT 室使用的冠状动脉 CTA 注射方案

| BMI（kg/m²） | 管电压（kV） | 流速（mL/s） | 流量（mL） |
|---|---|---|---|
| ≥ 30 | 120 | 5.0 ~ 5.5 | 55 ~ 65 |
| 25 ~ 30 | 100 | 4.0 ~ 4.5 | 50 ~ 55 |
| 20 ~ 25 | 80 | 3.0 ~ 3.5 | 35 ~ 45 |
| ＜ 20 | 70 | 2.0 ~ 3.0 | 30 ~ 35 |

表 8-2-36　双筒高压注射器双流注射方案

| | 流速（mL/s） | 流量（mL） | 注射时间（秒） |
|---|---|---|---|
| 测试注射生理盐水 | 4.5 | 10 | 2 |
| 注射对比剂 | 4 | 40 | 10 |
| 注射混合液 | 4 | 20（20% 的对比剂 +80% 的生理盐水） | 5 |
| 注射生理盐水 | 4 | 20 | 5 |

表 8-2-37　慢速追加 5 秒对比剂注射方案

| | 流速（mL/s） | 流量（mL） | 注射时间（秒） |
|---|---|---|---|
| 测试注射生理盐水 | 4.5 | 10 | 2 |
| 注射对比剂 | 4 | 40 | 10 |
| 慢速追加对比剂 | 2 | 10 | 5 |
| 注射生理盐水 | 4 | 20 | 5 |

（2）扫描延迟时间：触发扫描，一般选择探测降主动脉达到阈值 110 ~ 150 Hu（绝对值）或 CT 值增量达到 70 ~ 100 Hu（增量）后延迟 3 ~ 6 秒触发冠状动脉 CTA 扫描程序。

5. 影像处理和质量标准

（1）重组方案：①选择显示冠状动脉最佳时

相的序列，使用专门的冠状动脉图像处理软件或人工智能对图像进行处理。②对软件识别的冠状动脉进行检查，观察是否存在错选、漏选的冠状动脉；必要时可重新选择冠状动脉的各分支血管，对中心线偏离的血管重新编辑。③对冠状动脉各分支进行命名，可选择显示整个心脏或冠状动脉束，调整最佳角度单独显示某分支。主要技术有 MIP、VR、CPR 及 MPR 等。MIP 和 CPR 图像利于显示管腔的狭窄程度，CPR 重组图像经血管中心，可直观显示管腔和斑块的关系，中心线有偏差的必须调整至准确。VR 图像可立体观察心脏和冠状动脉外形或心外结构，但不建议用于评估狭窄程度。在病变部位

获取截面图像，利于观察斑块内成分、斑块与管壁及管腔的关系（图 8-2-41，文后彩插图 8-2-41）。

（2）冠状动脉 CTA 原始图像质量标准：扫描范围以刚好完整包括被检查部位的血管为最佳；对比剂充盈良好，冠状动脉 CT 值的最佳范围一般为 300 ～ 450 Hu；静脉干扰小，无对比剂凝聚造成的线束硬化伪影；无呼吸运动伪影；心脏与冠状动脉显示完整、连续，边界清晰，无阶梯状伪影或错层。如果效果不佳可根据上述扫描与图像重建的方法补充心电编辑的序列；如果不能获取满意的原始图像，可根据实际情况分析原因，改善相应条件后重新扫描或建议使用其他检查方法。

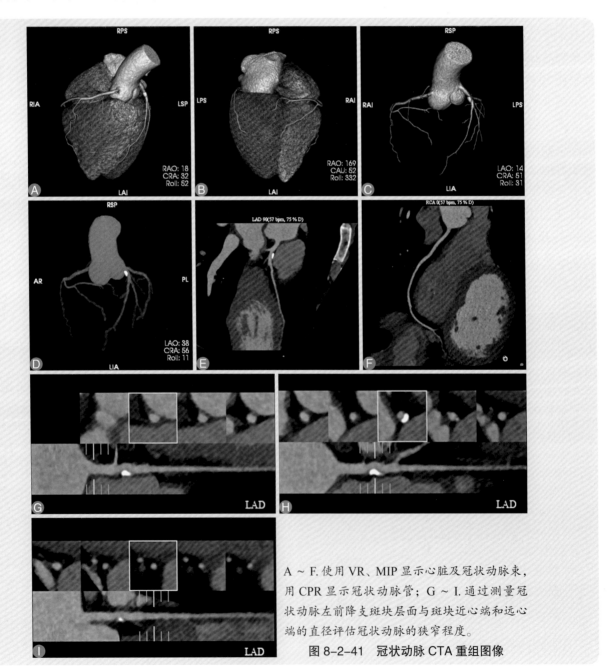

A ～ F. 使用 VR、MIP 显示心脏及冠状动脉束，用 CPR 显示冠状动脉管；G ～ I. 通过测量冠状动脉左前降支斑块层面与斑块近心端和远心端的直径评估冠状动脉的狭窄程度。

图 8-2-41　冠状动脉 CTA 重组图像

**6.问题分析**

（1）冠状动脉钙化积分可通过计算钙化分数来评估冠状动脉的钙化程度。可检查受检者屏气等的配合程度，进一步确认屏气后受检者的心率变化，并进一步确定冠状动脉 CTA 必须包括的最小扫描范围。

（2）心率过快和心律不齐会影响图像质量，可能会导致部分血管显示欠佳不能评估，如持续性心房颤动受检者。

（3）如果默认重建序列的图像显示冠状动脉不佳，可尝试心电编辑改善。①若心电图 R 波识别不准确，应首先准确标记所有 R 波波峰；②若心律齐，可根据受检者的心率重建相应的相对时相序列；③若心律不齐，可重建绝对时相；④没有绝对时相重建功能的设备，心律不齐如房性期前收缩或室性期前收缩，可选择删除数据，再通过 R 波调整期前收缩前后的时相采集点，可改善冠状动脉显示；⑤心电图干扰信号影响 R 波识别导致检查失败（图 8-2-42，文后彩插图 8-2-42），应重新编辑心电图，可根据平扫时或增强扫描其他阶段的正常心动周期推测 R 波位置，可能获得成功的冠状动脉图像，如用"纸片法"标记心电图中的一个正常心动周期来推测 R 波波峰位置（图 8-2-43，文后彩插图 8-2-43）。

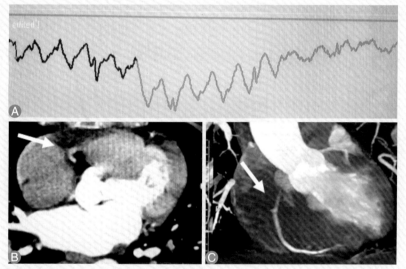

A.系统未正确识别 R 波波峰位置的心电图；B、C.提示冠状动脉显示不清（箭头）。

**图 8-2-42　异常心电图及冠脉血管 CT 图像**

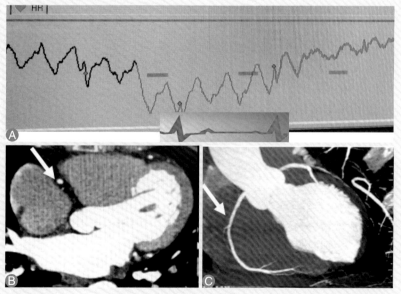

A.根据一个正常心动周期用"纸片法"推测 R 波波峰位置；B、C.编辑后冠状动脉显示效果明显改善。

**图 8-2-43　异常心电图使用"纸片法"进行心电编辑后的冠脉血管 CT 图像**

（4）受检者不能屏气或屏气不佳可影响图像质量，可能会导致部分血管不能评估。

（5）多发钙化病变或高密度的钙化会产生晕状伪影，导致高估管腔的狭窄程度，甚至会造成管腔被遮蔽，狭窄程度无法准确被评价。

（6）空间分辨力不足，目前 CT 评价直径为 1.5 mm 以下的血管及 3 mm 以下的支架有一定限度。

（7）在冠状动脉 CTA 未扫描平扫的钙化积分序列，但增强 CT 扫描使用了能量扫描时，可重建虚拟平扫的图像代替冠状动脉钙化积分，受检者的辐射剂量可进一步降低。使用能量扫描的冠状动脉 CTA 图像可根据需要重建低 keV 单能图像，增加目标血管的对比度，改善图像质量。

### （六）双下肢动脉 CTA

**1. 适应证**

适用于观察下肢血管病变、支架术后评估等。

**2. 操作要点解析**

体位设计过程中，一定要将双下肢并拢固定。

**3. 参数选择**

下肢 CTA 扫描参数见表 8-2-38。

**4. 对比剂应用**

碘浓度为 320 ～ 370 mg/mL；用量为 80 ～ 100 mL；流速先以 3.5 ～ 4.5 mL/s 注射 50 ～ 60 mL，再降低流速以 2.0 ～ 3.0 mL/s 注射 30 ～ 40 mL，再以 3.5 ～ 4.5 mL/s 的流度追加 50 mL 的生理盐水。

延迟时间：推荐采用团注追踪法。①将髂峰水平作为监测层面，阈值设置为 120 ～ 150 Hu，在腹主动脉内设置感兴趣区，达到阈值后 10 ～ 15 秒开始扫描；②将膝关节水平作为监测层面，阈值设置为 100 ～ 150 Hu，在腘动脉内设置感兴趣区，达到阈值后延迟 6 ～ 8 秒开始扫描。

**5. 影像处理和质量标准**

（1）重组方案见表 8-2-39、图 8-2-44。

（2）影像质量标准：① MPR 图像下肢动脉及主要分支强化明显，清晰显示病变血管的狭窄程度和范围；② MIP、VR 图像清晰且立体地显示下肢动脉及其主要分支，以及其异常改变。

**6. 问题分析**

（1）由于双下肢扫描范围较大，需要将扫描速度与对比剂在体内流速结合到一起。若扫描太快，足背动脉未显示；若扫描太慢，动脉时相显影欠佳。

（2）螺距不宜过大，建议为 0.5 ～ 1，若螺距太大，扫描床移动速度快于血流速度。

### 表 8-2-38 下肢 CTA 扫描参数

| 项目 | 内容 | 项目 | 内容 |
|---|---|---|---|
| 扫描范围 | 腹主动脉分叉处至足尖 | 水平定位线 | 人体正中冠状线 |
| 定位像 | 正位定位像 | 扫描方式 | 螺旋扫描 |
| 管电压（kV） | 100 ～ 120 | 有效管电流量（mAs/层） | 自动管电流或 100 ～ 150 |
| 准直宽度（mm） | 40 ～ 80 | 旋转时间（s/r） | 0.5 ～ 1.0 |
| 螺距 | 0.5 ～ 1.0 | 重建算法 | 软组织窗（Stnd/Standard/Bv40） |
| 层厚（mm） | 0.6 ～ 1.0 | 层间距 | 层厚的 60% ～ 80% |
| 视野（cm）/矩阵 | 40 ～ 50/512×512 | | |

注：Stnd：GE CT 算法描述方式；Standard：飞利浦 CT 算法描述方式；Bv40：西门子 CT 算法描述方式。

### 表 8-2-39 下肢 CTA 图像重组方案

| 重组断面 | 基线 | 范围 | 窗技术（窗宽/窗位，Hu）软组织算法 | 层厚（mm）软组织算法 | 层间距（mm）软组织算法 |
|---|---|---|---|---|---|
| 横断面 | 平行于人体横断面 | 腹主动脉分叉处至足尖 | 700/200 | 8 ～ 10 | 8 ～ 10 |
| MIP | 全程显示、局部放大显示分为 3 个节段 | | | | |
| VR | 全程显示水平方向旋转 360°，局部放大显示分为 3 个节段 | | | | |

注：MIP 和 VR 的全程及分节段的图像要保存同一位置，便于对比。

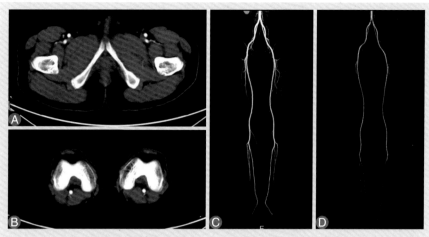

A、B. MPR 横断面图像；C. MIP 图像；D. VR 图像。

**图 8-2-44　双下肢 CTA 标准影像**

## 十、脊柱 CT 平扫

### 1. 适应证

脊柱 CT 平扫检查是颈椎、胸椎和腰椎疾病的重要检查手段，适用于各种原因引起的椎管狭窄及椎管内占位性病变、椎间盘变性或病变、椎骨外伤及椎骨骨病、椎骨及脊髓的先天性变异，以及椎旁肿瘤对椎骨侵犯情况的评估。

### 2. 操作要点解析

①人体正中矢状线要与检查床中线（激光定位线中心线）重叠；②颈椎体位采用头屈曲位（下颌微仰），颈部两侧可用棉垫固定，双臂置于身体两侧，双肩尽量下垂，可有效减少线束硬化伪影的产生；③胸椎和腰椎检查时，双上肢向头侧上举伸直；④腰椎检查用专用腿垫将受检者的双腿抬高，双膝关节屈曲 35° ～ 40°，减少腰椎的生理弧度，尽可能与床面平行。

### 3. 参数选择

（1）定位像扫描参数：①脊柱定位可采取单定位像或双定位像；②体位设计符合标准体位时，可使用单定位像（侧位定位像）进行定位，仅采用正位定位像时需注意腰椎的生理曲度容易造成前后方向 FOV 不足而切割有意义的组织；③对于椎体外伤和先天性脊柱畸形的受检者建议采用双定位像，能更好地确定扫描范围；④胸椎定位时需显示部分颈椎或腰椎，以便计数椎体（图 8-2-45）。

（2）正式扫描参数见表 8-2-40 ～ 表 8-2-42。①病变范围较大时，扫描必须包括全部病变范围，以满足临床诊断需求；②颈椎上与枕骨大孔相连，下与胸椎相连，故扫描时易受颅底和肩部组织的影响，产生线束硬化伪影，影响颈椎解剖结构的观察，因此需注意扫描参数的选择。

### 4. 影像处理和质量标准

（1）重组方案见表 8-2-43、表 8-2-44、图 8-2-46 ～ 图 8-2-48（文后彩插图 8-2-46S、文后彩插图 8-2-46T、文后彩插图 8-2-47S、文后彩插图 8-2-47T、文后彩插图 8-2-48S、文后彩插图 8-2-48T）；

**表 8-2-40　颈椎 CT 扫描参数**

| 项目 | 内容 | 项目 | 内容 |
|---|---|---|---|
| 扫描范围 | 枕骨大孔至 $T_1$ 水平或根据临床需求确定扫描范围 | 水平定位线 | 颈部中线水平 |
| 定位像 | 单定位像或双定位像 | 扫描方式 | 螺旋扫描 |
| 管电压（kV） | 120 ～ 140 | 有效管电流量（mAs/ 层） | 自动管电流或 100 ～ 250 |
| 准直宽度（mm） | 40 | 旋转时间（s/r） | 0.5 ～ 1.0 |
| 螺距 | 0.5 ～ 0.9 | 重建算法 | 骨窗（B）<br>软组织窗（S） |
| 层厚（mm） | 0.625 ～ 1.000 | 层间距（mm） | 层厚的 70% ～ 80% |
| 视野（cm）/ 矩阵 | 15 ～ 18/512×512 | | |

注：B：骨算法（Bone）；S：软组织算法（Stnd）。

表 8-2-41 胸椎 CT 扫描参数

| 项目 | 内容 | 项目 | 内容 |
|---|---|---|---|
| 扫描范围 | $C_7 \sim L_1$ 或根据临床需求确定扫描范围 | 水平定位线 | 腋中线下 2 ~ 3 cm 水平 |
| 定位像 | 单定位像或双定位像 | 扫描方式 | 螺旋扫描 |
| 管电压（kV） | 120 ~ 140 | 有效管电流量（mAs/ 层） | 自动管电流或 150 ~ 250 |
| 准直宽度（mm） | 40 或 80 | 旋转时间（s/r） | 0.5 ~ 1.0 |
| 螺距 | 0.5 ~ 0.9 | 重建算法 | 骨窗（B）<br>软组织窗（S） |
| 层厚（mm） | 0.625 ~ 1.500 | 层间距（mm） | 层厚的 70% ~ 80% |
| 视野（cm）/ 矩阵 | 16 ~ 20/512×512 | | |

表 8-2-42 腰椎 CT 扫描参数

| 项目 | 内容 | 项目 | 内容 |
|---|---|---|---|
| 扫描范围 | $T_{12} \sim S_1$ 或根据临床需求确定扫描范围 | 水平定位线 | 腰部中线下 2 ~ 3 cm 水平 |
| 定位像 | 单定位像或双定位像 | 扫描方式 | 螺旋扫描 |
| 管电压（kV） | 120 ~ 140 | 有效管电流量（mAs/ 层） | 自动管电流或 150 ~ 250 |
| 准直宽度（mm） | 40 或 80 | 旋转时间（s/r） | 0.5 ~ 1.0 |
| 螺距 | 0.5 ~ 0.9 | 重建算法 | 骨窗（B）<br>软组织窗（S） |
| 层厚（mm） | 0.625 ~ 1.500 | 层间距（mm） | 层厚的 70% ~ 80% |
| 视野（cm）/ 矩阵 | 16 ~ 20/512×512 | | |

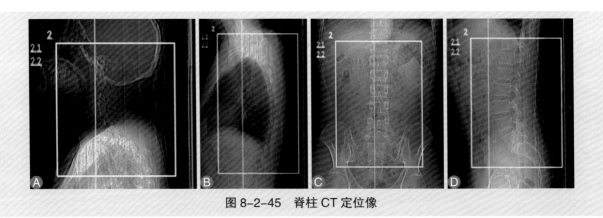

图 8-2-45 脊柱 CT 定位像

表 8-2-43 椎间盘重组方案

| 重组断面 | 基线 | 范围 | 窗技术（窗宽/窗位，Hu） | | MPR | |
|---|---|---|---|---|---|---|
| | | | 骨算法 | 软组织算法 | 层厚（mm） | 间距（mm） |
| 横断面 | 平行于椎间盘 | 申请单描述椎间盘或 4 ~ 5 个椎间盘 | — | 300/40 | 2 | 2 |
| 冠状面 | 垂直于椎间盘 | 椎间盘前缘至椎管后缘 | — | 300/40 | 2 | 2 |
| 矢状面 | 平行于正中矢状面 | 椎间盘两侧缘 | 2000/200 | 300/40 | 2 | 2 |

注：重组可根据病变的大小和累及范围等进行差异化处理。

表 8-2-44　椎体重组方案

| 重组断面 | 基线 | 范围 | 窗技术（窗宽/窗位，Hu） | | MPR | |
| --- | --- | --- | --- | --- | --- | --- |
| | | | 骨算法 | 软组织算法 | 层厚（mm） | 间距（mm） |
| 横断面 | 平行于椎体上缘 | 申请椎体范围或 5～6 个椎体 | 2000/200 | — | 2～3 | 2～4 |
| 冠状面 | 垂直于椎体上缘 | 椎体前缘至小关节显示完全 | 2000/200 | — | 2～3 | 2～3 |
| 矢状面 | 平行于正中矢状面 | 椎体两侧缘 | 2000/200 | 300/40 | 2～3 | 2～3 |

注：重组可根据病变的大小和累及范围等进行差异化处理；常规要求 MPR 重组，需要时重组 VR（如脊柱外伤、畸形等）。

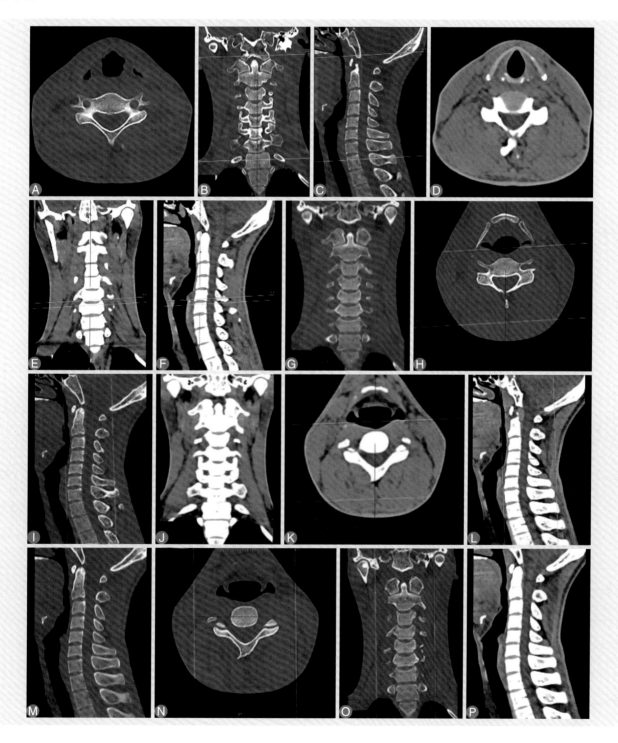

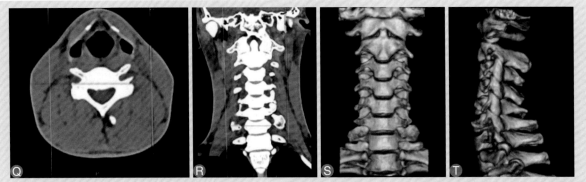

A、D.分别为骨算法、软组织算法 MPR 横断面标准影像；B、C.骨算法椎体横断面重组基线；E、F.软组织算法椎间盘横断面重组基线；G、J.分别为骨算法、软组织算法 MPR 冠状面标准影像；H、I.骨算法冠状面重组基线；K、L.软组织算法冠状面重组基线；M、P.分别为骨算法、软组织算法 MPR 正中矢状面标准影像；N、O.骨算法矢状面重组基线（从人体左侧至右侧）；Q、R.软组织算法矢状面重组基线（从人体左侧至右侧）；S、T.分别为正位、侧位颈椎 VR 重组图像。

图 8-2-46　颈椎平扫 CT 重组方案及标准影像

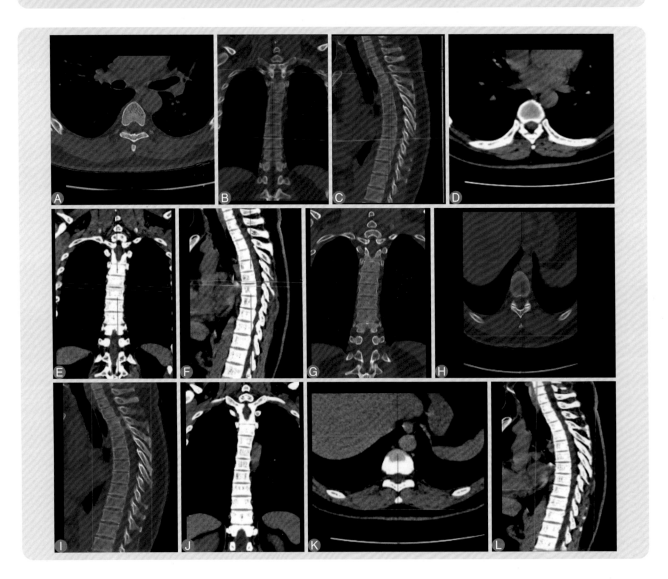

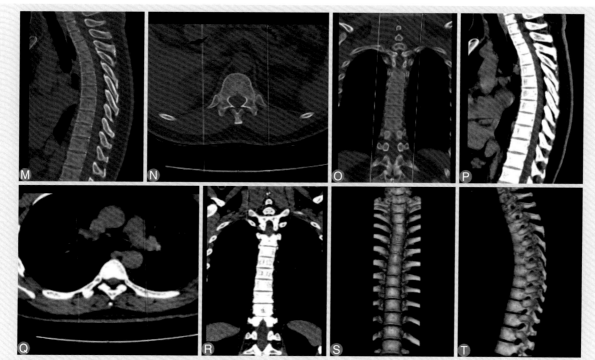

A、D.分别为骨算法、软组织算法 MPR 横断面标准影像；B、C.骨算法椎体横断面重组基线；E、F.软组织算法椎间盘横断面重组基线；G、J.分别为骨算法、软组织算法 MPR 冠状面标准影像；H、I.骨算法冠状面重组基线；K、L.软组织算法冠状面重组基线；M、P.分别为骨算法、软组织算法 MPR 正中矢状面标准影像；N、O.骨算法矢状面重组基线（从人体左侧至右侧）；Q、R.软组织算法矢状面重组基线（从人体左侧至右侧）；S、T.分别为正位、侧位胸椎 VR 重组图像。

**图 8-2-47　胸椎平扫 CT 重组方案及标准影像**

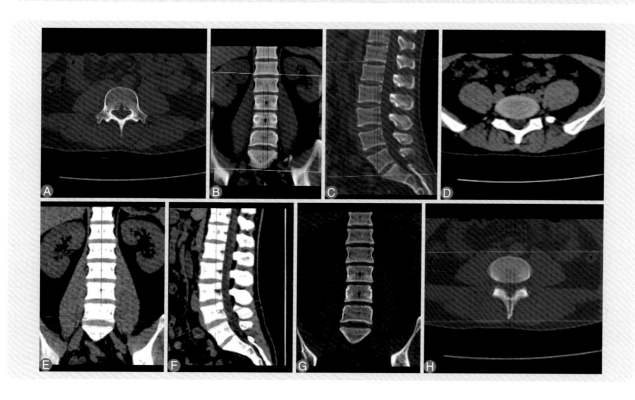

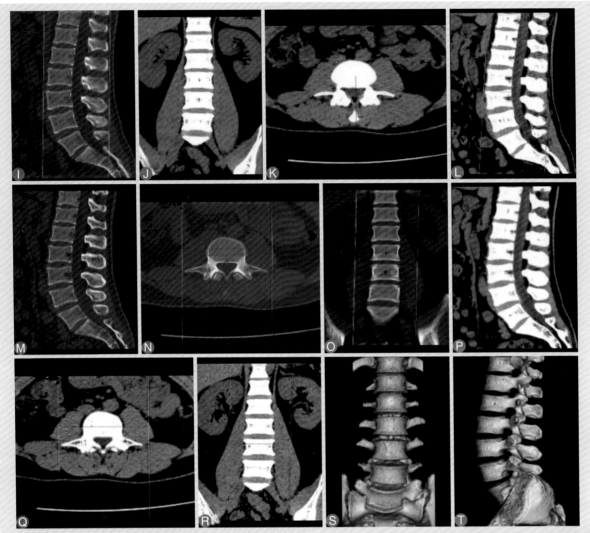

A、D.分别为骨算法、软组织算法 MPR 横断面标准影像；B、C.骨算法椎体横断面重组基线；E、F.软组织算法椎间盘横断面重组基线；G、J.分别为骨算法、软组织算法 MPR 冠状面标准影像；H、I.骨算法冠状面重组基线；K、L.软组织算法冠状面重组基线；M、P.分别为骨算法、软组织算法 MPR 正中矢状面标准影像；N、O.骨算法矢状面重组基线（从人体左侧至右侧）；Q、R.软组织算法矢状面重组基线（从人体左侧至右侧）；S、T.分别为正位、侧位腰椎 VR 重组图像。

**图 8-2-48　腰椎平扫 CT 重组方案及标准影像**

（2）影像质量标准：①MPR 横断面需显示椎间盘或椎体最大层面；冠状面需沿椎体长轴对称显示；矢状面的中间层面为椎管或所有椎体的正中矢状面。②骨窗中椎体的骨皮质、骨小梁和关节显示清晰；软组织窗中椎间盘和周围软组织显示清晰。③VR 重组需去掉影响观察的所有无关组织，使被检部位充分显示。

**5. 危急值识别**

脊柱 CT 检查中的危急值包括颈椎、胸椎或腰椎椎体外伤合并脊髓损伤。

案例：颈椎合并胸椎骨折（图 8-2-49）。枢椎齿状突骨折，伴硬膜外血肿，相应水平椎管狭窄，寰枢关节半脱位。第 3 胸椎压缩骨折。

**6. 问题分析**

（1）检查前需确认受检者的基本生命体征稳定。当危重受检者仍需 CT 检查时，相关科室医护人员需在场陪同。

（2）外伤受检者在检查前，医护人员应充分了解外伤的经过，仔细查体以防因搬动患者导致的医源性伤害。骨折碎片易向空虚的椎管方向发生位移，侵入椎管而造成脊髓损伤。

（3）脊柱侧弯或后凸畸形的受检者因体位受限，检查时可采取侧卧位或俯卧位。病情严重者体位不易固定时，为避免运动伪影可采用辅助设备（如软垫等）垫于腰部或适当位置帮助受检者固定。

（4）颈椎 CT 检查前需嘱咐受检者不要做吞咽动作，以免产生运动伪影。

（5）胸椎 CT 检查时，尽量包括具有特征或易于辨认的椎体，建议选择颈椎作为胸椎的计数标准，因为腰椎变异较多，如腰椎骶化或骶椎腰化，容易导致胸椎计数发生错误。

（6）存在金属内固定的受检者行脊椎 CT 检查时，可应用去金属伪影技术（如 O-MAR 技术）降低金属伪影对图像质量的影响（图 8-2-50 ~ 图 8-2-52）。

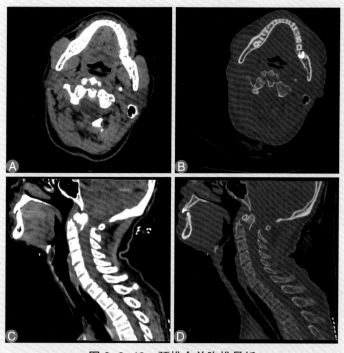

图 8-2-49　颈椎合并胸椎骨折

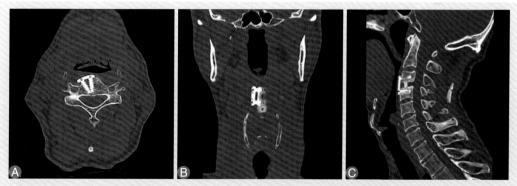

A. 颈椎横断面影像；B. 颈椎冠状面影像；C. 颈椎矢状面影像。
图 8-2-50　颈椎内固定术后 CT 扫描应用去金属伪影技术的骨算法影像

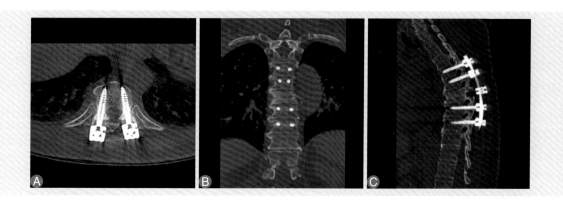

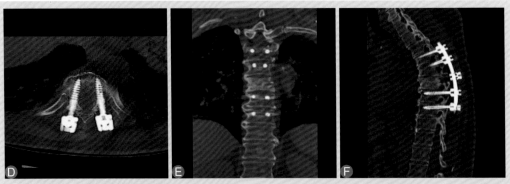

A、B、C.分别为未应用去金属伪影技术的胸椎横断面、冠状面和矢状面影像；D、E、F.分别为应用去金属伪影技术的胸椎横断面、冠状面和矢状面影像。

图8-2-51　胸椎内固定术后CT图像

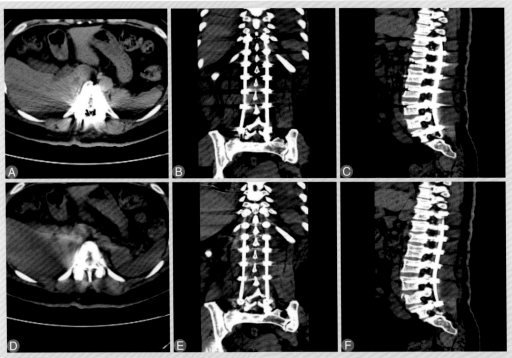

A、B、C.分别为未应用去金属伪影技术的腰椎横断面、冠状面和矢状面影像；D、E、F.分别为应用去金属伪影技术的腰椎横断面、冠状面和矢状面影像。

图8-2-52　腰椎内固定术后CT图像

## 十一、四肢及关节CT平扫

### （一）一般要求

**1.适应证**

四肢及关节疾病的重要检查手段，适用于各种原因引起的脱位、骨折、骨肿瘤、其他骨病（如骨髓炎、骨结核、骨缺血性坏死等），以及各种软组织疾病。

**2.参数选择**

（1）定位像扫描参数：可采取单定位像或双定位像，对于外伤或病情复杂的受检者建议采用双定位像。定位像扫描要包含至少一侧关节及相邻长骨，便于正式扫描进行精准定位。

（2）正式扫描参数：当病变范围较大时，扫描必须包括全部病变范围，以满足临床诊断需求。进行四肢长骨CT扫描时，如病变累及一侧关节，需将关节扫描完整。

**3.操作要点解析**

（1）在上肢及上肢关节CT检查时，如受检者因外伤或术后支具固定等原因无法完成标准体位，将受检部位置于胸腹部时。需注意两个问题：一是检查时需受检者屏气配合，避免呼吸运动对图像质量产生影响；二是需要适当调整扫描方案，以降低线束硬化伪影对图像质量产生的影响。

（2）在下肢及下肢关节 CT 检查时，尽量将被检侧置于检查床中心，如双侧同时检查，应双足并拢，人体中线置于检查床中心。

**4. 影像质量标准**

（1）MPR 图像清晰显示四肢、关节及周围组织结构。当受检者体位受限，无法完成标准体位设计时，往往会对重组基线产生影响。需结合病变部位和体位设计，灵活调整重组基线，尽量达到各部位的影像质量标准或使病变部位显示最佳。

（2）四肢及关节 CT 均包含骨窗和软组织窗。骨窗需清晰显示诸骨骨皮质、骨小梁及关节面；软组织窗需清晰显示骨组织周围的软组织结构。

（3）对于四肢及关节 CT 图像，VR 重组尤为重要，也是临床医师最想要的图像，它能更直观地显示病变部位及其空间结构关系，所以需去掉影响观察的所有无关组织，使被检部位充分显示。例如，肩关节进行 VR 重组时，应将邻近的肋骨裁剪掉。

（4）受检部位有金属植入物的受检者行 CT 检查时，可应用去金属伪影技术（如 O-MAR 技术）降低金属伪影对图像质量的影响。

**（二）肩关节 CT**

**1. 操作要点解析**

①受检者的患侧手臂下垂，健侧手臂上举，患侧尽量在检查床中间，掌心向上，头转向健侧（图 8-2-53）；②双侧肩关节 CT 检查建议单侧定位分别扫描。

**2. 参数选择**

肩关节 CT 扫描参数见表 8-2-45。

**3. 影像处理和质量标准**

（1）重组方案见表 8-2-46、图 8-2-54（文后彩插图 8-2-54S、文后彩插图 8-2-54T）。

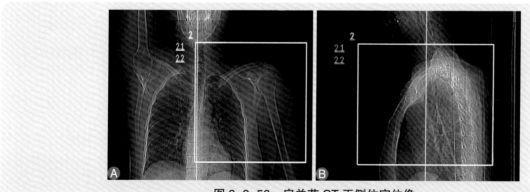

图 8-2-53　肩关节 CT 正侧位定位像

表 8-2-45　肩关节 CT 扫描参数

| 项目 | 内容 | 项目 | 内容 |
|---|---|---|---|
| 扫描范围 | 肩部软组织上缘至肩胛骨下角或根据临床需求确定扫描范围 | 水平定位线 | 腋中线水平 |
| 定位像 | 单定位像或双定位像 | 扫描方式 | 螺旋扫描 |
| 管电压（kV） | 120～140 | 有效管电流量（mAs/层） | 自动管电流或 200～300 |
| 准直宽度（mm） | 40 | 旋转时间（s/r） | 0.5～1.0 |
| 螺距 | 0.5～0.9 | 重建算法 | 骨窗（B）<br>软组织窗（S） |
| 层厚（mm） | 0.625～1.000 | 层间距（mm） | 层厚的 70%～80% |
| 视野（cm）/ 矩阵 | 25～30/512×512 | | |

表 8-2-46　肩关节重组方案

| 重组断面 | 基线 | 范围 | 窗技术（窗宽/窗位，Hu） | | MPR | |
|---|---|---|---|---|---|---|
| | | | 骨算法 | 软组织算法 | 层厚（mm） | 间距（mm） |
| 横断面 | 冠状面平行于肩关节水平面；矢状面垂直于正中冠状面 | 锁骨肩峰端至肩胛骨下角 | 2000/200 | 300/40 | 2～3 | 2～4 |
| 斜冠状面 | 横断面垂直于盂肱关节并平行于冈上肌腱长轴；矢状位平行于肱骨长轴 | 包全肱骨头 | 2000/200 | — | 2～3 | 2～3 |
| 斜矢状面 | 横断面平行于盂肱关节；冠状面平行于肱骨长轴 | 肱骨头外侧至关节盂内侧 | 2000/200 | — | 2～3 | 2～3 |
| VR | | 任意角度，最大限度地显示病变位置 | | | | |

注：重组可根据病变的大小和累及范围等进行差异化处理。

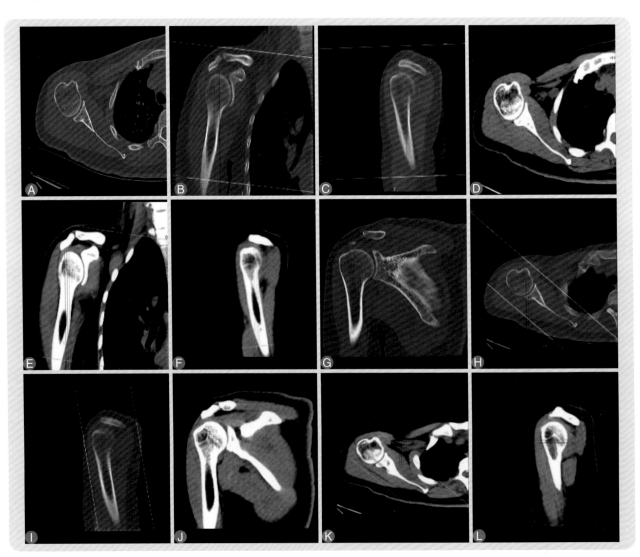

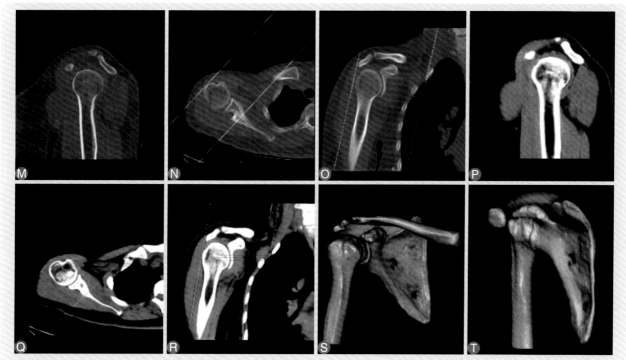

A、D.分别为骨算法、软组织算法 MPR 横断面标准影像；B、C.骨算法横断面重组基线；E、F.软组织算法横断面重组基线；G、J.分别为骨算法、软组织算法 MPR 斜冠状面标准影像；H、I.骨算法斜冠状面重组基线；K、L.软组织算法斜冠状面重组基线；M、P.分别为骨算法、软组织算法 MPR 斜矢状面标准影像；N、O.骨算法斜矢状面重组基线；Q、R.软组织算法斜矢状面重组基线；S、T.分别为正位、侧位肩关节 VR 重组图像。

图 8-2-54　肩关节 CT 重组方案及标准影像

（2）影像质量标准：MPR 横断面需显示锁骨、肩胛骨及近端肱骨，其中包括盂肱关节、肩锁关节、肩胸关节及胸锁关节等结构；冠状面需垂直于盂肱关节面；矢状面需平行于盂肱关节面。

**（三）肱骨 CT**

**1. 操作要点解析**

受检者取仰卧位，健侧手臂上举，患侧尽量放于检查床中间，掌心向上（采用人体标准解剖学姿势，图 8-2-55）。

**2. 参数选择**

肱骨 CT 扫描参数见表 8-2-47。

**3. 影像处理和质量标准**

（1）重组方案见表 8-2-48、图 8-2-56（文后彩插图 8-2-56M、文后彩插图 8-2-56N）。

（2）影像质量标准：MPR 横断面根据病情需要确定重组范围，清晰显示病变部位的骨组织及周围软组织结构；冠状面及矢状面需显示肱骨全长。

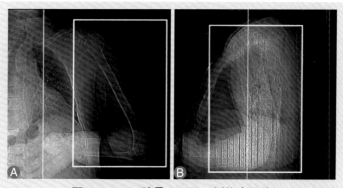

图 8-2-55　肱骨 CT 正、侧位定位像

表 8-2-47　肱骨 CT 扫描参数

| 项目 | 内容 | 项目 | 内容 |
|---|---|---|---|
| 扫描范围 | 肱骨全长或根据临床需求确定扫描范围 | 水平定位线 | 肱骨中心水平 |
| 定位像 | 单定位像或双定位像 | 扫描方式 | 螺旋扫描 |
| 管电压（kV） | 120 | 有效管电流量（mAs/层） | 自动管电流或 150 ~ 250 |
| 准直宽度（mm） | 40 | 旋转时间（s/r） | 0.5 ~ 1.0 |
| 螺距 | 0.5 ~ 0.9 | 重建算法 | 骨窗（B）<br>软组织窗（S） |
| 层厚（mm） | 0.625 ~ 1.000 | 层间距（mm） | 层厚的 70% ~ 80% |
| 视野（cm）/矩阵 | 15 ~ 20/512×512 | | |

表 8-2-48　肱骨重组方案

| 重组断面 | 基线 | 范围 | 窗技术（窗宽/窗位，Hu） 骨算法 | 软组织算法 | MPR 层厚（mm） | 间距（mm） |
|---|---|---|---|---|---|---|
| 横断面 | 冠状面平行于肱骨内外上髁连线；矢状面垂直于肱骨长轴 | 病变区域（包括近患端关节） | 2000/200 | 300/40 | 2 ~ 3 | 2 ~ 3 |
| 冠状面 | 横断面平行于肱骨内外上髁连线；矢状面平行于肱骨长轴 | 肱骨前缘至肱骨后缘 | 2000/200 | — | 2 ~ 3 | 2 ~ 3 |
| 矢状面 | 横断面垂直于肱骨内外上髁连线；冠状面平行于肱骨长轴 | 肱骨内侧缘至肱骨外侧缘 | 2000/200 | — | 2 ~ 3 | 2 ~ 3 |
| VR | | 任意角度，最大限度地显示病变位置 | | | | |

注：肱骨作为长骨，其长径较大，故横断面以病变区域进行重组，保证层厚和间隔不会过大；如果病变部位累及关节，重组时应包含患侧关节。

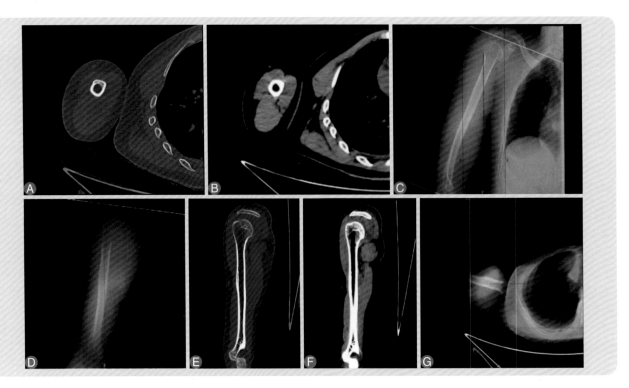

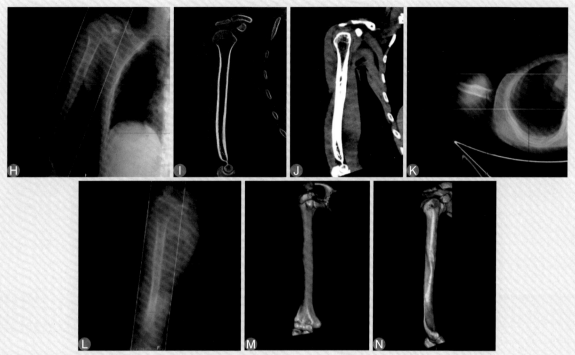

A、B.分别为骨算法、软组织算法横断面标准影像；C、D.分别为骨算法、软组织算法横断面重组基线；E、F.分别为骨算法、软组织算法冠状面标准影像；G、H.分别为骨算法、软组织算法冠状面重组基线；I、J.分别为骨算法、软组织算法矢状面标准影像；K、L.分别为骨算法、软组织算法矢状面重组基线；M、N.分别为正位、侧位肱骨 VR 重组图像。

图 8-2-56 肱骨 CT 重组方案及标准影像

### （四）肘关节 CT

**1. 操作要点解析**

受检者取俯卧位或仰卧位（首选俯卧位），患侧手臂上举，掌心向上，头转向健侧，尽量避开被检部位，患侧尽量放于检查床中间（图 8-2-57）。

**2. 参数选择**

肘关节 CT 扫描参数见表 8-2-49。

**3. 影像处理和质量标准**

（1）重组方案见表 8-2-50、图 8-2-58（文后彩插图 8-2-58M、文后彩插图 8-2-58N）。

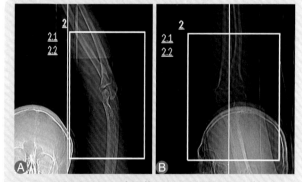

图 8-2-57 肘关节 CT 正、侧位定位像

表 8-2-49 肘关节 CT 扫描参数

| 项目 | 内容 | 项目 | 内容 |
| --- | --- | --- | --- |
| 扫描范围 | 肘关节上下 5 cm 或根据临床需求确定扫描范围 | 水平定位线 | 肘关节中心水平 |
| 定位像 | 单定位像或双定位像 | 扫描方式 | 螺旋扫描 |
| 管电压（kV） | 100 ~ 120 | 有效管电流量（mAs/层） | 自动管电流或 100 ~ 200 |
| 准直宽度（mm） | 40 | 旋转时间（s/r） | 0.5 ~ 1.0 |
| 螺距 | 0.5 ~ 0.9 | 重建算法 | 骨窗（B）<br>软组织窗（S） |
| 层厚（mm） | 0.625 ~ 1.000 | 层间距（mm） | 层厚的 70% ~ 80% |
| 视野（cm）/矩阵 | 15 ~ 20/512 × 512 | | |

表 8-2-50　肘关节重组方案

| 重组断面 | 基线 | 范围 | 窗技术（窗宽/窗位，Hu） | | MPR | |
|---|---|---|---|---|---|---|
| | | | 骨算法 | 软组织算法 | 层厚（mm） | 间距（mm） |
| 横断面 | 冠状面平行于肱骨内外上髁连线；矢状面垂直于肘关节长轴（肱骨和桡骨） | 肱骨干骺端至尺桡骨近端 | 2000/200 | 300/40 | 2～3 | 2～3 |
| 冠状面 | 横断面平行于肱骨内外上髁连线；矢状面平行于肘关节长轴（肱骨和桡骨） | 包全肘关节 | 2000/200 | — | 2～3 | 2～3 |
| 矢状面 | 横断面垂直于肱骨内外上髁连线；冠状面平行于肘关节长轴（肱骨和桡骨） | 包全肘关节 | 2000/200 | — | 2～3 | 2～3 |
| VR | 任意角度，最大限度地显示病变位置 | | | | | |

注：重组可根据病变的大小和累及范围等进行差异化处理。

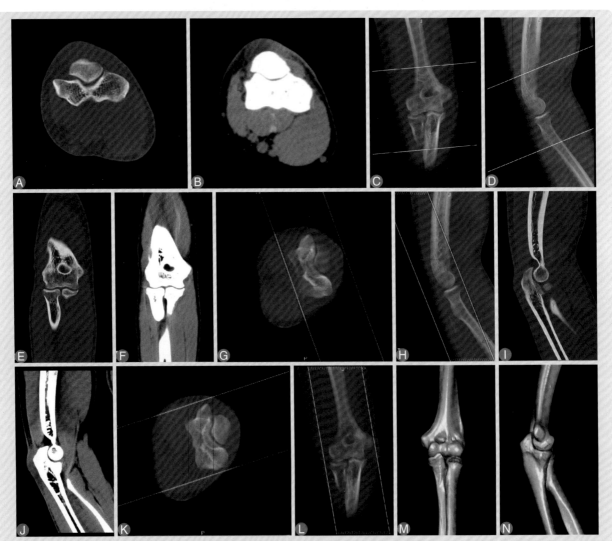

A、B.分别为 MPR 骨算法、软组织算法横断面标准影像；C、D.横断面重组基线；E、F.分别为 MPR 骨算法、软组织算法冠状面标准影像；G、H.冠状面重组基线；I、J.分别为 MPR 骨算法、软组织算法矢状面标准影像；K、L.矢状面重组基线；M、N.分别为 VR 正位、侧位标准影像。

图 8-2-58　肘关节 CT 重组方案及标准影像

（2）影像质量标准：MPR 横断面需显示肘关节及肱骨、尺桡骨近关节端，肱骨内外上髁的最大切面同层显示；冠状面需将肱尺关节、肱桡关节及上尺桡关节同层显示；矢状面需将肱骨、鹰嘴、冠突的最大切面同层显示。

**（五）尺桡骨 CT**

**1. 操作要点解析**

受检者取俯卧位或仰卧位（首选俯卧位），患侧手臂上举，掌心向上（采用人体标准解剖学姿势），调整角度使尺桡骨平行显示，可用软垫帮助固定，头转向健侧尽量避开被检部位，患侧尽量放于床板中间（图 8-2-59）。

**2. 参数选择**

尺桡骨 CT 扫描参数见表 8-2-51。

**3. 影像处理和质量标准**

（1）重组方案见表 8-2-52、图 8-2-60（文后彩插图 8-2-60M、文后彩插图 8-2-60N）。

（2）影像质量标准：MPR 重组横断面需要根

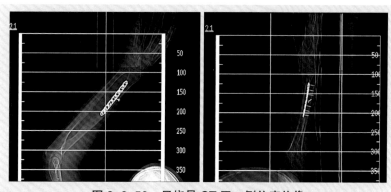

图 8-2-59　尺桡骨 CT 正、侧位定位像

表 8-2-51　尺桡骨 CT 扫描参数

| 项目 | 内容 | 项目 | 内容 |
|---|---|---|---|
| 扫描范围 | 尺桡骨全长，至少包括近患端关节或根据临床需求确定扫描范围 | 水平定位线 | 尺桡骨中心水平 |
| 定位像 | 单定位像或双定位像 | 扫描方式 | 螺旋扫描 |
| 管电压（kV） | 100 ~ 120 | 有效管电流量（mAs/ 层） | 自动管电流或 100 ~ 250 |
| 准直宽度（mm） | 40 | 旋转时间（s/r） | 0.5 ~ 1.0 |
| 螺距 | 0.5 ~ 0.9 | 重建算法 | 骨窗（B）软组织窗（S） |
| 层厚（mm） | 0.625 ~ 1.000 | 层间距（mm） | 层厚的 70% ~ 80% |
| 视野（cm）/ 矩阵 | 15 ~ 20/512 × 512 | | |

表 8-2-52　尺桡骨重组方案

| 重组断面 | 基线 | 范围 | 窗技术（窗宽/窗位，Hu） | | MPR | |
|---|---|---|---|---|---|---|
| | | | 骨算法 | 软组织算法 | 层厚（mm） | 间距（mm） |
| 横断面 | 冠状面平行于桡骨环状关节面；矢状面垂直于尺桡骨长轴 | 病变区域（包括近患端关节） | 2000/200 | 300/40 | 2 ~ 3 | 2 ~ 4 |
| 冠状面 | 横断面垂直于桡骨环状关节面并平行于尺桡骨正中冠状面；矢状面平行于尺桡骨长轴 | 包全尺桡骨 | 2000/200 | — | 2 ~ 3 | 2 ~ 3 |
| 矢状面 | 横断面垂直于桡骨环状关节面并平行于尺桡骨正中矢状面；冠状面平行于尺桡骨长轴 | 包全尺桡骨 | 2000/200 | — | 2 ~ 3 | 2 ~ 3 |
| VR | 任意角度，最大限度地显示病变位置 | | | | | |

注：重组可根据病变的大小和累及范围等进行差异化处理；—：无数据。

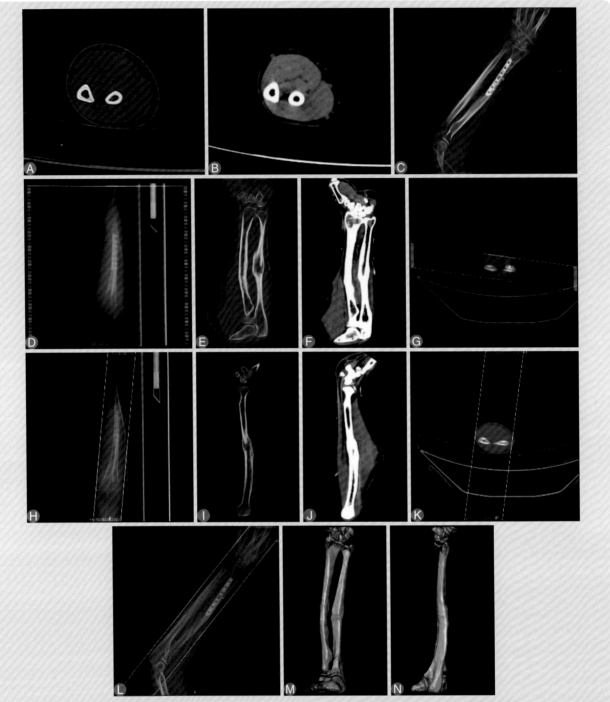

A、B. 分别为骨算法、软组织算法横断面标准影像；C、D. 横断面重组基线；E、F. 分别为骨算法、软组织算法冠状面标准影像；G、H. 冠状面重组基线；I、J. 分别为骨算法、软组织算法矢状面标准影像；K、L. 矢状面重组基线；M、N. 分别为正位、侧位尺桡骨 VR 重组图像。

图 8-2-60　尺桡骨 CT 重组方案及标准影像

据病情确定重组范围；冠状面和矢状面需显示尺桡骨全长。

（六）腕关节 CT

1. 操作要点解析

受检者取俯卧位或仰卧位（首选俯卧位），患侧手臂上举，俯卧位掌心向下，仰卧位掌心向上，

患侧尽量放于床板中间（图 8-2-61）。

2. 参数选择

腕关节 CT 扫描参数见表 8-2-53。

3. 影像处理和质量标准

（1）重组方案见表 8-2-54、图 8-2-62（文后彩插图 8-2-62M、文后彩插图 8-2-62N）。

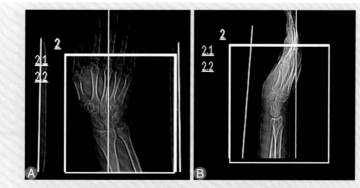

图 8-2-61　腕关节 CT 正、侧位定位像

表 8-2-53　腕关节 CT 扫描参数

| 项目 | 内容 | 项目 | 内容 |
|---|---|---|---|
| 扫描范围 | 腕关节上下 5 cm 或根据临床需求确定扫描范围 | 水平定位线 | 腕关节中心水平 |
| 定位像 | 单定位像或双定位像 | 扫描方式 | 螺旋扫描 |
| 管电压（kV） | 100 ~ 120 | 有效管电流量（mAs/ 层） | 自动管电流或 100 ~ 200 |
| 准直宽度（mm） | 40 | 旋转时间（s/r） | 0.5 ~ 1.0 |
| 螺距 | 0.5 ~ 0.9 | 重建算法 | 骨窗（B）<br>软组织窗（S） |
| 层厚（mm） | 0.625 ~ 1.000 | 层间距（mm） | 层厚的 70% ~ 80% |
| 视野（cm）/ 矩阵 | 15 ~ 18/512×512 | | |

表 8-2-54　腕关节重组方案

| 重组断面 | 基线 | 范围 | 窗技术（窗宽/窗位，Hu） | | MPR | |
|---|---|---|---|---|---|---|
| | | | 骨算法 | 软组织算法 | 层厚（mm） | 间距（mm） |
| 横断面 | 冠状面平行于尺桡骨茎突的连线；矢状面垂直于桡骨干长轴 | 掌骨远端至尺桡骨近端 | 2000/200 | 300/40 | 2 ~ 3 | 2 ~ 3 |
| 冠状面 | 横断面平行于尺桡骨茎突的连线；矢状面平行于桡骨干长轴 | 腕关节前后侧皮肤边缘 | 2000/200 | — | 2 ~ 3 | 2 ~ 3 |
| 矢状面 | 横断面垂直于尺桡骨茎突的连线；冠状面平行于桡骨干长轴 | 腕关节左右侧皮肤边缘 | 2000/200 | — | 2 ~ 3 | 2 ~ 3 |
| VR | 任意角度，最大限度地显示病变位置 | | | | | |

注：重组可根据病变的大小和累及范围等进行差异化处理。

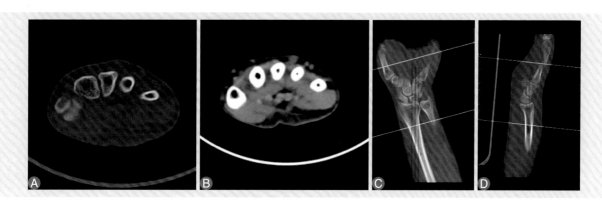

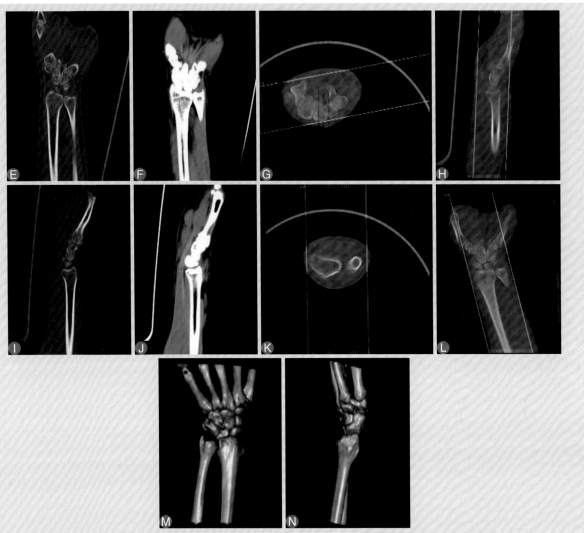

A、B.分别为骨算法、软组织算法横断面标准影像；C、D.分别为骨算法、软组织算法横断面重组基线；E、F.分别为骨算法、软组织算法冠状面标准影像；G、H.分别为骨算法、软组织算法冠状面重组基线；I、J.分别为骨算法、软组织算法矢状面标准影像；K、L.分别为骨算法、软组织算法矢状面重组基线；M、N.分别为正位、侧位腕关节VR重组图像。

**图 8-2-62 腕关节 CT 重组方案及标准影像**

（2）影像质量标准：MPR重组横断面需显示腕关节最大横截面；冠状面需将桡骨与尺骨茎突同层显示；矢状面需显示尺桡骨全长。

**（七）手CT**

**1.操作要点解析**

受检者取俯卧位或仰卧位（首选俯卧位），患侧手臂上举，俯卧位掌心向下，仰卧位掌心向上，手指伸直并拢，患侧手部尽量置于床板中间（图8-2-63，文后彩插图8-2-63）。

**2.参数选择**

手CT扫描参数见表8-2-55。

**3.影像处理和质量标准**

（1）重组方案见表8-2-56、图8-2-64（文后彩插图8-2-64M、文后彩插图8-2-64N）。

（2）影像质量标准：MPR重组时需在横断面、冠状面和矢状面上显示病变部位最大截面。

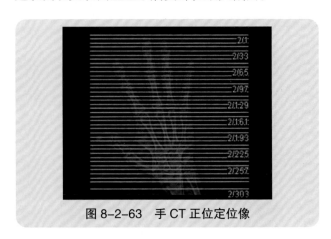

**图 8-2-63 手 CT 正位定位像**

表 8-2-55　手 CT 扫描参数

| 项目 | 内容 | 项目 | 内容 |
| --- | --- | --- | --- |
| 扫描范围 | 手指骨远端至尺桡骨茎突连线水平或根据临床需求确定扫描范围 | 水平定位线 | 手中心水平 |
| 定位像 | 单定位像或双定位像 | 扫描方式 | 螺旋扫描 |
| 管电压（kV） | 100 ~ 120 | 有效管电流量（mAs/ 层） | 自动管电流或 100 ~ 200 |
| 准直宽度（mm） | 40 | 旋转时间（s/r） | 0.5 ~ 1.0 |
| 螺距 | 0.5 ~ 0.9 | 重建算法 | 骨窗（B）软组织窗（S） |
| 层厚（mm） | 0.625 ~ 1.000 | 层间距（mm） | 层厚的 70% ~ 80% |
| 视野（cm）/ 矩阵 | 15 ~ 20/512 × 512 | | |

表 8-2-56　手重组方案

| 重组断面 | 基线 | 范围 | 窗技术（窗宽 / 窗位，Hu） | | MPR | |
| --- | --- | --- | --- | --- | --- | --- |
| | | | 骨算法 | 软组织算法 | 层厚（mm） | 间距（mm） |
| 横断面 | 冠状面平行于掌骨底连线；矢状面垂直于手指骨长轴 | 以病变为中心，包全病变部位 | 2000/200 | 300/40 | 2 ~ 3 | 2 ~ 3 |
| 冠状面 | 横断面平行于掌骨底连线并垂直于手指骨正中矢状面；矢状面平行于手指骨长轴 | 手掌侧缘皮肤至背侧缘皮肤 | 2000/200 | — | 2 ~ 3 | 2 ~ 3 |
| 矢状面 | 横断面垂直于掌骨底连线并垂直于手指骨正中冠状面；冠状面平行于手指骨长轴 | 手拇指外侧皮肤至小指内侧皮肤 | 2000/200 | — | 2 ~ 3 | 2 ~ 3 |
| VR | 任意角度，最大限度地显示病变位置 | | | | | |

注：重组可根据病变的大小和累及范围等进行差异化处理。

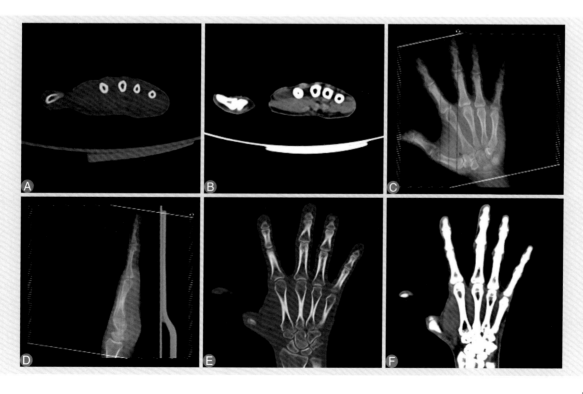

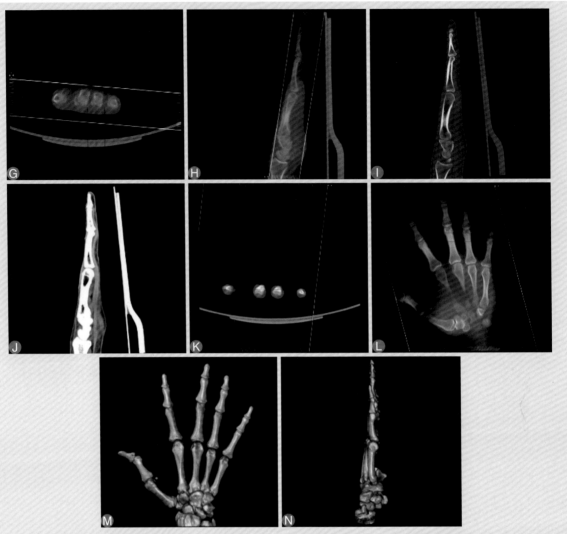

A、B.分别为骨算法、软组织算法横断面标准影像；C、D.分别为骨算法、软组织算法横断面重组基线；E、F.分别为骨算法、软组织算法冠状面标准影像；G、H.分别为骨算法、软组织算法冠状面重组基线；I、J.分别为骨算法、软组织算法矢状面标准影像；K、L.分别为骨算法、软组织算法矢状面重组基线；M、N.分别为正位、侧位手 VR 重组图像。

**图 8-2-64　手 CT 重组方案及标准影像**

### （八）骨盆 CT

#### 1.操作要点解析

受检者取仰卧位，双下肢伸直，双足尖内旋，双足跟分开，两指接触，双上肢向头侧上举或放于胸前避开扫描部位（可参考骨盆正位 X 射线摄影体位）。

#### 2.参数选择

骨盆 CT 扫描参数见表 8-2-57。

**表 8-2-57　骨盆 CT 扫描参数**

| 项目 | 内容 | 项目 | 内容 |
|---|---|---|---|
| 扫描范围 | 双侧髂嵴至坐骨结节下缘或根据临床需求确定扫描范围 | 水平定位线 | 骨盆中线水平 |
| 定位像 | 正位定位像 | 扫描方式 | 螺旋扫描 |
| 管电压（kV） | 110 ~ 120 | 有效管电流量（mAs/层） | 自动管电流或 250 ~ 350 |
| 准直宽度（mm） | 40 ~ 80 | 旋转时间（s/r） | 0.5 ~ 1.0 |

| 项目 | 内容 | 项目 | 内容 |
|---|---|---|---|
| 螺距 | 0.5 ~ 0.9 | 重建算法 | 骨窗（B）<br>软组织窗（S） |
| 层厚（mm） | 0.625 ~ 1.000 | 层间距（mm） | 层厚的 70% ~ 80% |
| 视野（cm）/矩阵 | 35 ~ 40/512 × 512 | | |

定位像扫描参数：①通常采取正位定位像（图 8-2-65）；②骨盆的骨性结构主要由骶骨、尾骨和左右髋骨组成，骨盆关节包括骶髂关节、耻骨联合和髋关节，因此定位和扫描范围应包括全部骨盆的骨性结构、关节及其周围软组织。

3.影像处理和质量标准

（1）重组方案见表 8-2-58、图 8-2-66（文后彩插图 8-2-66I、文后彩插图 8-2-66J）。

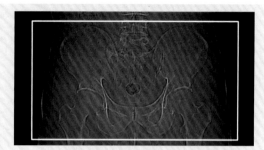

图 8-2-65 骨盆 CT 正位定位像

表 8-2-58 骨盆重组方案

| 重组断面 | 基线 | 范围 | 窗技术（窗宽/窗位，Hu） | | MPR | |
|---|---|---|---|---|---|---|
| | | | 骨算法 | 软组织算法 | 层厚（mm） | 间距（mm） |
| 横断面 | 冠状面平行于双侧髂嵴连线；矢状面垂直于骨盆正中冠状面 | 髂嵴至股骨小转子 | 2000/200 | 300/40 | 2 ~ 3 | 2 ~ 4 |
| 冠状面 | 横断面平行于双侧髂嵴连线；矢状面垂直于骨盆水平面 | 耻骨联合至骶骨后缘 | 2000/200 | 300/40 | 2 ~ 3 | 2 ~ 4 |
| VR | | 任意角度，最大限度地显示病变位置 | | | | |

注：重组可根据病变大小和累及范围等进行差异化处理。

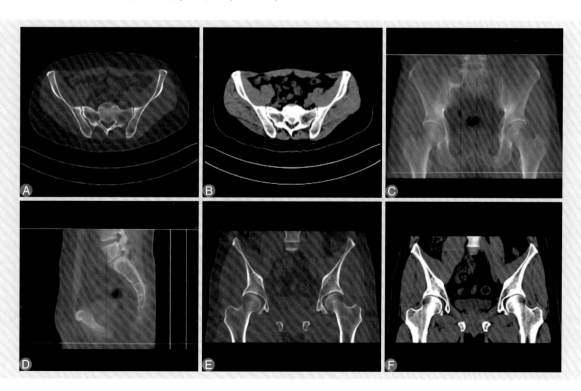

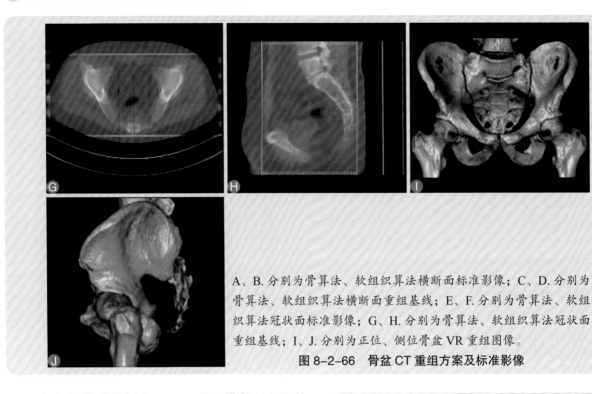

A、B. 分别为骨算法、软组织算法横断面标准影像；C、D. 分别为骨算法、软组织算法横断面重组基线；E、F. 分别为骨算法、软组织算法冠状面标准影像；G、H. 分别为骨算法、软组织算法冠状面重组基线；I、J. 分别为正位、侧位骨盆 VR 重组图像。

图 8-2-66　骨盆 CT 重组方案及标准影像

（2）影像质量标准：MPR 重组横断面和冠状面需将骨盆的骨性结构对称同层显示。

4. 问题分析

（1）如果骨盆 CT 检查需观察盆腔内的软组织结构，建议嘱受检者屏气配合。

（2）体位设计时需注意将双侧股骨内旋15°～20°，不是仅内旋足尖。

（九）骶髂关节 CT

1. 操作要点解析

受检者取仰卧位，双下肢伸直，双上肢向头侧上举或放于胸前避开扫描部位（图 8-2-67）。

2. 参数选择

骶髂关节 CT 扫描参数见表 8-2-59。

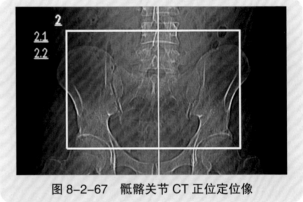

图 8-2-67　骶髂关节 CT 正位定位像

3. 影像处理和质量标准

（1）重组方案见表 8-2-60、图 8-2-68（文后彩插图 8-2-68I ～ 文后彩插图 8-2-68K）。

表 8-2-59　骶髂关节 CT 扫描参数

| 项目 | 内容 | 项目 | 内容 |
|---|---|---|---|
| 扫描范围 | 包括全部骶髂关节或根据临床需求确定扫描范围 | 水平定位线 | 骶髂关节中线水平 |
| 定位像 | 正位定位像 | 扫描方式 | 螺旋扫描 |
| 管电压（kV） | 110 ～ 120 | 有效管电流量（mAs/ 层） | 自动管电流或 250 ～ 350 |
| 准直宽度（mm） | 40 | 旋转时间（s/r） | 0.5 ～ 1.0 |
| 螺距 | 0.5 ～ 0.9 | 重建算法 | 骨窗（B）软组织窗（S） |
| 层厚（mm） | 0.625 ～ 1.000 | 层间距（mm） | 层厚的 70% ～ 80% |
| 视野（cm）/ 矩阵 | 25 ～ 35/512×512 | | |

表 8-2-60 骶髂关节重组方案

| 重组断面 | 基线 | 范围 | 窗技术（窗宽/窗位，Hu） | | MPR | |
|---|---|---|---|---|---|---|
| | | | 骨算法 | 软组织算法 | 层厚（mm） | 间距（mm） |
| 横断面 | 冠状面平行于双侧骶髂关节顶点连线；矢状面垂直于骨盆正中冠状面 | 包全骶髂关节 | 2000/200 | 300/40 | 2 ~ 3 | 2 ~ 3 |
| 冠状面 | 横断面平行于双侧骶髂关节顶点连线并垂直于骨盆正中矢状面；矢状面垂直于骨盆水平面 | 包全骶髂关节 | 2000/200 | 300/40 | 2 ~ 3 | 2 ~ 3 |

注：重组可根据病变的大小和累及范围等进行差异化处理。

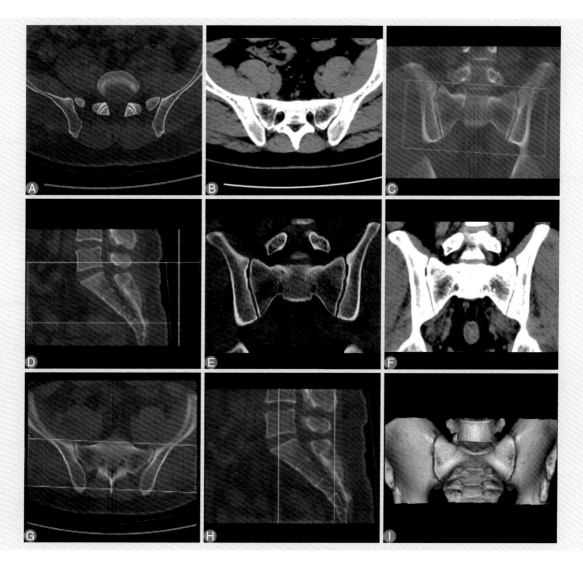

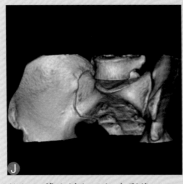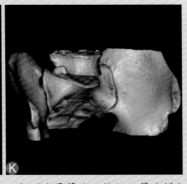

A、B.分别为骨算法、软组织算法横断面标准影像；C、D.分别为骨算法、软组织算法横断面重组基线；E、F.分别为骨算法、软组织算法冠状面标准影像；G、H.分别为骨算法、软组织算法冠状面重组基线；I～K.分别为正位、左前斜位和右前斜位骶髂关节 VR 重组图像。

**图 8-2-68 骶髂关节 CT 重组方案及标准影像**

（2）影像质量标准：MPR 重组横断面和冠状面需将骶髂关节及其周围软组织对称同层显示。

**4. 问题分析**

（1）正式扫描时，要根据定位像精准定位骶髂关节，适当缩小扫描野。

（2）骶髂关节 CT 可依据临床需求或疾病特点进行斜横断面、斜冠状面重组。斜横断面需在矢状面上垂直于 $S_1 \sim S_3$ 的连线，在冠状面上平行于双侧骶髂关节中点的连线；斜冠状面需在横断面上平行于骶髂关节中点的连线，在矢状面上平行于 $S_1 \sim S_3$ 长轴的连线。

**（十）髋关节 CT**

**1. 操作要点解析**

体位设计与骨盆相同，但应包含股骨近端的 1/3（图 8-2-69）。

**2. 参数选择**

髋关节 CT 扫描参数见表 8-2-61。

**3. 影像处理和质量标准**

（1）重组方案见表 8-2-62、图 8-2-70 ～图 8-2-72（文后彩插图 8-2-70I ～文后彩插图 8-2-70K）。

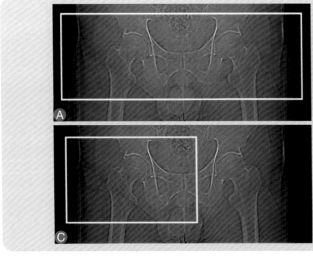

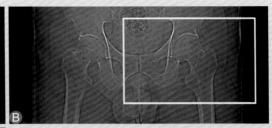

A. 双侧髋关节的扫描范围；B. 左侧髋关节的扫描范围；C. 右侧髋关节的扫描范围。

**图 8-2-69 髋关节 CT 正位定位像**

**表 8-2-61 髋关节 CT 扫描参数**

| 项目 | 内容 | 项目 | 内容 |
| --- | --- | --- | --- |
| 扫描范围 | 髂前上棘至股骨近端 1/3 处，或根据临床需求确定扫描范围 | 水平定位线 | 髋关节中线水平 |
| 定位像 | 正位定位像 | 扫描方式 | 螺旋扫描 |

| 项目 | 内容 | 项目 | 内容 |
|---|---|---|---|
| 管电压（kV） | 110 ~ 120 | 有效管电流量（mAs/层） | 自动管电流或 200 ~ 300 |
| 准直宽度（mm） | 40 | 旋转时间（s/r） | 0.5 ~ 1.0 |
| 螺距 | 0.5 ~ 0.9 | 重建算法 | 骨窗（B）<br>软组织窗（S） |
| 层厚（mm） | 0.625 ~ 1.000 | 层间距（mm） | 层厚的 70% ~ 80% |
| 视野（cm）/ 矩阵 | 35 ~ 40/512 × 512 | | |

表 8-2-62　髋关节重组方案

| 重组断面 | 基线 | 范围 | 窗技术（窗宽/窗位，Hu） | | MPR | |
|---|---|---|---|---|---|---|
| | | | 骨算法 | 软组织算法 | 层厚（mm） | 间距（mm） |
| 横断面 | 冠状面平行于双侧双股骨头连线；矢状面垂直于骨盆正中冠状面 | 髋臼上缘至股骨近端 1/3 处 | 2000/200 | 300/40 | 2 ~ 3 | 2 ~ 4 |
| 冠状面 | 横断面平行于双股骨头连线；矢状面垂直于骨盆水平面 | 髋臼前缘至股骨大转子后缘 | 2000/200 | — | 2 ~ 3 | 2 ~ 3 |
| 斜冠状面 | 横断面平行于股骨颈长轴；矢状面平行于股骨长轴 | 股骨小转子至股骨大转子 | 2000/200 | — | 2 ~ 3 | 2 ~ 3 |
| 斜矢状面 | 横断面垂直于股骨颈长轴；冠状面平行于股骨长轴 | 股骨大转子至股骨小转子 | 2000/200 | — | 2 ~ 3 | 2 ~ 3 |
| VR | 任意角度，最大限度地显示病变位置 | | | | | |

注：重组可根据病变的大小和累及范围等进行差异化处理。

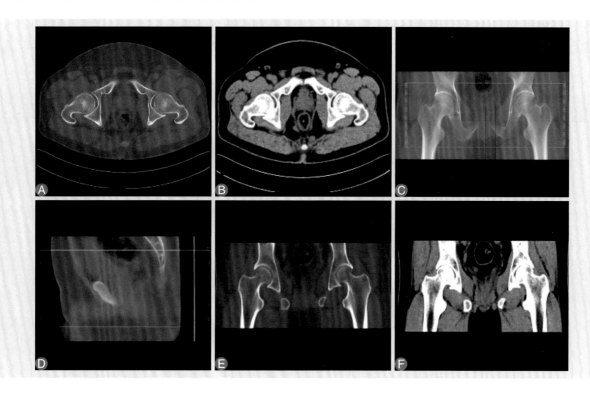

171

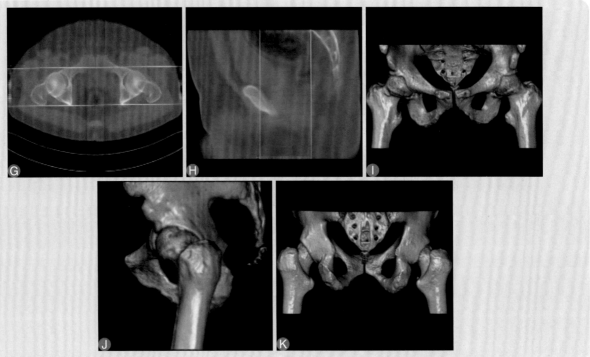

A、B.分别为骨算法、软组织算法横断面标准影像；C、D.分别为骨算法、软组织算法横断面重组基线；E、F.分别为骨算法、软组织算法冠状面标准影像；G、H.分别为骨算法、软组织算法冠状面重组基线；I～K.分别为正位、侧位和背后位髋关节 VR 重组图像。

**图 8-2-70　双侧髋关节 CT 重组方案及标准影像**

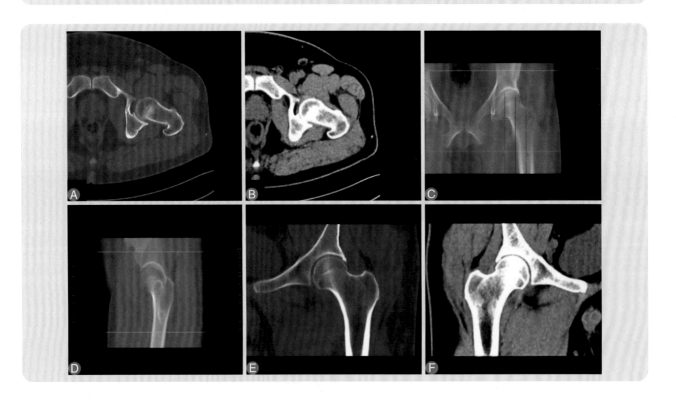

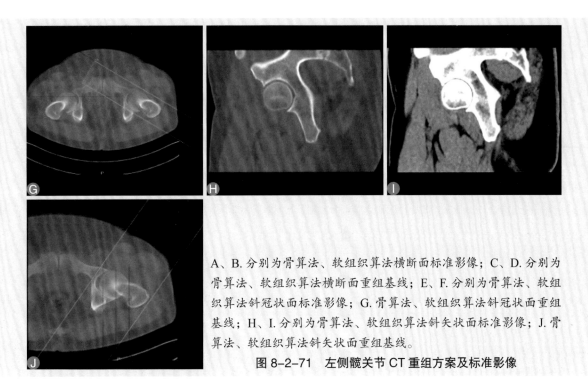

A、B.分别为骨算法、软组织算法横断面标准影像；C、D.分别为骨算法、软组织算法横断面重组基线；E、F.分别为骨算法、软组织算法斜冠状面标准影像；G.骨算法、软组织算法斜冠状面重组基线；H、I.分别为骨算法、软组织算法斜矢状面标准影像；J.骨算法、软组织算法斜矢状面重组基线。

图 8-2-71 左侧髋关节 CT 重组方案及标准影像

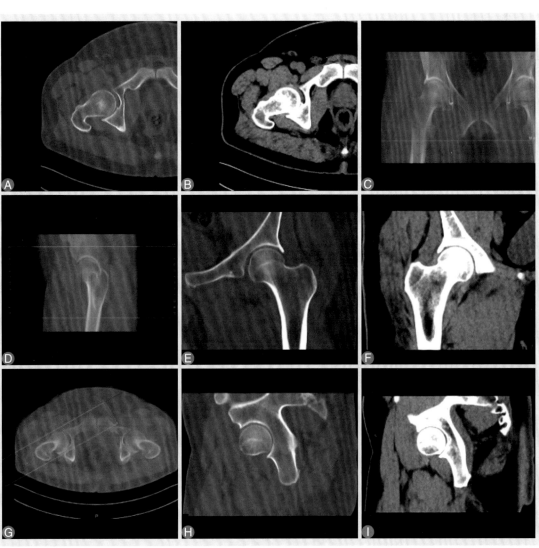

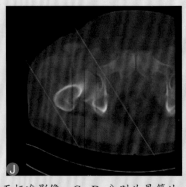

A、B. 分别为骨算法、软组织算法横断面标准影像；C、D. 分别为骨算法、软组织算法横断面重组基线；E、F. 分别为骨算法、软组织算法斜冠状面标准影像；G. 骨算法、软组织算法斜冠状面重组基线；H、I. 分别为骨算法、软组织算法斜矢状面标准影像；J. 骨算法、软组织算法斜矢状面重组基线。

图 8-2-72　右侧髋关节 CT 重组方案及标准影像

（2）影像质量标准：MPR 显示双侧髋关节同时重组时，横断面和冠状面需对称同层显示；单侧髋关节重组斜冠状面和斜矢状面，股骨颈长轴最大横截面需同层显示。

**（十一）股骨 CT**

**1. 操作要点解析**

受检者取仰卧位，足先进（图 8-2-73）。

**2. 参数选择**

股骨 CT 扫描参数见表 8-2-63。

**3. 影像处理和质量标准**

（1）重组方案见表 8-2-64、图 8-2-74（文后彩插图 8-2-74M、文后彩插图 8-2-74N）。

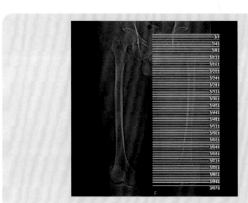

图 8-2-73　股骨 CT 正位定位像

表 8-2-63　股骨 CT 扫描参数

| 项目 | 内容 | 项目 | 内容 |
|---|---|---|---|
| 扫描范围 | 股骨全长，至少包括近患端关节，或根据临床需求确定扫描范围 | 水平定位线 | 股骨中心水平 |
| 定位像 | 单定位像或双定位像 | 扫描方式 | 螺旋扫描 |
| 管电压（kV） | 110 ~ 120 | 有效管电流量（mAs/ 层） | 自动管电流或 150 ~ 250 |
| 准直宽度（mm） | 40 或 80 | 旋转时间（s/r） | 0.5 ~ 1.0 |
| 螺距 | 0.5 ~ 0.9 | 重建算法 | 骨窗（B）软组织窗（S） |
| 层厚（mm） | 0.625 ~ 1.000 | 层间距（mm） | 层厚的 70% ~ 80% |
| 视野（cm）/ 矩阵 | 15 ~ 20/512×512 | | |

表 8-2-64　股骨重组方案

| 重组断面 | 基线 | 范围 | 窗技术（窗宽/窗位，Hu） | | MPR | |
|---|---|---|---|---|---|---|
| | | | 骨算法 | 软组织算法 | 层厚（mm） | 间距（mm） |
| 横断面 | 冠状面平行于股骨内外髁连线；矢状面垂直于股骨长轴 | 以病变为中心，包全病变范围 | 2000/200 | 300/40 | 2 ~ 3 | 2 ~ 4 |

续表

| 重组断面 | 基线 | 范围 | 窗技术（窗宽/窗位，Hu） | | MPR | |
|---|---|---|---|---|---|---|
| | | | 骨算法 | 软组织算法 | 层厚（mm） | 间距（mm） |
| 冠状面 | 横断面平行于股骨内外髁连线；矢状面平行于股骨长轴 | 包全股骨 | 2000/200 | — | 2~3 | 2~3 |
| 矢状面 | 横断面垂直于股骨内外髁连线；冠状面平行于股骨长轴 | 包全股骨 | 2000/200 | — | 2~3 | 2~3 |
| VR | | 任意角度，最大限度地显示病变位置 | | | | |

注：重组可根据病变的大小和累及范围等进行差异化处理。

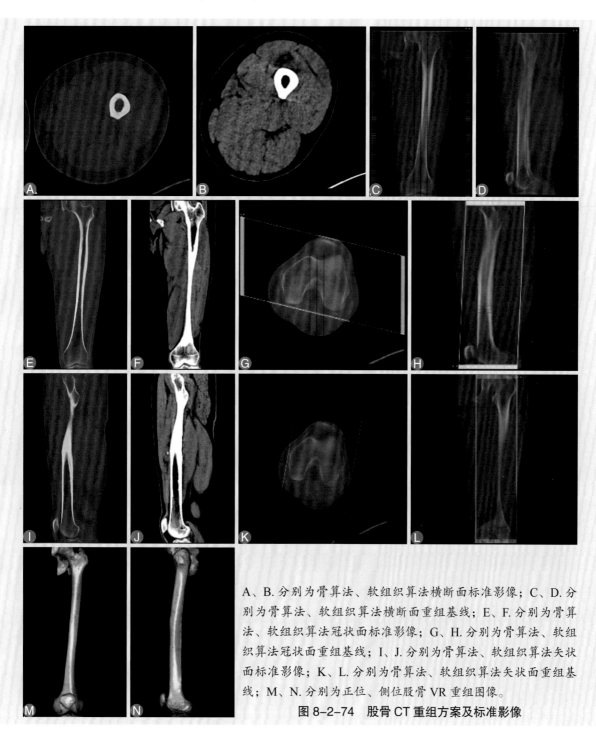

A、B. 分别为骨算法、软组织算法横断面标准影像；C、D. 分别为骨算法、软组织算法横断面重组基线；E、F. 分别为骨算法、软组织算法冠状面标准影像；G、H. 分别为骨算法、软组织算法冠状面重组基线；I、J. 分别为骨算法、软组织算法矢状面标准影像；K、L. 分别为骨算法、软组织算法矢状面重组基线；M、N. 分别为正位、侧位股骨 VR 重组图像。

图 8-2-74 股骨 CT 重组方案及标准影像

（2）影像质量标准：MPR重组横断面需显示病变部位的最大横截面；冠状面和矢状面需显示股骨全长。

### （十二）膝关节CT

**1. 操作要点解析**

受检者取仰卧位，足先进（图8-2-75）。

**2. 参数选择**

膝关节CT扫描参数见表8-2-65。

**3. 影像处理和质量标准**

（1）重组方案见表8-2-66、图8-2-76（文后彩插图8-2-76M、文后彩插图8-2-76N）。

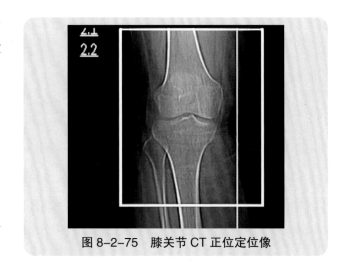

图 8-2-75 膝关节CT正位定位像

表 8-2-65 膝关节 CT 扫描参数

| 项目 | 内容 | 项目 | 内容 |
|---|---|---|---|
| 扫描范围 | 膝关节上下5 cm，或根据临床需求确定扫描范围 | 水平定位线 | 膝关节中心水平 |
| 定位像 | 单定位像或双定位像 | 扫描方式 | 螺旋扫描 |
| 管电压（kV） | 100 ~ 120 | 有效管电流量（mAs/层） | 自动管电流或100 ~ 250 |
| 准直宽度（mm） | 40 | 旋转时间（s/r） | 0.5 ~ 1.0 |
| 螺距 | 0.5 ~ 0.9 | 重建算法 | 骨窗（B）纵隔窗（S） |
| 层厚（mm） | 0.625 ~ 1.000 | 层间距（mm） | 层厚的70% ~ 80% |
| 视野（cm）/矩阵 | 15 ~ 20/512×512 | | |

表 8-2-66 膝关节重组方案

| 重组断面 | 基线 | 范围 | 窗技术（窗宽/窗位，Hu） | | MPR | |
|---|---|---|---|---|---|---|
| | | | 骨算法 | 软组织算法 | 层厚（mm） | 间距（mm） |
| 横断面 | 冠状面平行于股骨内外髁连线；矢状面垂直于膝关节长轴（胫骨和腓骨） | 股骨远端至胫腓骨近端 | 2000/200 | 300/40 | 2 ~ 3 | 2 ~ 3 |
| 冠状面 | 横断面平行于股骨内外髁连线；矢状面平行于膝关节长轴（胫骨和腓骨） | 髌骨前缘至胫腓骨后缘 | 2000/200 | — | 2 ~ 3 | 2 ~ 3 |
| 矢状面 | 横断面垂直于股骨内外髁连线；冠状面平行于膝关节长轴（胫骨和腓骨） | 腓骨小头外侧缘至胫骨平台内侧缘 | 2000/200 | — | 2 ~ 3 | 2 ~ 3 |
| VR | 任意角度，最大限度地显示病变位置 | | | | | |

注：重组可根据病变的大小和累及范围等进行差异化处理。

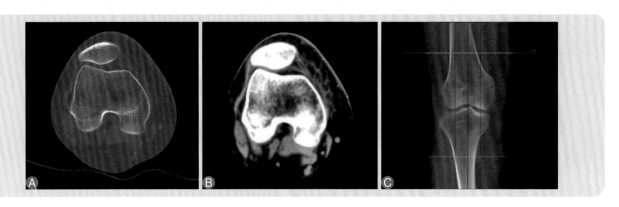

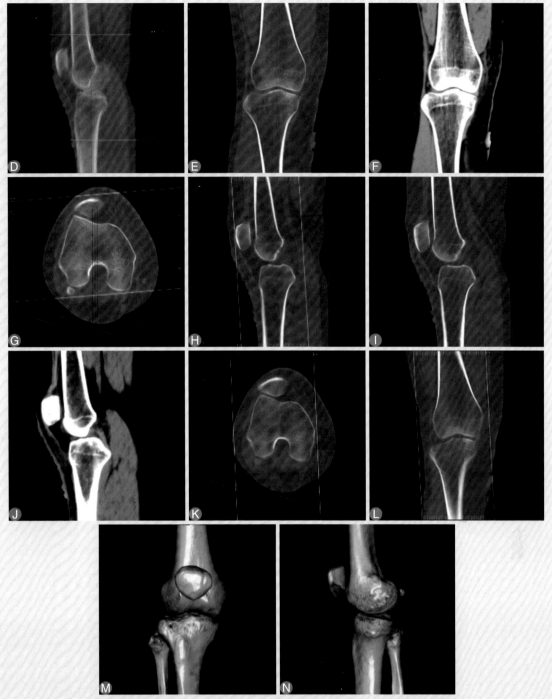

A、B. 分别为骨算法、软组织算法横断面标准影像；C、D. 分别为骨算法、软组织算法横断面重组基线；E、F. 分别为骨算法、软组织算法冠状面标准影像；G、H. 分别为骨算法、软组织算法冠状面重组基线；I、J. 分别为骨算法、软组织算法矢状面标准影像；K、L. 分别为骨算法、软组织算法矢状面重组基线；M、N. 分别为正位、侧位膝关节 VR 重组图像。

图 8-2-76　膝关节 CT 重组方案及标准影像

（2）影像质量标准：MPR 重组横断面和冠状面需显示股骨内外髁的最大截面；矢状面需显示膝关节正中矢状面的最大断面。

病变部位的最大横截面；冠状面和矢状面需显示胫腓骨全长。

### （十三）胫腓骨 CT

**1. 操作要点解析**

受检者取仰卧位，足先进（图 8-2-77，文后彩插图 8-2-77）。

**2. 参数选择**

胫腓骨 CT 扫描参数见表 8-2-67。

**3. 影像处理和质量标准**

（1）重组方案见表 8-2-68、图 8-2-78（文后彩插图 8-2-78M、文后彩插图 8-2-78N）。

（2）影像质量标准：MPR 重组横断面需显示

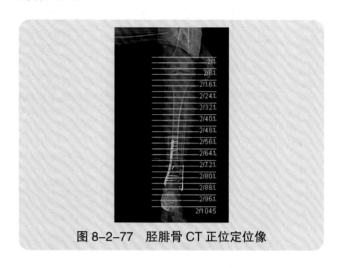

图 8-2-77　胫腓骨 CT 正位定位像

表 8-2-67　胫腓骨 CT 扫描参数

| 项目 | 内容 | 项目 | 内容 |
|---|---|---|---|
| 扫描范围 | 胫腓骨全长，至少包括近患端关节，或根据临床需求确定扫描范围 | 水平定位线 | 胫腓骨中心水平 |
| 定位像 | 单定位像或双定位像 | 扫描方式 | 螺旋扫描 |
| 管电压（kV） | 100 ~ 120 | 有效管电流量（mAs/层） | 自动管电流或 100 ~ 200 |
| 准直宽度（mm） | 40 或 80 | 旋转时间（s/r） | 0.5 ~ 1.0 |
| 螺距 | 0.5 ~ 0.9 | 重建算法 | 骨窗（B）软组织窗（S） |
| 层厚（mm） | 0.625 ~ 1.000 | 层间距（mm） | 层厚的 70% ~ 80% |
| 视野（cm）/矩阵 | 15 ~ 20/512×512 | | |

表 8-2-68　胫腓骨重组方案

| 重组断面 | 基线 | 范围 | 窗技术（窗宽/窗位，Hu） | | MPR | |
|---|---|---|---|---|---|---|
| | | | 骨算法 | 软组织算法 | 层厚（mm） | 间距（mm） |
| 横断面 | 冠状面平行于胫骨内外髁连线；矢状面垂直于胫骨长轴 | 以病变为中心，包全病变范围 | 2000/200 | 300/40 | 2 ~ 3 | 2 ~ 4 |
| 冠状面 | 横断面平行于胫骨内外髁连线；矢状面平行于胫骨长轴 | 包全胫腓骨 | 2000/200 | — | 2 ~ 3 | 2 ~ 3 |
| 矢状面 | 横断面垂直于胫骨内外髁连线；冠状面平行于胫骨长轴 | 包全胫腓骨 | 2000/200 | — | 2 ~ 3 | 2 ~ 3 |
| VR | | 任意角度，最大限度地显示病变位置 | | | | |

注：重组可根据病变的大小和累及范围等进行差异化处理。

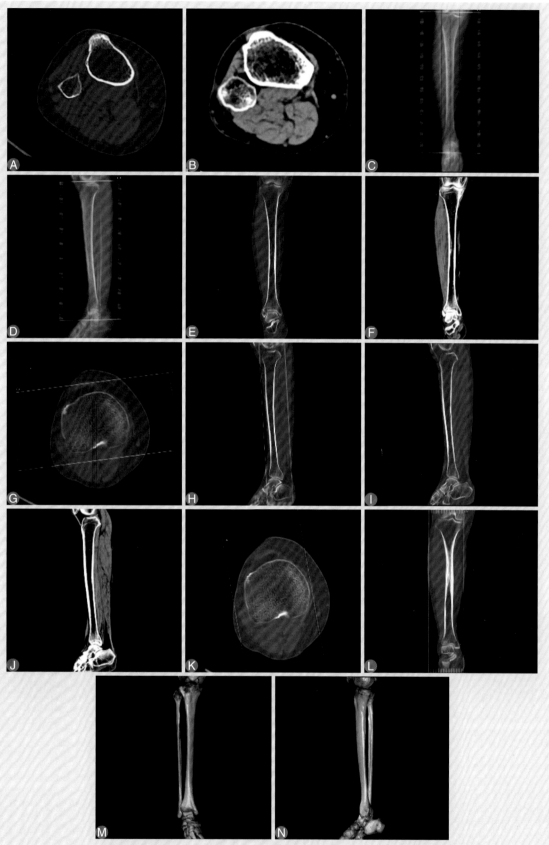

A、B.分别为骨算法、软组织算法横断面标准影像；C、D.分别为骨算法、软组织算法横断面重组基线；E、F.分别为骨算法、软组织算法冠状面标准影像；G、H.分别为骨算法、软组织算法冠状面重组基线；I、J.分别为骨算法、软组织算法矢状面标准影像；K、L.分别为骨算法、软组织算法矢状面重组基线；M、N.分别为正位、侧位胫腓骨 VR 重组图像。

图 8-2-78 胫腓骨 CT 重组方案及标准影像

（十四）踝关节 CT

**1. 操作要点解析**

受检者取仰卧位，足先进（图 8-2-79，文后彩插图 8-2-79）。

**2. 参数选择**

踝关节 CT 扫描参数见表 8-2-69。

**3. 影像处理和质量标准**

（1）踝关节 CT 重组方案见表 8-2-70、图 8-2-80（文后彩插图 8-2-80M、文后彩插图 8-2-80N）。

（2）影像质量标准：MPR 重组横断面需内外踝同层显示；冠状面需内外踝及距骨的最大截面同层显示。

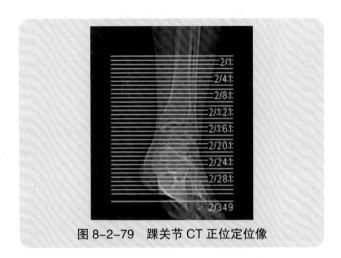

图 8-2-79　踝关节 CT 正位定位像

表 8-2-69　踝关节 CT 扫描参数

| 项目 | 内容 | 项目 | 内容 |
|---|---|---|---|
| 扫描范围 | 踝关节上下 5 cm，或根据临床需求确定扫描范围 | 水平定位线 | 踝关节中心水平 |
| 定位像 | 单定位像或双定位像 | 扫描方式 | 螺旋扫描 |
| 管电压（kV） | 100 ~ 120 | 有效管电流量（mAs/ 层） | 自动管电流或 100 ~ 250 |
| 准直宽度（mm） | 40 | 旋转时间（s/r） | 0.5 ~ 1.0 |
| 螺距 | 0.5 ~ 0.9 | 重建算法 | 骨窗（B）软组织窗（S） |
| 层厚（mm） | 0.625 ~ 1.000 | 层间距（mm） | 层厚的 70% ~ 80% |
| 视野（cm）/ 矩阵 | 15 ~ 20/512×512 | | |

表 8-2-70　踝关节 CT 重组方案

| 重组断面 | 基线 | 范围 | 窗技术（窗宽/窗位，Hu）骨算法 | 软组织算法 | MPR 层厚（mm） | 间距（mm） |
|---|---|---|---|---|---|---|
| 横断面 | 冠状面平行于内外踝连线；矢状面垂直于胫骨干长轴 | 胫腓骨远端至跟骨下缘 | 2000/200 | 300/40 | 2 ~ 3 | 2 ~ 3 |
| 冠状面 | 横断面平行于内外踝连线；矢状面平行于胫骨干长轴 | 第 5 跖骨基底部至跟骨后缘 | 2000/200 | — | 2 ~ 3 | 2 ~ 3 |
| 矢状面 | 横断面垂直于内外踝连线；冠状面平行于胫骨干长轴 | 腓骨外侧缘至胫骨内侧缘 | 2000/200 | — | 2 ~ 3 | 2 ~ 3 |
| VR | | 任意角度，最大限度地显示病变位置 | | | | |

注：重组可根据病变的大小和累及范围等进行差异化处理。

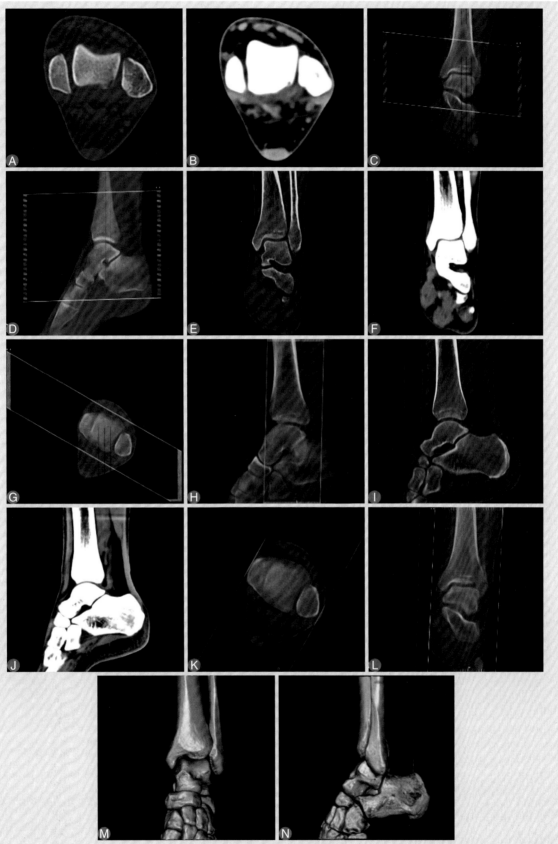

A、B.分别为骨算法、软组织算法横断面标准影像；C、D.分别为骨算法、软组织算法横断面重组基线；E、F.分别为骨算法、软组织算法冠状面标准影像；G、H.分别为骨算法、软组织算法冠状面重组基线；I、J.分别为骨算法、软组织算法矢状面标准影像；K、L.分别为骨算法、软组织算法矢状面重组基线；M、N.分别为正位、侧位踝关节 VR 重组图像。

图 8-2-80　踝关节 CT 重组方案及标准影像

### （十五）足 CT

#### 1. 操作要点解析

①受检者取仰卧位，足先进。②单侧足检查时，患侧足踏于床板上并置于床板中间，健侧足尽量置于扫描野外（图 8-2-81）；双足检查时，双足踏于床板上并置于床板中间。

#### 2. 参数选择

足 CT 扫描参数见表 8-2-71。

#### 3. 影像处理和质量标准

（1）重组方案见表 8-2-72、图 8-2-82（文后彩插图 8-2-82M、文后彩插图 8-2-82N）。

（2）影像质量标准：MPR 重组横断面、冠状面和矢状面，需根据病变情况显示病变的最大截面。

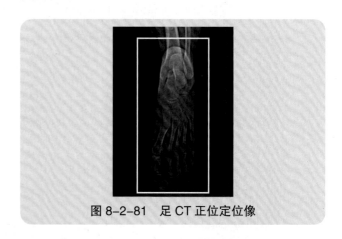

图 8-2-81 足 CT 正位定位像

表 8-2-71 足 CT 扫描参数

| 项目 | 内容 | 项目 | 内容 |
|---|---|---|---|
| 扫描范围 | 趾骨远端至跟骨结节，或根据临床需求确定扫描范围 | 水平定位线 | 足中心水平 |
| 定位像 | 单或双定位像 | 扫描方式 | 螺旋扫描 |
| 管电压（kV） | 100 ~ 120 | 有效管电流量（mAs/ 层） | 自动管电流或 100 ~ 200 |
| 准直宽度（mm） | 40 | 旋转时间（s/r） | 0.5 ~ 1.0 |
| 螺距 | 0.5 ~ 0.9 | 重建算法 | 骨窗（B）软组织窗（S） |
| 层厚（mm） | 0.625 ~ 1.000 | 层间距（mm） | 层厚的 70% ~ 80% |
| 视野（cm）/ 矩阵 | 15 ~ 20/512 × 512 | | |

表 8-2-72 足重组方案

| 重组断面 | 基线 | 范围 | 窗技术（窗宽/窗位，Hu）骨算法 | 窗技术（窗宽/窗位，Hu）软组织算法 | MPR 层厚（mm） | MPR 间距（mm） |
|---|---|---|---|---|---|---|
| 横断面 | 冠状面平行于第 2 ~ 5 趾骨连线（足趾骨短轴）；矢状面垂直于跗横关节 | 足背至足底 | 2000/200 | 300/40 | 2 ~ 3 | 2 ~ 3 |
| 冠状面 | 横断面垂直于足趾骨长轴；矢状面平行于跗横关节 | 以病变为中心，包全病变范围 | 2000/200 | — | 2 ~ 3 | 2 ~ 4 |
| 矢状面 | 横断面垂直于跗横关节；冠状面垂直于第 2 ~ 5 趾骨连线（足趾骨短轴） | 足外侧至内侧皮肤边缘 | 2000/200 | — | 2 ~ 3 | 2 ~ 3 |
| VR | 任意角度，最大限度地显示病变位置 | | | | | |

注：重组可根据病变的大小和累及范围等进行差异化处理。

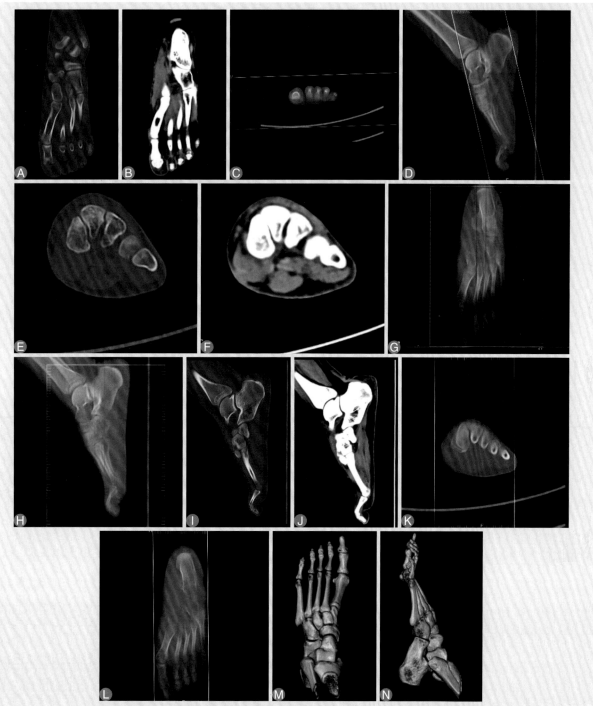

A、B.分别为骨算法、软组织算法横断面标准影像；C、D.分别为骨算法、软组织算法横断面重组基线；E、F.分别为骨算法、软组织算法冠状面标准影像；G、H.分别为骨算法、软组织算法冠状面重组基线；I、J.分别为骨算法、软组织算法矢状面标准影像；K、L.分别为骨算法、软组织算法矢状面重组基线；M、N.分别为正位、侧位足 VR 重组图像。

图 8-2-82　足 CT 重组方案及标准影像

# 第三节　实践考核要点

## 一、CT 实践操作思维导图

请扫码查看

## 二、CT 实践操作考核要点

对 CT 进行临床实践操作考核时，推荐使用 CT 实践操作考核评分表（表 8-3-1），并结合思维导图中的重点内容进行综合考评。

表 8-3-1　CT 实践操作考核评分表

| 考核项目 | 具体要求 | 分值 |
|---|---|---|
| 1. 检查室准备 | 保证检查室环境整洁，温湿度适宜 | 5 |
| 2. 设备准备 | （1）保证设备表面干净<br>（2）正确掌握开机、关机和预热流程 | 5 |
| 3. 核对信息 | （1）核对受检者的姓名、年龄<br>（2）恰当询问受检者的病情，核对检查部位和检查方式 | 10 |
| 4. 检查前准备 | （1）协助受检者正确着装，去除检查范围内的异物<br>（2）具有保护受检者隐私的意识<br>（3）根据检查部位，进行呼吸训练，或嘱受检者饮水等 | 10 |

| 考核项目 | 具体要求 | 分值 |
|---|---|---|
| 5. 防护意识 | （1）对受检部位之外相邻的辐射敏感器官进行合理防护<br>（2）为陪检者正确穿戴防护用品 | 10 |
| 6. 体位设计 | （1）合理、准确的体位设计<br>（2）正确设置扫描中心 | 10 |
| 7. 图像采集 | （1）正确选择扫描序列<br>（2）合理制定扫描范围<br>（3）针对特殊人群进行扫描参数个性化调整 | 10 |
| 8. 对比剂使用 | 根据检查目的、受检者的体型等合理设置对比剂用量、对比剂流速及扫描时相 | 10 |
| 9. 图像预览 | （1）扫描后及时评估图像质量<br>（2）适当调整图像 FOV，窗宽窗位<br>（3）结束检查，确认图像上传 | 5 |
| 10. 安全意识 | （1）危重或意识不清的受检者需安排家属陪同<br>（2）协助受检者上、下检查床<br>（3）检查全流程中需持续关注受检者的情况 | 10 |
| 11. 消毒 | （1）检查过程中正确进行手部消毒<br>（2）检查结束后，整理检查室，对受检者接触到的检查床进行消毒 | 5 |
| 12. 能力考查 | （1）与受检者沟通的技巧<br>（2）危急值受检者识别及妥善处理的能力<br>（3）运用所学知识合理、灵活解决检查过程中出现的问题 | 10 |
| 总分 | | 100 |

# 第九章
# MRI 实践操作指南

# 第一节　一般要求

## 一、开关机流程

### （一）接通设备主/辅电源，开启辅助系统

开启设备间主电源配电柜及辅助电源配电柜、机房空调、水冷机、液氦压缩机系统，并保持24小时长期运行，开启梯度系统。

### （二）几种品牌MRI日常开关机流程和注意事项

#### 1. MRI设备（品牌1）开关机操作流程

参考设备型号：Ingenia 1.5T/3.0T MR，MR 750。

（1）开机：按下主计算机开机键开启系统→登录→主操作界面出现后进行扫描。

（2）关机：① Ingenia 1.5T/3.0T MR：点击System→选择End→退出应用系统回到登录界面待机。若需要关闭计算机，点击登录界面左下方的Shutdown，执行关机程序。日常不需要执行Shutdown操作，每天第一次使用前重启计算机系统。② MR 750：点击屏幕上图标█→单击System Shutdown，系统关机。

（3）注意事项：若遇停电倒闸或设备故障需要系统大开/关机时，先将操作台计算机Shutdown，再按机柜上标注的开关先后顺序依次断开和接通控制柜中的各个开关。

#### 2. MRI设备（品牌2）开关机操作流程

参考设备型号：Prisma 3.0T MR。

（1）开机：将Alarm Box上的钥匙拧到开锁位→轻按System On按钮→启动整个系统。

当软件进入正常Syngo操作界面且右下角图标没有任何红色或黄色斜杠报错，听到系统硬件发出"咔咔咔"三声梯度自检声时，即说明整个系统正常启动，可正常进行操作。

（2）关机：为防止数据丢失，先关闭工作站，再关闭主计算机。

单击System→End Session→Shut Down System→YES→屏幕黑屏或者显示"It is now safe to turn off your computer"的字样时，轻按Alarm Box上的System off按钮→钥匙拧到关锁位，关机完成。

（3）常见注意事项：①设备关机前，应退出全部应用程序，将检查床退出磁体孔外，回到Home位置，断开所有线圈连接，并将线圈妥善放好。② MRI检查室温度不应超过21 ℃，相对湿度不应超过60%。③在扫描过程中，磁体内孔中产生的噪声可超过99 dB，因此必须对磁体室中的所有人员进行听力保护（如使用耳塞），以防造成听觉损伤，特别是对新生儿和早产儿进行听觉保护。④在扫描过程中，始终打开磁体内孔风扇以保持磁体内孔内部空气流通。⑤受检者报警系统，受检者可通过按压报警球向操作人员报警。⑥紧急停止（STOP）按钮：位于控制台或磁体护罩上，用于切断设备电源，对处于紧急情况的受检者停止扫描。紧急停止按钮不会消除磁场、关闭计算机机柜、操作员控制台或相机。⑦紧急断电（Emergency Off）按钮：位于所有计算机设备及MRI磁体室门旁边的墙壁上，在受检者处于紧急情况时，设备出现严重故障或危险（如MRI设备附近着火/进水）时，可以按紧急断电按钮停止扫描。此时将关闭整个MRI系统，但不会关闭磁场。⑧紧急消磁开关：按下此开关可在大约2分钟内快速减小磁场。只有当需要紧急松开固定在磁体上的受检者，或移走磁场吸附的大型铁磁性物体以免将要发生的人身伤害时，才使用紧急消磁。⑨请关闭磁体室门。磁体室门不应敞开以免其他人进入，只允许相关人员进入磁体室。⑩所有进入磁体室的人员（包括医师、技师、护士、受检者及陪同人员、保洁等）必须取出随身携带的一切金属物品。⑪所有在磁体室工作的人员都必须通过MRI安全培训考核后才能上岗工作。

## 二、设备和网络故障处置

### （一）设备故障

#### 1. 图像信号不匀

检查扫描部位周边有无金属异物（如被吸入的硬币）、线圈是否虚接，必要时联系厂家工程师对磁场做匀场。

#### 2. 梯度或射频报错

关闭计算机系统，关闭梯度，大关机重启梯度系统。

#### 3. 液氦压力报警

检查水冷机是否正常运行，查看液氦水平，是否有液氦泄漏。水冷机、冷头不能正常工作时，磁体温度过高，会导致液氦流失，设备报警。

软件或硬件错误时，都会有提示信息和错误日

志。如果是软件故障，一般可以通过重启软件或者Reboot重启系统解决。发生故障时，建议立即保存系统日志，及时通知工程师检修。若设备短时间内不能恢复，应启动科室应急预案，将受检者改约到其他MRI检查室检查。

**（二）网络故障**

参照CT网络故障处置方法。

### 三、受检者流程指导

（1）受检者持临床医师开具的MRI检查申请单，缴费后到放射科登记处进行预约。

（2）大多数医院MRI检查采用的是预约制，需在预约时告知检查注意事项，并将MRI检查的知情同意书交给受检者，嘱其回去后认真阅读，检查当天持申请单和知情同意书去磁体室进行检查。

（3）检查当天，放射技师核对受检者信息、检查申请单，明确检查目的和要求，如需增强，受检者还需认真阅读并签署钆对比剂使用知情同意书。在确认受检者没有MRI和增强检查禁忌证后，方可为受检者进行检查。

（4）进入磁体室前，放射技师须反复确认受检者及陪同人员已去除随身携带的所有金属物品，以确保人员和设备的安全。

（5）体位设计：①告知受检者检查所需的时间、扫描时机器会发出较大的噪声，给受检者提供耳塞；②嘱咐受检者在扫描过程中保持不动；③按检查部位要求，做呼吸训练；④告知受检者若有不适，可随时通过设备的通信工具与磁体室外工作人员联系。

（6）根据检查目的和病情，选择扫描序列。扫描过程中要时刻关注受检者的情况。

（7）检查完毕，放射技师确认图像合格，方可让受检者离开，告知受检者取结果的时间、地点。

（8）增强检查结束后，受检者需要留观20～30分钟，若无不良反应方可离开。

（9）图像后处理，将影像传到PACS，排版打印胶片，质控审核。

（10）整理检查室，进行手部卫生消毒。

### 四、信息核对

（1）严格核对受检者的基本信息及检查申请单信息。

（2）核对以上受检者信息是否和RIS上登记信息一致。

（3）恰当询问病情，明确检查目的。对检查目的和要求不明确的申请单，应与临床医师核实确认。

（4）询问受检者是否有MRI检查禁忌证。

绝对禁忌证：①动脉瘤夹、铁磁性血管夹、磁性金属瓣膜；②人工耳蜗。

相对禁忌证：①体内有假牙、人工关节、避孕环、胰岛素泵等；②癫痫；③幽闭恐惧症；④妊娠3个月以内的早孕受检者；⑤心脏起搏器。

存在绝对禁忌证者，应严禁MRI检查，存在相对禁忌证者，应根据病情及检查风险，慎重考虑检查。

### 五、检查前准备

**1. 设备准备**

（1）检查设备状态、线圈是否完好、机房环境。

（2）检查机房空调温湿度、水冷机温度、液氦水平和液氦压力。

（3）检查屏蔽防护门、强磁警示标志。

（4）填写设备运行记录本。

**2. 人员准备**

对MRI检查的安全性，技师一定要高度重视。因设备的特殊性，受检者检查前需做相应的准备工作。每个受检者的检查时间较长，在恰当的时间通知下一个受检者为检查做好准备，将提高检查效率。

（1）受检者除去身上一切金属物品（包括手机、手表、钥匙、首饰、硬币、磁卡等），并妥善保管。

（2）严禁推车、担架、病床、轮椅、磁性氧气瓶、监护仪器、呼吸机、剪刀、镊子等进入磁体室，对行动不便的受检者提供无磁担架车进行搬运。

（3）对于婴幼儿、躁动等不能配合的受检者，检查前给予适量的镇静剂，保证检查可以一次成功。

（4）对于意识不清、病情危重的受检者不建议进行MRI检查，如果主管医师和放射科医师沟通后仍须进行，需告知家属存在的风险并签字。在家属、主管医师和放射科医师的陪同下完成检查。

（5）使用钆对比剂的注意事项：①有过敏倾向、重度肾功能不全的受检者不宜注射钆对比剂；②受检者签署MRI增强对比剂使用风险及注意事项的知情同意书，无行为能力或昏迷的受检者可由其监护人或了解病史、手术情况的主管医师代为填写；③妊娠受检者和备孕受检者应当谨慎使用钆对比剂。

## 六、体位设计

### 1. 技师站位

技师为受检者进行体位设计时，应站在面向磁体室门口的一侧，方便随时观察门外情况，避免未做准备的人员携带金属物品进入磁体室，发生安全问题。

### 2. 正确放置线圈

线圈放置时要尽可能地贴近检查部位，确保线圈在受检者身体上不会移动。注意不能让线圈直接接触受检者的皮肤，因为检查时线圈发热会导致受检者不适。在 MRI 扫描过程中，要确保受检者身体的任何部位没有与磁体孔壁直接接触。

### 3. 小心固定受检者

固定好受检者的关键是体位设计正确，同时尽可能地使受检者感到舒适。大多数体位都是根据受检者自然放松时的姿势而设计的，即仰卧、双手放在身体两侧。而检查上臂和乳腺时通常让受检者俯卧，同时双臂高举过头顶，长时间保持此姿势会引起疼痛和呼吸窘迫。即使是舒服的体位，要求受检者长时间保持不动也会不舒服。厂商会配备各种形状和大小的泡沫垫以辅助保持特定的体位。合理使用这些辅助工具可以增加受检者的舒适度，提高受检者的配合度。

### 4. 避免末梢神经刺激

在扫描过程中，高频梯度磁场振幅的快速转换，可能在神经中产生感应电流而在身体外围产生神经刺激。因为可能在受检者身上和附近的任何导电材料中产生感应电流，所以存在潜在的生物危害。人体的肌肉、神经和血管都是导电材料。

末梢神经刺激是指皮肤表面不同部位出现轻微的"触碰"感觉。末梢神经刺激是无害的。为减少出现末梢神经刺激的可能性，请确保受检者双手未交叉或触摸身体，且双脚略分开。

## 七、影像处理和胶片打印

### 1. 图像处理

相较 CT，MRI 没有固定的窗宽和窗位，以能将解剖结构和病变区域显示清楚为最佳。

### 2. 胶片打印

磁共振扫描序列一般均需要打印。为了保证胶片效果，常规采用 12 ~ 20 分格，其他规格的分格尽量不用。

## 八、MRI 检查中的危急值

MRI 检查的特殊性：①检查时间长，处于危急值状态下的受检者无法配合完成检查；②磁体室很多抢救设备无法进入，受检者一旦出现生命体征不稳的状态，只能立即停止检查，以最快速度将受检者撤出 MRI 检查室，才能进行抢救等措施。故而，MRI 检查一般不用于危急值的筛查。

# 第二节　实践操作指南

## 一、头颅 MRI

### （一）头颅平扫和增强

#### 1. 适应证

①颅脑外伤：尤适用于 CT 检查阴性者；②脑血管疾病：脑梗死、脑出血、脑血管畸形；③颅内占位性病变：良恶性肿瘤、囊肿等；④颅内感染与炎症；⑤脑部退行性病变；⑥脑白质病变；⑦颅脑先天性发育异常、脑积水、脑萎缩；⑧颅骨骨源性疾病。

#### 2. 操作要点解析

（1）检查前准备：常规准备，检查前去除受检者身上的金属异物。

（2）线圈：头（8 通道以上）多通道线圈或头颈联合线圈。

（3）体位：仰卧位，头先进，置于线圈内，双手置于身体两侧，使扫描部位尽量靠近主磁体和线圈的中心，头部用海绵垫固定，枕部适当垫高，保护听力。

（4）扫描基线：①定位像：使用三平面快速定位成像序列，同时扫出横、冠、矢三平面定位像。②横断面：以冠状面和矢状面作为参考定位，在冠状面上平行于两侧颞叶底部连线，在矢状面上平行于前后联合连线。扫描范围由颅后窝底到颅顶，包括整个病变范围。③矢状面：以冠状面和横断面作为参考定位，在横断面上与大脑矢状裂平行；在冠状面上与大脑纵裂及脊柱中线平行。扫描范围根据病变大小而定。④冠状面：以矢状面和横断面作为参考定位，在横断面上与大脑纵裂垂直；在矢状面上定位线与脑干平行。扫描范围根据病变大小而定。

（5）技术要点：①常规扫描方案以横断面$T_1WI$、$T_2WI$、$T_2WI$-FLAIR，矢状面$T_1WI$或$T_2WI$，冠状面$T_1WI$组合为主，必要时根据病变需要加做相应的优势序列；②相位编码方向设置原则为尽量取成像平面k空间编码方向短的一边或能避开血管搏动伪影、运动伪影的一边，如横断面成像，颅脑左右径短于前后径，相位编码方向取左右方向可以节省k空间填充时间，从而节省扫描时间，同时可避免眼球运动伪影前后方向施加于脑区，弥散加权成像（diffusion weighted imaging，DWI）相位编码方向则尽量采取前后方向。

**3. 扫描序列**

（1）常规序列：横断面$T_1WI$、$T_2WI$、$T_2WI$-FLAIR，矢状面$T_1WI$或$T_2WI$。

$T_2WI$及$T_1WI$为首选序列，$T_2WI$-FLAIR序列为抑制自由水信号的$T_2$加权序列，它可以获得脑脊液为低信号的$T_2$加权像，对病灶更敏感，并能检出被脑脊液掩盖的病灶，如蛛网膜下腔出血。因此，常规应用此3个序列进行颅脑成像。

（2）可选序列：横断面DWI、$T_2^*WI$、磁敏感加权成像（susceptibility weighted imaging，SWI）等，冠状面$T_1WI$或$T_2WI$-FLAIR，必要时进行脂肪抑制扫描。

特征序列：$T_2^*WI$对急性脑出血较敏感。$T_2WI$-FLAIR及DWI序列对脑梗死较敏感，尤其是DWI对早期脑梗死最敏感。对$T_1WI$及$T_2WI$序列均显示为高信号的，应加用脂肪抑制技术的$T_1WI$，以鉴别高信号病灶成分是否为脂肪。

**4. 技术参数**

因场强、机型等而有所不同。基本参数：FOV为20～25 cm，层厚5～6 mm，层间隔为层厚的10%～20%，矩阵为（128～400）×（256～512）。

序列参数：SE-$T_1WI$序列TR 300～800毫秒，TE 5～30毫秒；SE-$T_2WI$序列TR 2000～4000毫秒，TE 80～120毫秒；$T_2$-FLAIR序列TR 2000～9000毫秒，TE 80～120毫秒，TI 1500～2500毫秒；$T_1$-FLAIR序列TR 1000～1500毫秒，TI 700～1000毫秒，TE 0～5毫秒。

相位编码方向：横断面成像取左右向，矢状面成像取前后向，冠状面成像取左右向。

**5. 增强扫描**

Gd-DTPA对比剂增强扫描，采用$T_1WI$序列做横断面、矢状面及冠状面扫描。

**6. 影像处理和胶片打印**

（1）影像处理：颅脑常规MRI一般不需要特殊后处理，如采用3D序列可进行MPR多方位重建。

（2）胶片打印：根据图像幅数确定胶片打印排版格式，比如20幅采用5×4，24幅采用6×4，25幅采用5×5。

**7. 注意事项**

（1）颅脑扫描以横断面为主，矢状面或冠状面为辅。$T_1WI$有异常高信号时，加扫脂肪抑制$T_1WI$序列。

（2）功能磁共振成像（functional magnetic resonance imaging，fMRI）、DWI、磁敏感加权成像、磁共振波谱（magnetic resonance spectroscopy，MRS）分析等根据病变选择性使用。急性脑卒中受检者必须扫描DWI序列。

（3）增强扫描序列采用横断面、冠状面和矢状面$T_1WI$序列，当病变紧邻颅底或颅盖骨时，病变显示应使用脂肪抑制$T_1WI$。

（4）如观察颅内转移及血管病变时，增强应采用3D序列扫描，同时对于转移性病变的受检者需延迟几分钟后再扫描。

（5）对于小脑区病变，增强扫描采用自旋回波（spin echo，SE）序列血管搏动伪影较大时，可采用梯度回波（gradient echo，GRE）序列扫描或更改相位编码方向。

**（二）头颅MRA和MRV**

**1. 适应证**

可用于显示脑动脉瘤、脑血管狭窄和闭塞、脑动静脉畸形及其供血动脉和引流静脉；可显示脑血管内动脉期、毛细血管期和静脉期；可显示肿瘤血管的血供情况及肿瘤压迫邻近血管结构并使之移位的情况，为外科手术方案的制定提供更多的信息。

**2. 头颅MRA**

（1）操作要点解析如下。

1）线圈：头（8通道以上）多通道线圈或头颈联合线圈。

2）体位：仰卧位，头先进，置于线圈内，双手置于身体两侧，使扫描部位尽量靠近主磁体和线圈的中心，头部用海绵垫固定，枕部适当垫高，保护听力。

3）成像方位：①基本成像方法：在矢状面定位像图像上设置 3D-TOF 磁共振血管成像（magnetic resonance angiography，MRA）横断面扫描块，层面与多数颅内动脉走行垂直或成角，或与前－后联合连线平行，在冠状面像上与两侧颞叶底部连线平行，在横断面像上调整视野（图 9-2-1）。成像层数根据 MRI 所示病情而定。可单个 3D 块扫描，也可多个 3D 块重叠衔接扫描。预饱和带设置在颅顶，以饱和矢状窦及其引流静脉血流。运用流动补偿技术，以增强血流信号及消除流动伪影。对于动静脉畸形的病例，取消预饱和带，可同时显示动静脉畸形的动脉、畸形血管及引流静脉。②辅助成像技术：3D-TOF MRA 层面设置，一般尽量使层面与成像部位中多数血管相垂直，以使血流达到最高信号强度。3D 块的厚薄及位置应尽量包含病变血管范围。由于受重复时间（repetition time，TR）、翻转角及流速的影响，血流流经一定距离后，逐渐产生饱和效应，信号逐渐减弱。因此，3D 块越厚，血管远程及分支信号则越弱。可通过以下几种方法改善这种状况：①信号等量分配技术：在成像过程中逐渐加大翻转角，接近流入方向部分，流入效应较强，血流质子多未饱和，可用小的翻转角激励，逐渐向流出方向，血流质子逐渐饱和，需逐渐加大翻转角，以产生较大的信号，此技术又称倾斜优化非饱和激励（tilted optimized nonsaturating excitation，TONE）；②多薄块重叠血管造影技术（multiple overlapping thin slab angiography，MOTSA）：对较大的扫描范围用多个相对小的 3D 块在衔接处重叠采集；③磁化传递（magnetization transfer，MT）：该技术可抑制背景静止组织信号，从而提高血管高信号与周围静

止组织信号的对比；④运用三维部分 k 空间技术和层面选择方向内插技术，可提高成像速度。

4）技术要点：注意扫描层面尽量与大多数动脉血管走向垂直或成角；扫描参数与序列对应；单个 3D 块扫描厚度不宜过厚，太厚易出现流出端血管信号衰减严重；尽量施加多种技术提高血管信号与背景组织之间的对比度，以及改善血管信号的均匀度、分辨力等。

（2）扫描序列如下。

1）序列：3D-TOF FLASH 快速梯度回波序列。

2）参数：因场强、机型等而有所不同。TR 20 ～ 40 毫秒，TE 选择反相位可有效抑制脂肪信号，FOV 为 20 ～ 22 cm，层厚为 0.5 ～ 2.5 mm，层间隔为 0 或重叠 50%，矩阵为（128 ～ 400）×（256 ～ 512），激励角为 20° ～ 30°。

（3）影像处理：将所得原始图像进行最大密度投影重组产生三维血管解剖图。重组后 MIP 图可做任意方位、角度旋转重组；亦可对感兴趣区进行靶 MIP 重建，即通过裁剪选择单一血管分支，可以减少背景噪声，提高感兴趣区血管病变的检出率。

（4）注意事项：在做 3D-TOF MRA 时，需要解决的问题：①饱和效应；②百叶窗伪影；③背景抑制；④迂曲处、远端小血管的显示。

3. 头颅 MRV

（1）操作要点解析如下。

1）线圈：头（8 通道以上）多通道线圈或头颈联合线圈。

2）体位：仰卧位，头先进，置于线圈内，双手置于身体两侧，使扫描部位尽量靠近主磁体和线圈的中心，头部用海绵垫固定，枕部适当垫高，保护听力。

3）成像方位：取矢状面或冠状面扫描，矢状

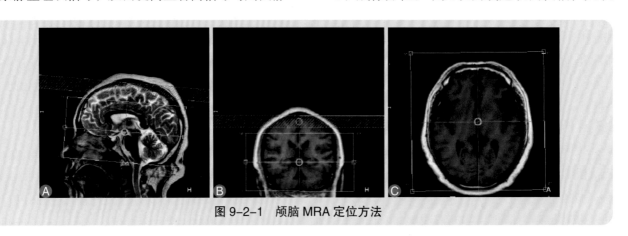

图 9-2-1　颅脑 MRA 定位方法

面扫描范围比冠状面小（颅脑左右径比前后径短），扫描时间短，因此一般取矢状面扫描；在横断面和冠状面定位像上设置矢状面扫描，层面与大脑正中矢状裂平行，范围包含全颅外缘。在矢状面定位像上调整视野（图 9-2-2）。

4）技术要点：①成像方位取颅脑矢状面或冠状面均可。②正确设置靶血管流速编码值。③ 3D-PC 磁共振静脉成像（magnetic resonance venography，MRV）的特点：a. 仅血流呈高信号，背景抑制优于 3D-TOF；b. 空间分辨力高；c. 成像容积内信号均匀一致；d. 有很宽的流速敏感范围，可显示动脉与静脉；e. 能定量和定性分析，但成像时间较长。可用于分析可疑病变区的细节，检查流量与方向，大量血肿未吸收时，观察被血肿掩盖的血管病变。

（2）扫描序列如下。

1）序列：采用 3D-PCA 相位对比梯度回波序列。

2）参数：因场强、机型等而有所不同。TR 为 20 ~ 60 毫秒，TE 最短，例如，4.6 ~ 10.0 毫秒，FOV 为 20 ~ 25 cm，层厚为 0.5 ~ 2.0 mm，层间隔为 0，矩阵为（128 ~ 400）×（256 ~ 512），激励角为

10° ~ 20°。PC Velocity 流速编码值，应根据感兴趣区血流速度设定，颅脑静脉一般取 10 ~ 30 cm/s。

（3）影像处理：将所得原始图像进行（MIP）重组产生三维血管解剖图。重组后 MIP 图可做任意方位、角度旋转重组；亦可对感兴趣区进行靶 MIP 重建，即通过裁剪选择单一血管分支，可以减少背景噪声，提高感兴趣区血管病变的检出率。

## 二、眼眶 MRI

1. 适应证

适用于眼部肿瘤及肿瘤样病变或视神经及眼运动神经成像。

2. 操作要点解析

（1）检查前准备：嘱受检者自然闭双眼，尽量减少眼球转动。对于不能良好配合的受检者，嘱其睁眼注视扫描框架上壁的固定目标（扫描间歇期闭眼放松）。

（2）线圈：使用头线圈（8 通道或以上相控阵线圈，图 9-2-3A，文后彩插图 9-2-3A）或眼部专用线圈（必须是能够显示眼球后和颅脑结构的 8 通道或以上相控阵眼部专用线圈，图 9-2-3B，文后彩插图 9-2-3B），推荐使用眼部专用线圈。

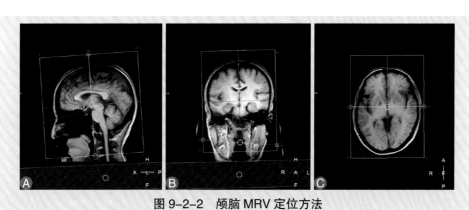

图 9-2-2　颅脑 MRV 定位方法

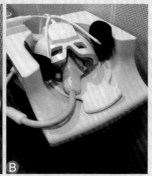

A. 颅脑 8 通道相控阵线圈；B. 眼眶 8 通道相控阵表面线圈。

图 9-2-3　MRI 检查线圈

（3）扫描方位：仰卧位，头先进。横断面扫描基线平行于视神经眶内段（在矢状面定位像上定位，图9-2-4），冠状面扫描基线垂直于视神经眶内段（图9-2-5），斜矢状面扫描基线平行于视神经眶内段（在横断面图像上定位，图9-2-6）。

3. 扫描序列

（1）注意事项：常用序列与参数：行平扫、DWI、动态增强及增强扫描。

平扫至少包括横断面 $T_1WI$、$T_2WI$ 和 DWI，动态增强扫描采用横断面，增强扫描包括横断面、冠状面和斜矢状面 $T_1WI$，其中横断面和冠状面加脂肪抑制技术。

具体参数：$T_1WI$ 和 $T_2WI$ 的 FOV 为 16 ~ 18 cm（眼表面线圈 FOV ≤ 12 cm），矩阵 ≥ 384×384；DWI FOV ≤ 22 cm，矩阵 ≥ 128×128；动态增强 FOV ≤ 24（Freq）cm×19（Phase）cm，矩阵 ≥ 200×200。

合理调整及使用相位编码方向、饱和带、流动

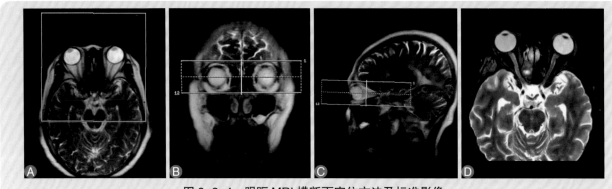

图 9-2-4　眼眶 MRI 横断面定位方法及标准影像

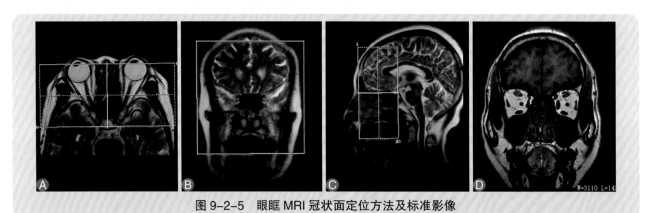

图 9-2-5　眼眶 MRI 冠状面定位方法及标准影像

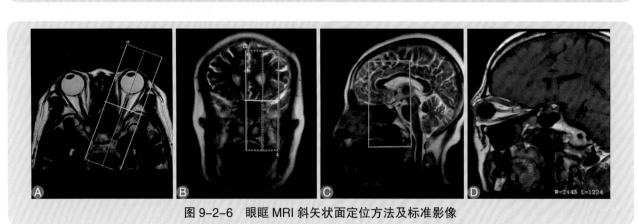

图 9-2-6　眼眶 MRI 斜矢状面定位方法及标准影像

补偿等，以减少或消除卷褶、血管搏动等伪影；横断面平扫序列常规应用减少运动伪影的技术，如螺旋桨扫描技术（PROPELLER/BLADE/MultiVane）。

（2）常规平扫。

1）适用情况：用于发现病灶，根据病灶特点决定进一步的扫描方案；不能行增强扫描的受检者，根据实际情况确定扫描方案。

2）序列：横断面 T$_2$WI（DIXON 选做）、T$_1$WI，运动伪影严重加 PROPELLER/BLADE/MultiVane；冠状面：T$_1$WI；矢状面：T$_1$WI（酌情）。

3）注意事项：对甲状腺相关性眼病患者重点观察眼肌时，或发现占位无法行增强扫描时，冠状面 T$_2$WI 抑脂代替 T$_1$WI，加扫斜矢状面；对于视力下降，观察视神经，冠状面用 STIR 代替 T$_1$WI；肿瘤或肿瘤样病变（包括炎性病变）加扫 DWI（横断面），b 值为 1000，同时测量表观弥散系数（apparent diffusion coefficient，ADC）值（图 9-2-7A）；颈内动脉海绵窦瘘加扫横断面 3D-TOF MRA。

（3）增强扫描：平扫发现病变，需判断病变血供、显示病变范围及随诊复查需行增强扫描；使用水脂分离技术（DIXON）提高病变与周围组织的对比度；扫描方位、基线、FOV、层厚和层间距的要求同平扫。

序列：横断面 T$_1$WI（必要时加 PROPELLER/BLADE/MultiVane）；冠状面 T$_1$WI；矢状面 T$_1$WI（必要时抑脂）。

（4）动态增强扫描：平扫发现软组织肿块，欲了解病变强化方式、血供情况、侵犯范围时需行动态增强扫描。增强后肿块的信号强度反映肿块的

灌注、血管通透性、对比剂流入及流出等药物动力学情况；根据血流动力学模型可得出肿块内感兴趣区的信号强度 - 时间曲线，通过分析曲线可以帮助判断肿块的良恶性（图 9-2-7B、图 9-2-7C）。

1）对比剂：使用钆对比剂，剂量为 0.1 mmol/kg，宜采用高压注射器注射，注射流速为 2.0 ~ 2.5 mL/s。对比剂注射前、后分别注射 20 mL 的生理盐水冲管。

2）扫描时机的选择：第一期平扫监视扫描范围，确认无误后，静脉注入对比剂，同时启动动态扫描连续采集图像。每期扫描 7 秒左右，全程约 5 分钟。

3）扫描序列：三维容积内插快速扰相梯度回波，GE 的 LAVA、LAVA-FLEX；PHILIPS 的 e-THRIVE、mDIXON XD FFE；SIEMENS 的 VIBE、TWIST-VIBE。

（5）特殊病例扫描技术如下。

1）甲状腺相关性眼病。

适应证：适用于甲状腺相关病史，重点观察眼肌。

序列：横断面 T$_1$WI FSE；AX T$_2$WI FRFSE（DIXON 可选）；冠状面 T$_2$WI FRFSE FS；双侧斜矢状面 T$_1$WI FSE。

2）静脉曲张。

适应证：适用于低头突眼症状；加压同侧颈内静脉。

注意事项：成年人不加压平扫＋加压平扫和增强；儿童不加压平扫＋加压增强。

高度关注：加压前一定要先做颈压迫试验，扫描时随时观察受检者的情况，避免出现意外。

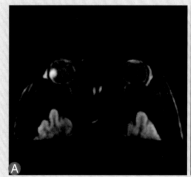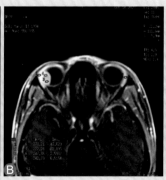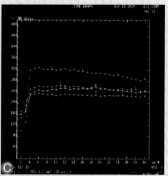

A. DWI；B. 动态图像；C. 时间 - 信号强度曲线图。

**图 9-2-7　右眼脉络膜黑色素瘤**

3）视神经成像。

适应证：适用于临床怀疑或排除视神经病变时，临床表现为视神经炎或视力下降。

序列：短反转时间的反转恢复（short TI inversion recovery，STIR）序列。

技术要点：扫描方向常规选择冠状面，STIR 对脂肪信号抑制彻底且受磁场均匀性的影响较小，可观察视神经形态、信号改变及脑白质病变；层厚为 3 mm，层间距为 0.3 mm。

4）眼运动神经成像。

适应证：适用于临床怀疑动眼、滑车、三叉、外展神经病变时，通常表现为斜视、眼球运动障碍。

序列及技术要点：脑池段，行 3D 水成像，平衡式稳态自由进动序列（Balance SSFP）或优化采集的可变翻转角三维快速自旋回波加脂肪抑制序列，层厚为 0.6 ~ 0.8 mm，采集范围为眶上缘至延髓下段，基线为垂直于脑干；海绵窦段，冠状面增强扫描，在横断面和矢状面上定位，基线垂直于鞍底，范围为海绵窦前后缘，成像序列为 $T_1WI$ FSE，层厚为 2.0 mm，层间距为 0.4 mm；眶内段，行单侧眼斜冠状面增强扫描，参考基线与视神经眶内段长径垂直，在横断面和矢状面上定位，范围前至晶状体、后达眶尖，成像序列为 $T_1WI$ FSE，层厚为 2.0 mm，层间距为 0.4 mm（图 9-2-8）。

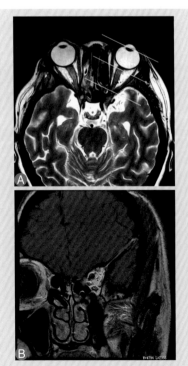

图 9-2-8 眼运动神经眶内段扫描定位方法

5）眶尖、海绵窦区成像。

适应证：适用于临床怀疑眶尖、海绵窦区病变时，临床表现为复视、眼睑下垂、眼球运动障碍。

技术要点：层厚和层间距尽量小（层厚 / 层间距 ≤ 3 mm/0.3 mm），扫描范围以海绵窦为主；平扫发现占位时按照动态增强扫描方案进行，眼眶平扫未发现占位时常规增强，冠状面范围从眼眶前缘至脑干前缘。

4. 总体要求

（1）以受检者和解决临床问题为中心，根据受检者的临床表现和临床关注内容制定合理的扫描序列与方案，建立临床需求、图像质量与检查效率平衡的眼眶 MRI 检查体系。

（2）选择适宜的视野和矩阵组合获取较高的空间分辨力。常规 $T_1WI$ 和 $T_2WI$ 的 FOV ≤ 18 cm×18 cm，多通道眼部专用线圈 FOV ≤ 12 cm×12 cm；矩阵 ≥ 256×256，设备允许情况下矩阵 ≥ 384×384。DWI 的 FOV ≤ 22 cm×22 cm，矩阵 ≥ 128×128，b 值 800 或 1000。动态增强 FOV ≤ 24（Freq）cm×19（Phase）cm，矩阵 ≥ 200×200，总扫描时间控制约为 5 分钟，根据设备的性能，每时相采集时间为 7 ~ 9 秒，每时相间隔取最短时间（0 ~ 1 秒）。合理调整相位编码方向，以免卷褶伪影影响病变或重要结构的显示。

（3）在设备允许的情况下，横断面平扫序列宜采用减少眼球运动伪影的技术，如周期性旋转重叠平行线采集与增强后处理重建技术（又称螺旋桨技术）或刀锋技术等。

（4）横断面和冠状面增强扫描宜加上脂肪抑制技术，如抑脂较为充分可靠、可提供多种对比的水脂分离技术。

### 三、鼻窦（鼻咽）MRI

1. 适应证

适用于鼻窦鼻咽区肿瘤或肿瘤样病变、脑脊液鼻漏等。

2. 操作要点解析

（1）检查前准备：受检者需将可活动金属义齿取出，以免严重的磁敏感伪影。

（2）线圈：头（8 通道以上）多通道线圈或头颈联合线圈。

（3）体位：仰卧位，头先进，身体与床体保持一致，使扫描部位尽量靠近主磁场及线圈的中心，下颌内收，并嘱咐受检者平静呼吸且不要做吞咽动作。双手置于身体两侧，头部用海绵垫固定，屈膝加软垫增加舒适性，可减轻头颅运动，注意保护听力。

（4）扫描基线：①横断面在矢状面定位像上应平行于硬腭；②冠状面在矢状面定位像上应垂直于硬腭（图9-2-9）。

3. 扫描序列

（1）常规序列：快速自旋回波 $T_2WI$（可使用水脂分离技术）、$T_1WI$。

（2）特殊序列：DWI；水成像序列，优化采集可变翻转角三维快速自旋回波＋脂肪抑制，GE的 CUBE，SIEMENS 的 SPACE，PHILIPS 的 VISTA。

（3）扫描方位：以横断面及冠状面为主，此方位可全面观察各方向解剖关系、病变对周围结构的累及；矢状面有助于对病变前后径方向侵犯的显示。

1）常规平扫：适用于发现病灶，根据病灶特点决定进一步扫描方案；或不能行增强扫描时，选择最佳断面行 $T_1WI$ 压脂（如 $T_1WI$ 肿块内有高信号影）；选择最佳断面行 $T_2WI$ 压脂（如有肿块但不能行增强扫描，加扫矢状面）；发现肿瘤或肿瘤样病变（包括炎性病变）加扫横断面 DWI，b 值为 1000。

2）增强扫描：适用于常规平扫发现占位性病变判断病变血供、显示病变范围，或经治疗后随诊复查。增强后横断面、冠状面、矢状面 $T_1WI$ FSE，必要时采用水脂分离技术进行脂肪抑制。

3）动态增强扫描：适用于平扫发现软组织肿块，以及了解病变强化方式、血供情况、侵犯范围。序列为三维容积内插快速扰相梯度回波，GE的 LAVA、LAVA-FLEX，PHILIPS 的 e-THRIVE、mDIXON FFE XD，SIEMENS 的 VIBE、TWIST-VIBE。层厚为 3～4mm，包全病变和小病灶显示，采集时相36个（固定时相数），采集时间约5分钟（图9-2-10，文后彩插图9-2-10）。

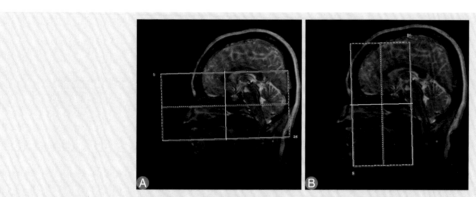

图9-2-9　鼻窦、鼻咽 MRI 横断面和冠状面定位方法

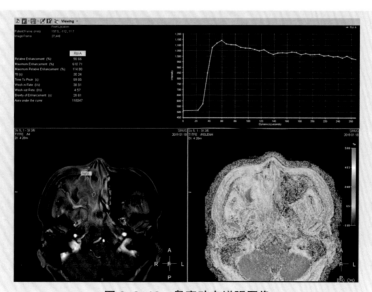

图9-2-10　鼻窦动态增强图像

（4）脑脊液鼻漏水成像：适用于头外伤史、怀疑或排除脑脊液鼻漏。

选择序列为冠状面 $T_2WI$ 和 $T_1WI$，层厚为 4 mm，层间隔为 0.4 mm 或 0 mm，24 层（额窦前缘至蝶窦后缘）；横断面和矢状面 $T_2WI$；要包含冠状面显示的全组鼻旁窦范围，含前中颅底。

优化采集可变翻转角三维快速自旋回波加脂肪抑制，GE 的 CUBE，SIEMENS 的 SPACE，PHILIPS 的 VISTA。使用长 TR 和长 TE 采集，信号主要来自水样结构，因此图像可以突出显示水为高信号，有助于脑脊液鼻漏的诊断及漏口的甄别。3D 采集技术获得的薄层无层间距原始图像（层厚 1.0 mm）还可进行 MPR 后处理，以减少漏诊率。

### 四、内耳 MRI

1. 适应证

主要适用于面神经病变、听神经病变、炎性病变、肿瘤及内耳畸形等。

2. 操作要点解析

（1）检查前准备：受检者需将可活动金属义齿取出，以免严重的磁敏感伪影；仔细询问病史，

人工耳蜗植入者，应避免行 MRI 检查，对人工听小骨植入者推荐使用 1.5 T 的设备进行检查。

（2）线圈：头颅多通道相控阵线圈。

（3）体位：仰卧位，头先进，以双外耳道连线为中心。

（4）扫描基线：横断面在冠状面及矢状面上定位，范围包括双侧半规管结构。在冠状面定位像上平行于两侧内听道连线，矢状面上平行于颅底（图 9-2-11）。

冠状面在矢状面和横断面上定位。横断面上平行于两侧内听道连线，矢状面上垂直于硬腭（图 9-2-12）。

3. 扫描序列

常规平扫序列包括横断面 $T_1WI$、$T_2WI$，冠状面 $T_2WI$；怀疑面神经病变时，加做斜矢状面，采用高分辨力 $T_2WI$ 及高分辨力脂肪抑制后增强 $T_1WI$；怀疑内耳畸形、内听道异常或神经血管压迫时行水成像，内耳畸形采用 MIP 重组，内听道神经异常行多平面重组（垂直于内听道神经的走行方向）；对于突发性耳聋受检者，加做 3D FLAIR 序列。

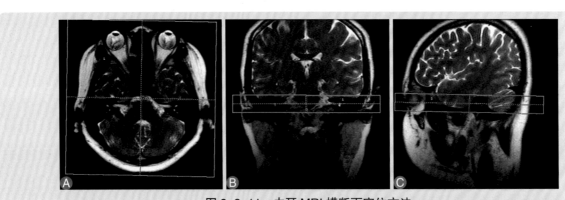

图 9-2-11　内耳 MRI 横断面定位方法

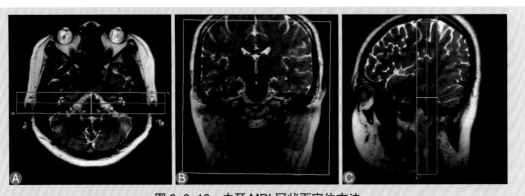

图 9-2-12　内耳 MRI 冠状面定位方法

（1）常规平扫：①适用于发现病灶，根据病灶特点决定进一步的扫描方案。扫描序列为 $T_2WI$ FSE 和 $T_1WI$ FSE，突发性耳聋加扫 3D FLAIR。②方位选择：常规横断面、冠状面，除外面神经病变时需加扫患侧斜矢状面。③技术要点：扫描层厚较薄，为 2～3 mm，层间距为 0～0.3 mm，FOV 为 18～22 cm。

（2）增强扫描：适用于平扫发现病变，判断病变血供、显示病变范围时，或治疗后复查时；炎性病变或肿瘤均需行增强扫描，部分肿瘤性病变可进行 MRI 动态增强检查。

增强后 $T_1WI$ FSE，必要时采用水脂分离技术进行脂肪抑制；怀疑梅尼埃病者，行 3D FLAIR 序列钆造影。

（3）内耳水成像：①适用情况：临床怀疑或排除内耳迷路及内听道疾病的受检者，脑脊液耳漏的受检者。扫描序列为 3D 平衡式稳态自由进动序列或优化采集可变翻转角三维快速自旋回波＋脂肪抑制，GE 的 3D-FIESTA-C，PHILIPS 的 B-FFE 或 $T_2WI$ DRIVE，SIEMENS 的 SPACE $T_2WI$。②技术要点：方向选择为横断面，在常规横断面 $T_2WI$、冠状面 $T_2WI$、$T_1WI$ 扫描后，行 3D-FIESTA-C 序列扫描。层块厚为 32～50 mm，层厚为 0.8 mm（各向同性），在原始图像基础上重组冠状面（脑脊液耳漏）或双斜矢状面或 MIP（内耳畸形）。

（4）DWI 成像：①适用情况：发现肿瘤或肿瘤样病变（包括炎性病变）。扫描序列为 GE 的 DWI PROPELLER，PHILIPS 的 DWI TSE。②技术要点：尽量避免使用 DWI EPI 序列以减少颅底磁敏感伪影；b 值为 800，测量 ADC 值。

## 五、颈部（喉部）MRI

### 1. 适应证

适用于颈部肿瘤及肿瘤样病变。

### 2. 操作要点解析

（1）检查前准备：检查前去除受检者身上的金属异物，如粘贴膏药需去除。嘱受检者在扫描过程中不做吞咽动作、勿转动头部、不说话以减轻运动伪影。

（2）线圈：头颈联合线圈。

（3）体位：仰卧位，头先进，身体与床体保持一致，使扫描部位尽量靠近主磁场及线圈的中心。对于平躺困难的受检者，可用海绵垫垫高膝部，提高舒适性以减轻颈部运动。双手置于身体两侧，头部用海绵垫固定，注意保护听力。

（4）扫描基线：横断面应根据检查部位进行选择。对检查口腔以上部位者，基线应与硬腭平行；对检查口腔以下部位者应与下颌骨下缘平行（图 9-2-13）。冠状面与矢状面应尽量与横断面垂直（图 9-2-14）。

### 3. 扫描序列

原则上，为避免卷褶伪影，在相位编码方向应加大过采样范围。由于运动伪影与卷褶伪影均沿相位编码方向排列，选择相位编码方向时应使伪影避开重点检查的器官，并合理运用预饱和技术。

对于不可控的吞咽运动，可使用螺旋桨扫描技术以独特的 k 空间采集方式及图像重建方法抑制运动伪影（PROPELLER、BLADE、MultiVane 等）。

鉴于颈部几何结构特殊、组织结构复杂，局部磁场均匀度较差，采用频率选择饱和法抑制脂肪信号效果欠佳，应使用对 B0 场不敏感的水脂分离技

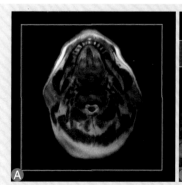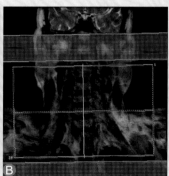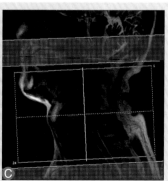

图 9-2-13　颈部 MRI 横断面扫描定位方法

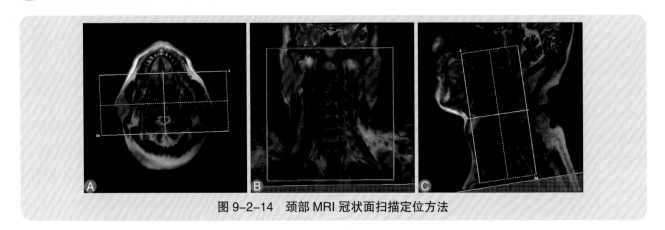

图 9-2-14　颈部 MRI 冠状面扫描定位方法

术，或基于纵向弛豫时间的反转恢复序列 STIR 进行脂肪抑制。

为减轻磁敏感引起的变形、伪影，弥散加权像应首选基于快速自旋回波的 PROPELLER DWI 或 TSE DWI；为提高信噪比亦可考虑改进的 EPI 序列（如 RESOLVE DWI、Zoomit DWI、DWIBS），同时施加及调整容积匀场块。

（1）常规平扫。

1）适用情况：用于发现病灶，根据病灶特点决定进一步的扫描方案。

2）序列：$T_2WI$ FSE 和 $T_1WI$ FSE，必要时加水脂分离技术。发现肿瘤或肿瘤样病变（包括炎性病变）加扫 DWI（横断面），b 值为 800 或 1000，同时测量 ADC 值。

3）方位选择：常规横断面、冠状面、矢状面。

4）技术要点：FOV 为 18 ~ 22 cm；层厚为 4 ~ 5 mm，层间距为 0.4 ~ 0.5 mm。

（2）增强扫描。

1）适用情况：常规平扫发现占位性病变判断病变血供、显示病变范围与周围组织结构的关系，或用于病变经治疗后随访复查。

2）序列：横断面、冠状面、矢状面 $T_1WI$ FSE，横断面及冠状面使用水脂分离技术。

3）技术要点：颈部扫描使用频率选择饱和法抑制脂肪效果不理想，同时增强后吞咽及血管搏动伪影明显，建议增强横断面扫描使用 k 空间放射状采集的 3D $T_1WI$ 快速扰相梯度回波序列。可选用 PHILIPS 的 3D VANE XD（可与 mDIXON 兼容，脂肪抑制效果更佳）、SIEMENS 的 STAR VIBE。

（3）动态增强扫描（图 9-2-15，文后彩插图 9-2-15）。

1）适用情况：平扫发现软组织肿块，欲了解病变强化方式、血供情况、侵犯范围。

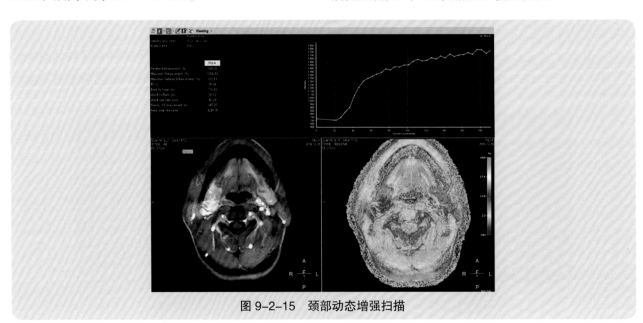

图 9-2-15　颈部动态增强扫描

2）序列：三维容积内插快速扰相梯度回波，LAVA/LAVA-FLex、THRIVE、VIBE 等。

3）技术要点：对比剂用量为 0.1 mmoL/kg，注射流速为 2 ~ 3 mL/s。

4）扫描时机的选择：第一期平扫监视扫描范围，确认无误后嘱受检者不要吞咽，再静脉注入对比剂，同时启动动态扫描连续采集图像。

5）扫描时间及时相：每期扫描 7 秒左右，为避免受检者的吞咽运动影响动态增强曲线的测量，可适当减少扫描时相（总时程可控制在 4 分钟左右）。

## 六、肝胆胰脾、肾脏、肾上腺 MRI

### 1. 适应证

（1）肝胆胰脾：适用于肝胆胰脾良、恶性肿瘤（如肝癌、肝血管瘤、肝转移瘤等）；肝囊肿性病变；肝脓肿、肝结核和其他肝炎性肉芽肿；肝脏局灶性结节性增生；肝硬化；布－加综合征。

（2）肾脏、肾上腺：适用于肾脏错构瘤；肾脏和肾上腺占位性病变、肾结石。

### 2. 操作要点解析

（1）检查前准备：扫描腹部须禁食禁水 4 ~ 6 小时，检查前去除受检者身上的金属异物。训练受检者规律呼吸和呼气末屏气（吸气－呼气－憋住气），呼气末屏气可保证每次屏气后膈肌相对固定。提供听力防护，佩戴耳塞或可与受检者通话的耳机。

（2）体位：一般采用仰卧位，双手上举但不交叉在一起，如遇到双手上举配合欠佳的老年人或特殊受检者可不上举。将呼吸门控装置放置在腹部呼吸最明显的位置并用绑带固定（图 9-2-16A，文后彩插图 9-2-16A），若受检者为"舟状腹"，可在凹陷处放置软垫。绑带固定时注意不要太紧。注意实时更新呼吸频率并做出适当参数调整（视不同

的厂家机型参数特点而定）。注意：由于常规腹部线圈上下范围较小，务必准确将目标器官置于线圈中心。

（3）线圈：常规腹部相控阵线圈（图 9-2-16B，文后彩插图 9-2-16B）。

### 3. 扫描序列

（1）肝胆胰脾的扫描序列如下。

三平面定位：激光线中心位于剑突，保证线圈中心、扫描部位中心和磁体中心三心合一。通过定位像判断是否存在磁敏感伪影及图像信号是否均匀。

冠状面 $T_2WI$；呼吸触发肝脏横断面脂肪抑制 $T_2WI$，匀场框范围在尽量包全成像组织的情况下，尽可能少包含空气，必要时应用螺旋桨技术；同反相位双回波横断面 $T_1WI$；横断面呼吸门控 DWI（推荐多 b 值）。

屏气 3D 横断面动态增强序列：蒙片＋动脉期＋门脉期＋平衡期，动脉期的启动可根据机器的功能选择经验值启动扫描或对比剂透视触发扫描。若使用经验值，在对比剂注射速率为 2 ~ 2.5 mL/s 的情况下，动脉期推荐在对比剂注射后 15 ~ 18 秒启动扫描；平衡期在对比剂注射后 3 分钟左右启动扫描。

屏气 3D 冠状面增强序列（延迟期）。

屏气 3D 横断面增强序列（延迟期）。

注意事项：若采用肝脏特异性对比剂，以上扫描序列顺序可根据实际情况做出调整。

肝脏三期时相判断标准：在动脉期，动脉腔内信号很高，脾脏花斑状强化，肾脏皮髓质分界清楚，正常肝实质可有轻度强化，门静脉腔内可有少量对比剂，肝静脉不应该有对比剂；在门脉期，门静脉

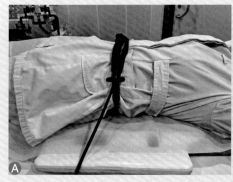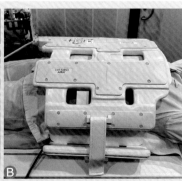

A. 呼吸门控捆绑方式；B. 腹部相控阵线圈。

**图 9-2-16 肝胆胰脾、肾脏、肾上腺 MRI 呼吸门控和线圈的使用方法**

信号显著升高，肝实质信号强度达到高峰，肝静脉内对比剂填充，正常脾脏均匀强化，正常皮髓质分界依然清楚；在平衡期，动脉血与静脉血的信号接近，肝实质均匀强化但信号强度较门静脉期有所降低，正常肾脏皮髓质分界不清，肾盂肾盏内可有对比剂排泄（图 9-2-17）。

（2）肾脏的扫描序列如下。

三平面定位（图 9-2-18、图 9-2-19）。激光线中心位于剑突和肚脐连线的中点，保证线圈中心、扫描部位中心和磁体中心三心合一。通过定位像判断是否存在磁敏感伪影及图像信号是否均匀。

1）呼吸触发横断面脂肪抑制 $T_2WI$：匀场框范围在尽量包全成像组织的情况下，尽可能少包含空气，必要时应用螺旋桨技术；同反相位双回波横断面 $T_1WI$；横断面呼吸门控 DWI（推荐多 b 值）；屏气冠状面单次激发 $T_2WI$。

2）屏气 3D 横断面动态增强序列：蒙片＋动脉期＋门脉期＋平衡期，动脉期的启动可根据机器功能选择经验值启动扫描或对比剂透视触发扫描。若使用经验值，在对比剂注射速率为 2 ~ 2.5 mL/s 的情况下，动脉期推荐在对比剂注射后 15 ~ 18 秒启动扫描，平衡期在对比剂注射后 3 分钟左右启动扫描。

3）屏气 3D 冠状面增强序列：此序列可在门脉期结束后即刻扫描，目的是获得肾脏皮髓质对比更好的冠状面图像。如对比剂注射 2 分钟后扫描，肾脏皮髓质的对比将大幅减弱导致分界模糊不清，但是此时观察下腔静脉效果良好。

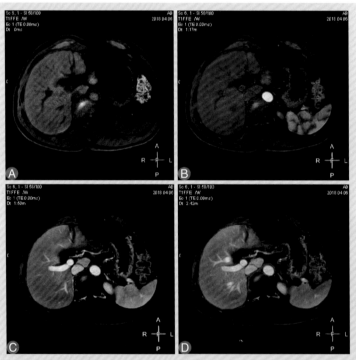

A ~ D. 分别为平扫期、动脉期、门脉期、平衡期。

图 9-2-17　肝脏动态增强图像

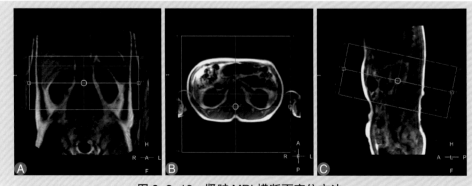

图 9-2-18　肾脏 MRI 横断面定位方法

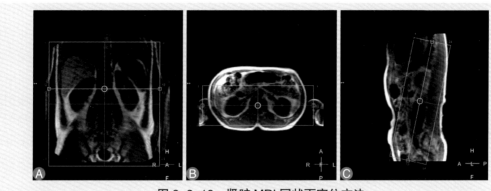

图 9-2-19　肾脏 MRI 冠状面定位方法

（3）肾上腺的扫描序列如下。

三平面定位（图 9-2-20、图 9-2-21）。激光线中心位于剑突和肚脐连线的中点，保证线圈中心、扫描部位中心和磁体中心三心合一。通过定位像判断是否存在磁敏感伪影及图像信号是否均匀。

1）呼吸触发横断面高分辨力 $T_2WI$：必要时应用螺旋桨技术。不使用脂肪抑制技术的原因是高信号脂肪可以更好地衬托肾上腺的解剖形态；同反相位双回波横断面 $T_1WI$；横断面呼吸门控 DWI（可选）；屏气冠状面 $T_1WI$ 脂肪抑制。

2）屏气 3D 横断面动态增强序列：蒙片＋动脉期＋门脉期＋平衡期，动脉期的启动可根据机器功能选择经验值启动扫描或对比剂透视触发扫描。若使用经验值，在对比剂注射速率为 2 ~ 2.5 mL/s 的情况下，动脉期推荐在对比剂注射后 15 ~ 18 秒启动扫描，平衡期在对比剂注射后 3 分钟左右启动扫描。

3）屏气 3D 冠状面增强序列：此序列可在门脉期结束后即刻扫描，目的是获得对比更好的冠状面图像；若观察下腔，则可以在注射对比剂 2 分钟后启动扫描。

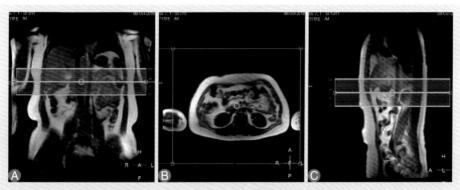

图 9-2-20　肾上腺 MRI 横断面定位方法

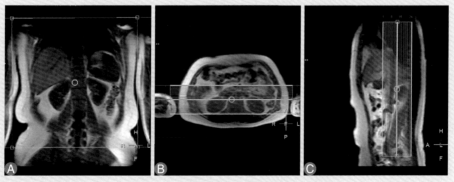

图 9-2-21　肾上腺 MRI 冠状面定位方法

**4. 对比剂**

使用钆对比剂，剂量为 0.1 mmol/kg，宜采用高压注射器注射，注射流速为 2.0 ~ 2.5 mL/s。对比剂注射前、后分别注射 20 mL 的生理盐水冲管。

**5. 影像处理和胶片打印**

（1）影像处理：3D 薄层序列进行厚层重组；DWI 生成 ADC 图并测量 ADC 值。

（2）胶片打印：2D 序列，每序列 1 张；3D 厚层重组序列，每序列 1 张。

**6. 问题分析**

（1）肝脏动态增强动脉期时相不准的解决方案：没有循环障碍的受检者常规动脉期启动时间为对比剂注射后 15 ~ 18 秒，女性比男性稍早，遇见循环功能障碍的受检者可适当延长动脉期的启动时间。利用对比剂透视法，根据需要启动扫描（若扫描动脉早期，对比剂到达肺动脉时启动扫描；若扫描动脉晚期，对比剂到达主动脉弓时启动扫描）。

（2）肾脏动态增强冠状面皮髓质分界不清：原因是扫描时间过晚，可在门脉期后即刻扫描冠状面。

（3）呼吸触发图像模糊的解决方案：确认呼吸频率是否均匀规律；确认序列采用的呼吸频率是否与实时呼吸频率相符。

（4）呼吸门控波形凌乱的解决方案：排除受检者配合问题后，检查呼吸门控绑带是否太紧、绑带是否被线圈压迫，必要时在门控上下缘放置软垫垫高，避免线圈压迫门控，导致门控波形不稳。

## 七、磁共振胆胰管成像

**1. 适应证**

磁共振胆胰管成像（magnetic resonance cholangiopancreatography，MRCP）适用于胆囊、胆管结石，肿瘤或其他病变引起的肝内外胆管、胰管梗阻扩张。

**2. 操作要点解析**

（1）检查前准备：扫描腹部须禁食禁水 4 ~ 6 小时，检查前去除受检者身上的金属异物。训练受检者规律呼吸和呼气末屏气（吸气 - 呼气 - 憋住气），呼气末屏气可保证每次屏气后膈肌相对固定。提供听力防护，佩戴耳塞或者可与受检者通话的耳机。

（2）注意事项：本检查必要时可注射山莨菪碱（654-2），一般提前 10 ~ 15 分钟。注射山莨菪碱可抑制胃肠蠕动，对胆总管下端显示有利，但脑出血急性期、青光眼、前列腺肥大等受检者不能注射山莨菪碱。

（3）体位：一般采用仰卧位，双手上举但不交叉在一起，如遇到双手上举配合欠佳的老年人或特殊受检者可不上举。将呼吸门控装置放置在腹部呼吸最明显的位置并用绑带固定，若受检者为"舟状腹"，可在凹陷处放置软垫。绑带固定时注意不要太紧。注意实时更新呼吸频率并做出适当参数调整（视不同的厂家机型参数特点而定）。

**3. 扫描序列**

（1）三平面定位：激光线中心位于剑突，保证线圈中心、扫描部位中心和磁体中心三心合一。通过定位像判断是否存在磁敏感伪影及图像信号是否均匀。

（2）呼吸触发肝脏横断面 $T_2WI$：脂肪抑制时需施加匀场，匀场框范围在尽量包全成像组织的情况下，尽可能少包含空气。

（3）2D MRCP 厚层块扫描：层厚为 50 ~ 60 mm，一般为辐射状扫描，12 层，扫描中心放在胆总管上，在其他方位调整上下位置。匀场框范围在尽量包全成像组织的情况下，尽可能少包含空气（图 9-2-22A）。

（4）呼吸触发 3D MRCP 高分辨力斜冠状扫描：在横断面上平行于胰管定位，范围包含胰管、胆囊及肝门处主要肝内外胆管的主要分支，或者包含胆管病变位置；在矢状面上定位时注意避开脊髓。匀场框范围在尽量包全成像组织的情况下，尽可能少包含空气（图 9-2-22B）。

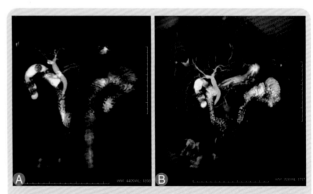

A. 2D MRCP 厚层序列成像示例；B. 3D MRCP 序列成像示例。

**图 9-2-22　MRCP 图像**

**4.影像处理和胶片打印**

（1）影像处理：3D 高分辨力序列扫描完毕后行 MIP 处理，对 MIP 像进行裁剪，仅保留胆囊和胰胆管及邻近病变，对裁剪后的 MIP 像左右旋转（12 幅）、上下旋转（12 幅）并保存。

（2）胶片打印：3D 高分辨力序列 MIP 左右旋转图像一张（12 幅 / 张），3D 高分辨力序列 MIP 上下旋转图像（12 幅 / 张）和 2D MRCP 厚层（12 幅）合打一张（24 幅 / 张），3D MRCP 高分辨图像原始图像打印一张。

**5.问题分析**

（1）呼吸触发横断面 $T_2WI$ 图像模糊的解决方案：查看扫描时实际呼吸频率是否与序列呼吸频率设置值相符；查看实际呼吸频率是否均匀规律，必要时采用螺旋桨采集技术（Propeller、Blade、Multivane 等类似技术）。

（2）2D MRCP 图像模糊的解决方案：查看呼吸频率是否均匀规律；查看图像采集时相是否在呼气末。

（3）3D MRCP 图像模糊的解决方案：查看扫描时实际呼吸频率是否与序列呼吸频率设置值相符；查看实际呼吸频率是否均匀规律。

## 八、磁共振尿路成像

**1.适应证**

磁共振尿路成像（magnetic resonance urography，MRU）适用于血尿、泌尿系统结石或肿瘤所导致的尿路梗阻或扩张。

**2.操作要点解析**

（1）检查前准备：扫描前需要憋尿，可酌情考虑是否使用呋塞米和（或）山莨菪碱。

（2）体位：定位中心位于剑突与耻骨联合中点。仰卧位，足先进，身体与床体保持一致，双手上举放于头部两侧，注意双手不能交叉为环路。

**3.扫描序列**

横断面屏气校准扫描，频率编码为前后方向。

横断面 $T_2WI$ 屏气（$T_2$ SSFSE 等类似序列）扫描，以泌尿系上半段或梗阻部位为主，层厚为 4 ~ 6 mm。

冠状面屏气重 $T_2WI$ 序列（2D FIESTA 等类似序列），正冠状面，扫描范围包括肾脏、输尿管及膀胱的上下及前后范围，频率编码为上下使用重

$T_2WI$ 成像及脂肪抑制技术，频率编码为上下方向，层厚 4 ~ 6 mm。

冠状面屏气 2D MRU 序列，斜冠位，在冠状面上由左向右定位，横断面上定位线跟肾盂走向平行，每个肾脏 ≥ 5 层，使用重 $T_2WI$ 成像及脂肪抑制技术，频率编码为上下方向。

冠状面呼吸触发 3D MRU 序列，扫描范围包括肾脏、输尿管及膀胱的上下及前后范围，使用重 $T_2WI$ 成像及脂肪抑制技术，频率编码为上下方向。

参数要求：冠状面扫描范围上包括肾脏，下包括膀胱，FOV 为 30 ~ 35 cm；2D 冠状面 MRU 模块层厚为 50 ~ 70 mm；3D 冠状面 MRU 层厚为 1.0 ~ 2.0 mm，层间距为 0 mm，矩阵 ≥ 384×224。

**4.影像处理和胶片打印**

（1）影像处理：3D MRU 薄层图像 MIP 处理后，裁剪后左右旋转 360°，12 ~ 16 幅 MIP 像（图 9-2-23）。

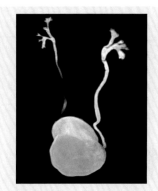

图 9-2-23　3D MRU 效果

（2）胶片打印：横断面 $T_2WI$ 一张；冠状面 FIESTA 一张；2D MRU 一张；3D MRU MIP 像一张。

**5.问题分析**

（1）尿量少，MRU 显影效果欠佳的解决方案：务必嘱受检者检查前憋尿，必要时服用呋塞米（低钾受检者禁用）。

（2）腹部胃肠蠕动伪影大的解决方案：必要时提前注射山莨菪碱，但须注意山莨菪碱忌用或慎用的情况（脑出血急性期、青光眼、前列腺肥大等）。

## 九、前列腺 MRI

**1.适应证**

适用于观察前列腺炎症、增生及肿瘤等。

## 2. 操作要点解析

（1）检查前准备：提前排尿。

（2）体位：仰卧位，足先进，身体与床体保持一致，使扫描部位尽量靠近主磁场及线圈的中心，线圈中心置于耻骨联合。下腹部用海绵垫压迫以减轻呼吸运动伪影。双手上举（注意双手不要交叉为环路），注意受检者的整体舒适感，以保证扫描过程中不会出现不自主活动。

## 3. 扫描序列

（1）三平面定位（图 9-2-24 ~ 图 9-2-26）：激光线中心位于剑突，保证线圈中心、扫描部位中心和磁体中心三心合一。通过定位像判断是否存在磁敏感伪影及图像信号是否均匀。

（2）平扫：矢状面 $T_2WI$ 脂肪抑制，横断面 $T_1WI$，横断面 $T_2WI$ 脂肪抑制，横断面 DWI（推荐多 b 值设置，国际推荐高 b 值在 1400 以上），冠状面 $T_2WI$ 脂肪抑制（图 9-2-27）。

（3）增强序列：推荐屏气 3D 容积扫描序列（横断面、冠状面、矢状面）。

（4）可选序列：根据临床实际需求选择前列腺动态对比剂增强扫描；磁共振波谱扫描。

## 4. 影像处理和胶片打印

（1）影像处理：DWI 生成表观弥散系数（apparent diffusion coeffecient，ADC）图并测病变部位 ADC 值；绘制时间 – 信号强度曲线图（可选）；MRS 谱线生成并截图保存（可选）。

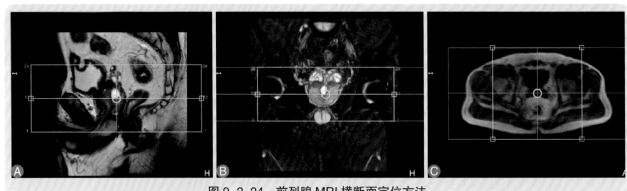

图 9-2-24 前列腺 MRI 横断面定位方法

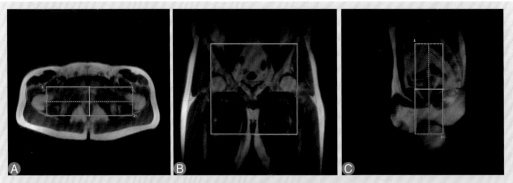

图 9-2-25 前列腺 MRI 冠状面定位方法

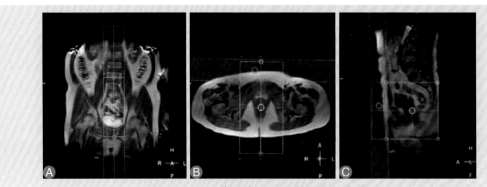

图 9-2-26 前列腺 MRI 矢状面定位方法

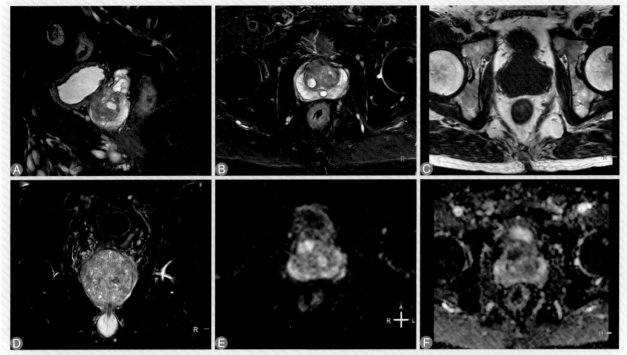

A. 矢状面 T₂WI 脂肪抑制；B. 横断面 T₂WI 脂肪抑制；C. 横断面 T₁WI；D. 冠状面 T₂WI 脂肪抑制；E. 横断面 DWI；F. 横断面 ADC 图。

**图 9-2-27　前列腺 MRI 图像**

（2）胶片打印：平扫矢状面 T₂WI 脂肪抑制、横断面 T₁WI、横断面 T₂WI 脂肪抑制、横断面 DWI（高 b 值 DWI 图和病变 ADC 图）、冠状面 T₂WI 脂肪抑制各一张（20 ～ 24 幅 / 张）；增强后横断面、冠状面、矢状面各一张（20 ～ 30 幅 / 张）；时间 - 信号强度曲线及典型病变层面合打印一张（可选）；MRS 谱线图一张（可选）。

5. 问题分析

（1）前列腺图像模糊的解决方案：嘱咐受检者减少下腹部呼吸；下腹部加电解质垫压迫抑制呼吸运动伪影；应用螺旋桨采集技术（Propeller、Blade、Mulitivane 等类似技术）；排除受检者体位不适导致的扫描过程中的不自主活动，可适当添加海绵垫等辅助物、适当调整局部体位等一系列措施增加受检者的舒适度，以保证受检者高度配合。

（2）T₂WI 脂肪抑制效果不佳的解决方案：采用手动预扫描方式，调节中心频率；如常规频率选择脂肪抑制效果仍效果不佳，可采用目前主流的水脂分离成像技术（如 IDEAL、mDIXON 等）。

## 十、乳腺 MRI

1. 适应证

（1）诊断与术前评估：适用于乳腺 X 射线或超声探查困难或难以定性的病变，评估乳腺癌侵犯范围，腋窝淋巴结转移而原发灶不明者。

（2）治疗评价与随访：乳腺癌术后随访、保乳术后复发的监测，新辅助化疗疗效的评估，假体植入术后评估。

（3）乳腺癌高危人群的筛查：BRCA 基因突变者、胸部放射治疗者、有家族史者。

2. 操作要点解析

（1）检查前准备：确保检查时间避开生理期及其临近时间；禁食禁水 4 ～ 6 小时。

（2）体位：俯卧位，双侧乳房自然悬垂于乳腺线圈中央；双侧上肢伸直过头放于头部两侧，双手不能交叉为环路；摆位时需保证受检者的舒适度，乳腺周围皮肤展平、无褶皱，避免产生伪影（图 9-2-28，文后彩插图 9-2-28）。

3. 扫描序列

三平面定位；横断面 T₂WI 脂肪抑制扫描，频率编码为前后方向；横断面 T₁WI 扫描，频率编码为前后方向；患侧乳房矢状面 T₂WI 脂肪抑制扫描，频率编码为前后方向；横断面 DWI 扫描，频率编码为前后方向。

横断面动态增强（1 期平扫作为蒙片、5～10 期增强扫描，同时出剪影图像），频率编码为前后方向。每期扫描时间为 60～120 秒（图 9-2-29～图 9-2-31）。

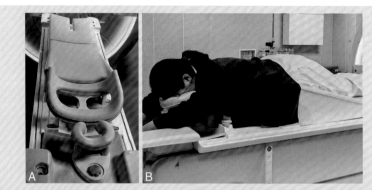

图 9-2-28　磁共振乳腺线圈及受检者摆位示例

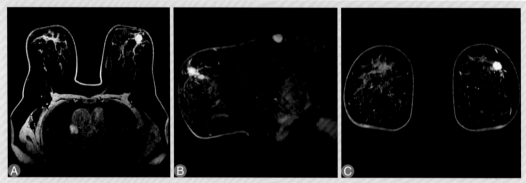

图 9-2-29　动态增强序列取动脉期各向同性薄层图像做横断面、冠状面、矢状面重组（本病例动态增强为"1+5"期模式，每期 120 秒）

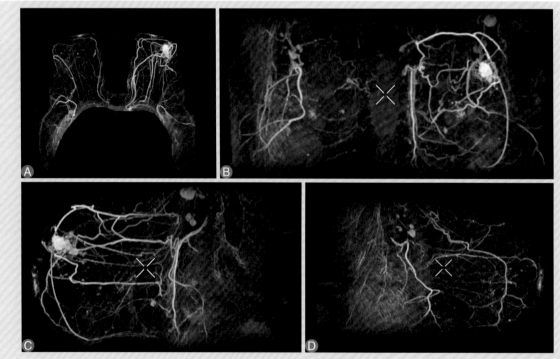

图 9-2-30　乳腺 MRI 动脉期剪影 MIP 图示例（本病例动态增强为"1+5"期模式，每期 120 秒）

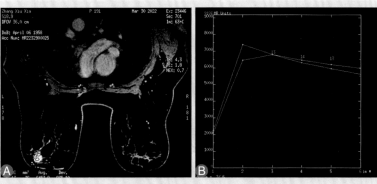

**图 9-2-31　对乳腺行磁共振对比剂动态增强扫描后生成时间 - 信号强度曲线图（本病例动态增强为"1+5"期模式，每期 120 秒）**

**4. 影像处理和胶片打印**

（1）影像处理：DWI 生成 ADC 图并测病变部位的 ADC 值；动态增强中的蒙片做横断面 MIP 重组；动态增强第一期（动脉期）做横断面、冠状面、矢状面重组，第一期剪影做 MIP；动态增强中间期相剪影做 MIP；动态增强最后一期做横断面重组，最后一期剪影做 MIP；绘制时间 - 信号强度曲线图。

（2）胶片打印：平扫的横断 $T_2WI$ 脂肪抑制、横断面 $T_1WI$、横断面 DWI、患侧矢状面 $T_2WI$ 脂肪抑制各打印一张（30 幅 / 张）；MIP 打印一张（12 ~ 16 幅 / 张）；蒙片重组横断面，动态增强动脉期（第一期）横断面、冠状面、矢状面，动态增强最后一期横断面各打印一张（30 幅 / 张）；时间 - 信号强度曲线图截图打印，推荐 16 ~ 20 幅 / 张，具体张数视时间 - 信号强度曲线图的数量而定。

**5. 问题分析**

（1）乳腺摆位时存在皮肤皱褶伪影：摆位时避免出现皮肤皱褶。

（2）脂肪抑制时中心频率选择不准，出现图像脂肪抑制效果欠佳，应采用手动预扫描模式，调节中心频率。

（3）月经期或经期临近时，乳腺背景实质强化出现，容易误诊，应尽量在月经结束后 1 周进行扫描。

（4）动态增强重组期相选择错误，出现病变对比不明显的情况时，应选择动脉期（一般是蒙片之后的第一期）进行重组。

## 十一、脊柱 MRI

### （一）一般要求

**1. 检查前准备**

检查前去除受检者身上的金属异物（包括发卡、项链），如贴膏药也需去除。

**2. 体位设计**

仰卧位，头先进，身体与床体保持一致，使扫描部位尽量靠近主磁场及线圈的中心。双手置于身体两侧，注意保证椎体正中矢状面与检查床垂直，左右对称，椎体不要发生扭转。颈椎检查时可用海绵垫固定。膝部用海绵垫垫高，提高受检者的舒适度，避免运动。

**3. 扫描序列和参数设置的质控原则**

以受检者和解决临床问题为中心，根据受检者的临床表现和临床关注内容制定合理的扫描序列与方案，建立临床需求、图像质量与检查效率平衡的脊柱 MRI 检查体系。

选择适宜的 FOV 和矩阵组合获取较高的空间分辨力。

合理调整及使用相位编码方向、饱和带、流动补偿等，以减少或消除卷褶、血管搏动等伪影。

增强扫描宜加上脂肪抑制技术，如抑脂较为充分可靠、可提供多种对比的水脂分离技术。

### （二）颈椎 MRI

**1. 适应证**

适用于头晕、呕吐；肢体活动障碍；可疑颈髓内出血、梗死、占位；椎间盘突出、椎管狭窄。

**2. 操作要点解析**

（1）线圈：头颈联合线圈或脊柱相控阵线圈。

（2）定位位置：下颌角水平。

（3）扫描基线：矢状面在横断面及冠状面上定位，在冠状面上调整角度，使定位线平行于颈髓正中矢状线，在横断面上调整层面，范围包括颈椎椎体及两侧横突，在矢状面上调整 FOV 中心置于椎体后缘。扫描范围上至小脑上缘，下至 $T_2$ 水平，需包括整个病变范围（图 9-2-32）。

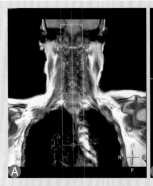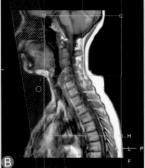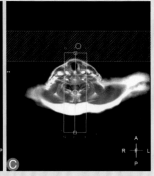

图 9-2-32 颈椎 MRI 矢状面定位方法

横断面在矢状面及冠状面上定位。FOV 中心置于椎体后缘，如观察椎间盘病变，在矢状面上定位线平行于椎间盘，每个椎间盘扫描 3 ~ 4 层，扫描基线上至上一个椎体的下缘，下至下一个椎体的上缘，覆盖整个椎间隙及椎间孔，需包括整个病变范围，在冠状面上调整角度，使定位线平行于椎间盘，扫描椎间盘时总扫描 4 ~ 5 组即可。如观察椎体及椎管内病变，在矢状面上定位线垂直于颈椎椎管纵轴，包括整个病变范围（图 9-2-33）。

**3. 参数选择**

（1）常规扫描方位：横断面、矢状面，必要时选择冠状面。

（2）常规扫描序列：矢状面 $T_2$WI FSE DIXON、$T_1$WI FSE，横断面 $T_2$WI FSE。

部分病例可加扫冠状面 $T_2$WI FSE。如需行增强扫描，一般病变按常规增强方案扫描即可，注射对比剂 0.1 mmol/kg，注射完毕后分别行横、冠、矢三方位扫描。

（3）技术参数如下。

1）矢状面：FOV 为 20 ~ 23 cm，层厚为 3 mm，间距为 0.5 mm，矩阵为 320×224。

2）横断面：FOV 为 16 ~ 18 cm，层厚为 3 mm，间距为 0.5 mm，矩阵为 256×224。

**4. 注意事项**

扫描颈椎时选择的线圈单元不宜过多，如使用脊柱相控阵线圈，可使用颈前线圈，范围建议上至小脑上缘，对小脑畸形有重要的诊断价值。

若发现 $T_1$WI 高信号，如怀疑出血等，需加扫 $T_1$WI FS 序列。

若椎管内占位、脊髓空洞、侧弯、寰枢椎脱位、观察脊神经及臂丛等病变需扫描冠状面。

如需重点观察脊髓灰质，可在横断面加扫多回波融合重建成像序列，如 MEDIC、MERGE、mFFE 等。

脊髓肿瘤性病变加扫矢状面 DWI，如小视野或多激发的序列以减小形变。

矢状面的相位编码为上下方向，需添加斜前饱和带以减轻来自纵隔血管的搏动伪影及呼吸吞咽的运动伪影。

平扫优先采用水脂分离技术，如没有则采用 STIR 进行脂肪抑制。

**（三）胸椎 MRI**

**1. 适应证**

适用于椎体肿瘤、脊柱占位、椎旁占位性病变，

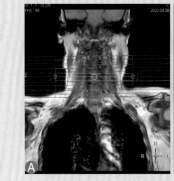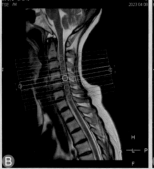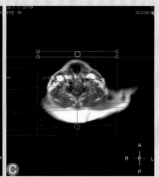

图 9-2-33 颈椎 MRI 横断面定位方法

肿瘤转移、结核，外伤（车祸和高处坠落伤、摔伤）等。

2. 操作要点解析

（1）线圈：脊柱相控阵线圈。

（2）定位位置：颈静脉切迹与剑突连线的中点。

（3）扫描基线：矢状面在横断面及冠状面上定位，在冠状面上调整角度，使定位线平行于胸髓正中矢状线，在横断面上调整层面，范围包括胸椎椎体及两侧附件，在矢状面上调整FOV中心置于椎体后缘。扫描范围上至$C_7$，下至$L_1$水平，需包括整个病变范围（图9-2-34）。

横断面在矢状面及冠状面上定位，FOV中心置于椎体后缘，如观察椎间盘病变，在矢状面上定位线平行于椎间盘，覆盖整个椎间隙及椎间孔，需包括整个病变范围，在冠状面上调整角度，使定位线平行于椎间盘。如观察椎体及椎管内病变，在矢状面上定位线垂直于胸椎椎管纵轴，包括整个病变范围（图9-2-35）。

冠状面在横断面及矢状面上定位，在矢状面上调整角度，使定位线平行于病变的长轴，范围尽量不包括肺部及大血管，避免运动伪影干扰。在横断面上调整层面，范围包括整个病变，在冠状面上调整FOV中心置于病变中心（图9-2-36）。

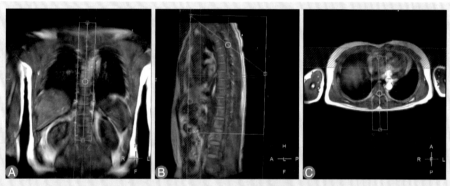

图9-2-34 胸椎MRI矢状面定位方法

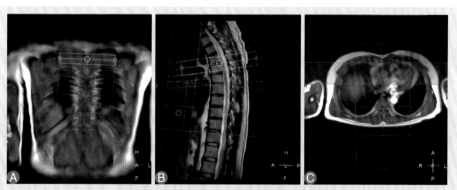

图9-2-35 胸椎MRI横断面定位方法

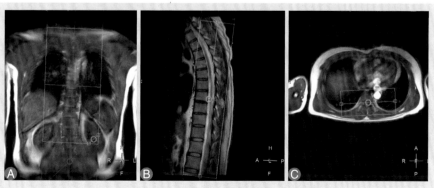

图9-2-36 胸椎MRI冠状面定位方法

**3. 参数选择**

（1）常规扫描方位：横断面、矢状面，必要时选择冠状面。

（2）常规扫描序列：矢状面 $T_1WI$ FSE、$T_2WI$ FSE DIXON，横断面 $T_2WI$ FSE。

部分病例可加扫冠状面 $T_2WI$ FSE。如需行增强扫描，一般病变按常规增强方案扫描即可，注射对比剂 0.1 mmol/kg，注射完毕后分别行横、冠、矢三方位扫描。

（3）技术参数如下。

矢状面：FOV 为 32 cm，层厚为 3 mm，间距为 0.5 mm，矩阵为 320×224。

冠状面：FOV 为 32 cm，层厚为 4 mm，间距为 1.0 mm，矩阵为 320×224。

横断面：FOV 为 32 cm，层厚为 3 mm，间距为 0.5 mm，矩阵为 256×224。

**4. 注意事项**

扫描胸椎时需根据受检者的实际情况选择合适的线圈单元，线圈单元不宜过多。如使用脊柱相控阵线圈，需使用颈前线圈，增加上胸段的信号强度。

若发现 $T_1WI$ 高信号，如怀疑出血等，需加扫 $T_1WI$ FS 序列。

若椎管内占位、脊髓空洞、侧弯、观察脊神经等病变需扫描冠状面，如需观察神经根病变可加扫描 3D 的双激发序列（CISS、FIESTA）。

定位线尽量不要交叉，避免产生伪影。添加上下饱和带，可减轻血管搏动及脑脊液伪影；添加前饱和带，以减轻呼吸胸壁运动伪影的干扰。

胸椎矢状面扫描相位编码为上下方向，可以避免脑脊液搏动伪影影响脊髓及化学位移伪影影响椎间盘的观察。

增强后的横断面扫描注意相位编码方向及饱和带的调整，以免胸主动脉的搏动伪影对观察部位的影响。

**（四）腰椎 MRI**

**1. 适应证**

适用于腰痛、背痛、下肢活动障碍，腰椎骨折、占位，怀疑腰椎间盘突出、椎管狭窄、结核、转移等。

**2. 操作要点解析**

（1）线圈：脊柱相控阵线圈。

（2）定位位置：脐上 3 cm。

（3）扫描基线：矢状面在横断面及冠状面上定位，在冠状面上调整角度，使定位线平行于腰椎椎管走行，在横断面上调整层面，范围包括腰椎椎体及两侧横突，在矢状面上调整 FOV 中心置于椎体后缘。扫描范围上至 $T_{11}$ 下至 $S_2$ 水平，需包括整个病变范围（图 9-2-37）。

横断面在矢状面及冠状面上定位，FOV 中心置于椎体后缘，如观察椎间盘病变，在矢状面上定位线平行于椎间盘，每个椎间盘扫描 3～4 层，扫描基线上至上一个椎体的下缘，下至下一个椎体的上缘，覆盖整个椎间隙及椎间孔，需包括整个病变范围，在冠状面上调整角度，使定位线平行于椎间盘，扫描椎间盘时总扫描 4～5 组即可。如观察椎体及椎管内病变，在矢状面上定位线垂直于腰椎椎管纵轴，包括整个病变范围（图 9-2-38）。

**3. 参数选择**

（1）常规扫描方位：横断面、矢状面，必要时选择冠状面。

（2）常规扫描序列：矢状面 $T_1WI$ FSE、$T_2WI$ FSE FS，横断面 $T_2WI$ FSE。

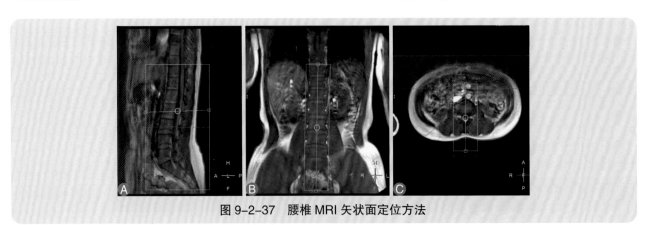

图 9-2-37　腰椎 MRI 矢状面定位方法

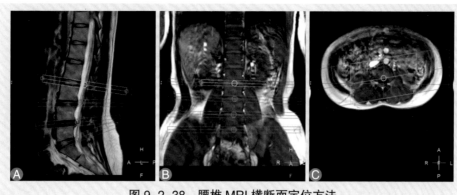

图 9-2-38　腰椎 MRI 横断面定位方法

部分病例可加扫冠状面 $T_2WI$ FSE 或 3D 水成像序列（主要了解神经根病变）。

如需行 MRI 增强扫描，一般病变按常规增强方案扫描即可，注射对比剂 0.1 mmol/kg，注射完毕后分别行横、冠、矢三方位扫描。

（3）技术参数推荐如下。

1）矢状面：FOV 为 30 ~ 35 cm，层厚为 4 mm，间距为 1 mm，矩阵为 320×224。

2）横断面：FOV 为 18 ~ 22 cm，层厚为 3.5 mm，间距为 0.5 mm，矩阵为 256×224。

4. 注意事项

扫描腰椎时选择的线圈单元不宜过多，对于较矮的受检者，需更改线圈单元，与扫描部位相匹配。

若发现 $T_1WI$ 高信号，如怀疑出血等，需加扫 $T_1WI$ FS 序列。

若椎管内占位、脊柱侧弯，需扫描冠状面。

回波链不宜过长，$T_1WI$ 通常为 2 ~ 4 个，$T_2WI$ 通常为 12 ~ 16 个，若回波链过长会产生图像模糊。

定位线尽量不要交叉，避免产生伪影。添加前饱和带减轻腹部呼吸运动伪影的干扰。

腰椎矢状面扫描相位编码为上下方向，可以避免呼吸运动、脑脊液搏动伪影影响脊髓，以及化学位移伪影影响椎间盘的观察。

可以采用化学饱和法压脂（如 SPAIR），如椎体有金属内固定，则应采取水脂分离技术进行压脂。

5. 问题分析

腰椎 MRI 检查需注意，腰椎术后改变时，横断面行大范围扫描；腰椎侧弯或椎体比较宽时，矢状面层数应适当增加；椎间盘定位时，除在矢状面上平行于间盘定位外，在冠状面上也需要调整角度平行于椎间盘。腰椎增强扫描相位编码方向需要

酌情调整，同时可施加饱和带，以腹主动脉搏动伪影不遮挡观察部位为准；如果腰椎病变比较复杂，侧弯位置难定，可做 3D-TSE 序列（SPACE 或 CUBE），进行多平面重建。

## 十二、关节和四肢 MRI

### （一）一般要求

以受检者和解决临床问题为中心，根据受检者的临床表现和临床关注内容制定合理的扫描序列与方案，建立临床需求、图像质量与检查效率平衡的四肢关节 MRI 检查体系。

选择适宜的 FOV 和矩阵组合获取较高的空间分辨力。

合理调整及使用相位编码方向、饱和带、流动补偿等，以减少或消除卷褶、血管搏动等伪影。

四肢关节扫描的抑脂序列较多，如 FS/STIR/SPAIR/DIXON 等，应根据实际情况选择合适的抑脂序列。冠状面建议采用 $T_2WI$ 的抑脂序列。

行四肢关节的 2D 扫描应包含正交 3 个方位，当 2D 的序列无法满足诊断时，可采用 3D 序列扫描，并采用各向同性扫描。

关节成像不宜采用长回波链成像；在短 TE 成像序列中，应注意肌腱的"魔角效应"。

### （二）肩关节 MRI

1. 适应证

适用于肩袖相关病变和肩关节不稳定、盂唇病变及肩周炎等。

2. 操作要点解析

（1）线圈：专用线圈或柔性线圈。使用专用线圈可以获得更高分辨力和信噪比的图像；使用柔性线圈可适当增加体素，保证足够的信噪比。

（2）体位：仰卧位，头先进，患侧尽量靠近

主磁场中心。患侧肩部放松，自然放置于身侧。中立位（拇指朝上）或外旋位（掌心向上，推荐），尽量避免内旋位（掌心向下），身体与床体保持一致，线圈中心置于肱骨头（或关节盂）位置。患侧手臂用软垫适当抬高，与肩持平，可提高舒适性；健侧手臂用软垫适当抬高，使患侧肩关节紧贴线圈；双侧手臂应使用软垫隔开，不能与磁体孔壁和身体接触；患侧应与胸廓保持一定的距离，可有效减轻胸廓运动伪影的影响。在患侧掌心、患侧胸廓和肘部使用沙袋适度压迫，可有效减轻运动伪影，使受检者保持舒适放松的状态。

（3）定位位置：肱骨头。

（4）扫描基线：横断面是评估肩胛下肌最佳的层面；评估盂唇、冈下肌、小圆肌的重要层面。以冠状面和矢状面作为参考定位。调整 FOV，使得 FOV 中心置于肱骨头位置；在冠状面上定位线与冈上肌腱长轴一致（或平行于关节盂）；在矢状面上调整角度，使定位线垂直于肱骨长轴。扫描范围由肩锁关节向下至关节盂下缘，范围需包括整个病变区域（图 9-2-39）。

斜冠状面是评估冈上肌腱最佳的层面和评估肩峰形态的重要层面。以横断面和矢状面作为参考定位。调整 FOV，使其中心置于肱骨头的位置，在横断面（使用前面扫描所得的横断面图像）上定位线平行于冈上肌腱长轴；在矢状面上调整角度，使定位线平行于肱骨长轴。扫描范围包全肱骨头，范围需包括整个病变区域（图 9-2-40）。

斜矢状面是评估肩峰形态及喙肩弓、肩袖、盂唇的重要层面。以横断面和冠状面作为参考定位。调整 FOV，使其中心置于肱骨头，在横断面上定位线垂直于冈上肌腱长轴；在冠状面上调整角度，使定位线平行于肱骨长轴。扫描范围包全肱骨头，范围需包括整个病变区域（图 9-2-41）。

3. 参数选择

（1）常规扫描方位：横断面、斜冠状面、斜矢状面。

（2）常规扫描序列：横断面 PDWI FSE FS，斜冠状面 $T_1$WI FSE、$T_2$WI FSE FS，斜矢状面 PDWI FSE FS。如需行增强扫描，一般病变按常规增强方案扫描即可，注射对比剂 0.1 mmol/kg，注射完毕后分别行横断面、斜矢状面、斜冠状面 $T_1$WI FSE 扫描。

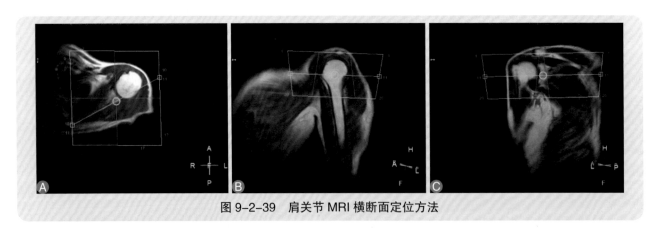

图 9-2-39 肩关节 MRI 横断面定位方法

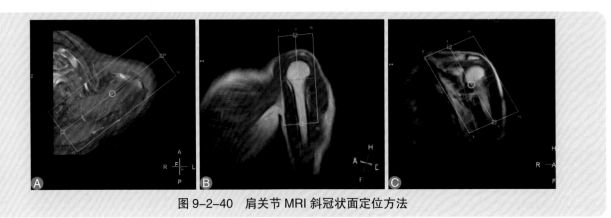

图 9-2-40 肩关节 MRI 斜冠状面定位方法

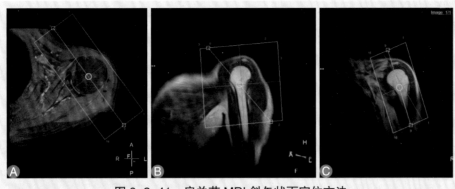

图 9-2-41 肩关节 MRI 斜矢状面定位方法

（3）技术参数推荐如下。

1）横断面：FOV 为 16 ~ 18 cm；层厚为 3 ~ 4 mm；矩阵为 320×256。

2）斜冠状面：FOV 为 16 ~ 18 cm；层厚为 3 ~ 4 mm；矩阵为 320×256。

3）斜矢状面：FOV 为 16 ~ 18 cm；层厚为 3 ~ 4 mm；矩阵为 320×256。

**4. 注意事项**

肩关节线圈类型众多，形态各异，扫描时应遵循"三中心"原则，并让肩关节尽可能贴合线圈。肩关节扫描应根据实际情况选择合适的抑脂（FS/STIR/SPAIR/DIXON 等）序列。

为了避免冈上肌腱与冈下肌腱的重叠、保持盂唇的正常形态，应尽量避免内旋位（掌心向下）。应采用中立位（拇指朝上）或仰卧外旋位（掌心向上）进行扫描。扫描定位时如定位角度超过 45°，图像会发生反转。应在摆位时健侧使用软垫适当抬高，可减小患侧冈上肌腱与水平面的夹角，从而可有效避免图像发生反转。

肩关节的 PDWI 序列中 TE 值常取 30 ~ 40 毫秒，可获得 PDWI 和 $T_2WI$ 中间权重的图像，减轻"魔

角效应"。

**（三）肘关节 MRI**

**1. 适应证**

适用于肘关节肌腱病变、外伤或炎症性病变、关节周围肿块等。

**2. 操作要点解析**

（1）线圈：肘关节专用线圈或柔性线圈。

（2）体位：仰卧位，根据使用的线圈和受检者的舒适度决定足或头先进，身体与床体保持一致，患侧可置于体旁的一侧，掌心向上，身体尽量向对侧移，使扫描部位尽量靠近主磁场中心，用海绵垫固定，此体位由于偏离磁场中心，信噪比较差；俯卧位，患侧上举置于头上，掌心向下，扫描部位尽量靠近线圈中心，用海绵垫固定，此体位扫描部位靠近磁场中心，信噪比较好，但受检者有不适感，容易产生伪影。

（3）定位位置：肘关节中心（内外髁连线水平）。

（4）扫描基线：横断面在矢状面和冠状面上定位，定位线均平行于关节面。扫描范围上至肱骨髁端，下至桡骨结节，包括整个病变区域（图 9-2-42）。

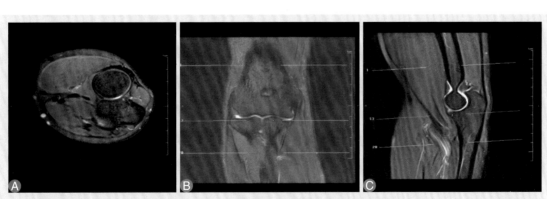

图 9-2-42 肘关节 MRI 横断面定位方法

矢状面在横断面和冠状面上定位，在横断面上定位线垂直于肱骨内外上髁连线，在冠状面上调整角度使定位线平行于肘关节长骨（肱骨和桡骨），范围包括整个病变区域（图 9-2-43）。

冠状面在横断面和矢状面定位，在横断面上平行于肱骨内外上髁连线，在矢状面上调整角度使定位线平行于肘关节长骨（肱骨和桡骨），包括整个病变区域（图 9-2-44）。

**3. 参数选择**

（1）常规扫描方位：横断面、冠状面、矢状面。

（2）常规扫描序列：横断面 PDWI FS 或 FRFSE $T_2$WI FS，冠状面 PDWI FS、$T_1$WI FSE，矢状面 PDWI FS。部分病例可加扫矢状面 $T_1$WI FSE、横断面 $T_1$WI FSE。如需行增强扫描，一般病变按常规增强方案扫描即可，注射对比剂 0.1 mmol/kg，注射完毕后分别行横断面、冠状面、矢状面 $T_1$WI FS 扫描。

（3）技术参数：肘关节对分辨力要求较高，FOV 不宜过大（< 12 cm），层厚 ≤ 4 mm，矩阵为 320×224 以上。

**4. 注意事项**

对于脂肪抑制序列，需添加局部匀场，由于肘关节偏离磁场中心，为了达到更好的抑脂效果，可以选用水脂分离技术。

**（四）腕关节、手 MRI**

**1. 适应证**

适用于腕关节和手部肌腱病变、外伤或炎症性病变、关节周围肿块等。

**2. 操作要点解析**

（1）线圈：手腕专用线圈或柔性线圈。

（2）体位：仰卧位，采用手腕专用线圈，足先进，身体与床体保持一致，患侧置于身体旁，用海绵垫固定；采用柔性线圈，患侧置于身体旁，两侧掌心相对，身体尽量向对侧移，使扫描部位尽量靠近主磁场中心，用海绵垫固定，此体位由于偏离磁场中心，信噪比较差。俯卧位，患侧上举置于头上，掌心向下，扫描部位尽量靠近线圈中心，用海绵垫固定，此体位扫描部位靠近磁场中心，信噪比较好，但对于受检者有不适感，容易产生伪影。

（3）定位位置：桡骨茎突水平。

（4）扫描基线：横断面在冠状面和矢状面上定位。在冠状面上找到显示尺桡骨茎突最好的层面，定位线平行于两者的连线；在矢状面上调整角度，使定位线与桡骨干垂直。扫描范围由尺桡骨到掌骨，需包括整个病变区域（图 9-2-45）。

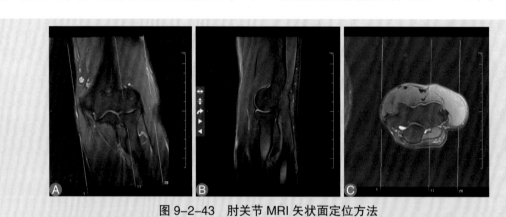

图 9-2-43 肘关节 MRI 矢状面定位方法

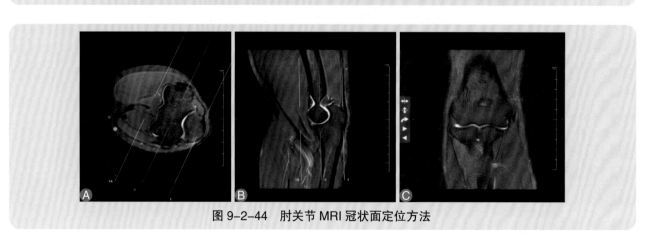

图 9-2-44 肘关节 MRI 冠状面定位方法

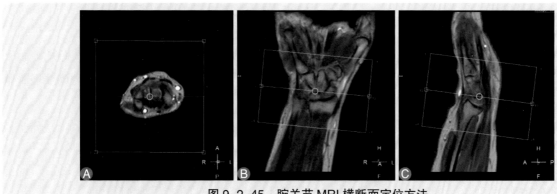

图 9-2-45　腕关节 MRI 横断面定位方法

矢状面在横断面和冠状面上定位，该方位是分析腕关节不稳定的主要方位。在横断面上找到显示尺桡骨茎突最好的层面，定位线垂直于两者的连线；在冠状面上调整角度使定位线平行于桡骨干。如需观察腕管结构，则定位线平行于腕管，范围包括整个腕关节，需包括整个病变区域（图 9-2-46）。

冠状面在横断面和矢状面上定位。在横断面上找到显示尺桡骨茎突最好的层面，定位线平行于两者的连线；在矢状面上调整角度，使定位线平行于桡骨干。如观察肌腱损伤情况，则平行于肌腱的走行，范围包括整个腕关节（图 9-2-47）。

3. 参数选择

（1）常规扫描方位：横断面、冠状面、矢状面。

（2）常规扫描序列：横断面 PDWI FS，冠状面 $T_1WI$ FSE、PDWI FS 或 $T_2WI$ FS，矢状面 PDWI FS。部分病例可加扫矢状面 $T_1WI$ FSE、横断面 $T_1WI$ FSE 及 3D FSPGR 扫描，如需行增强扫描，一般病变按常规增强方案扫描即可，注射对比剂 0.1 mmol/kg，注射完毕后分别行横断面、冠状面、矢状面 $T_1WI$ FS 扫描。

（3）技术参数推荐：选择小 FOV，高分辨力扫描，FOV 为 12 cm，层厚 3 为 mm，间距 ≤ 10% 的

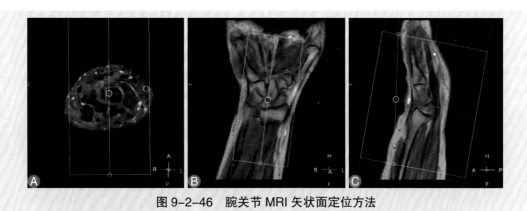

图 9-2-46　腕关节 MRI 矢状面定位方法

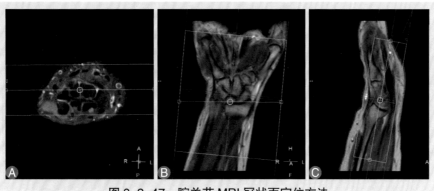

图 9-2-47　腕关节 MRI 冠状面定位方法

层厚，矩阵 ≥ 256×224。

**4. 注意事项**

关节的 $T_2WI$ 常使用较短的 TE，较短的回波链。如部分病例需行手部扫描，可适当增加 FOV 至 20 ～ 24 cm，层厚为 3 mm，间距 ≤ 10% 的层厚，矩阵 ≥ 288×224；3D 层厚为 1 ～ 2 mm，无间距。

### （五）上臂、前臂 MRI

**1. 适应证**

适用于骨关节创伤、骨关节肿瘤与肿瘤样病变、骨髓病变、类风湿性关节炎、肌肉软组织损伤或病变、肌肉软组织肿瘤。

**2. 操作要点解析**

（1）线圈：体部相控阵线圈。

（2）体位：仰卧位，头先进，身体与床体保持一致，遵循"三中心"原则（主磁场中心、线圈中心和扫描部位的中心尽量在一个点上），身体向健侧移动，使扫描部位尽量靠近主磁场及线圈的中心，患侧手掌掌心向上（如不能配合，不做特殊要求）。

（3）定位位置：病变中点。

（4）扫描基线：冠状面在横断面和矢状面上定位，如包含肩关节，定位线平行于冈上肌腱长轴；

如包含肘关节，定位线平行于肱骨内外髁连线。在矢状面上调整定位线，使其平行于肱骨长轴，扫描范围包括上臂前后缘；在横断面及矢状面上找到显示病变最好的层面，需包括整个病变区域（图 9-2-48）。

横断面在冠状面及矢状面上定位，在冠状面上找到显示病变最好的层面，在矢状面上调整定位线，使定位线垂直于肱骨的长轴，扫描范围需包括整个病变区域（图 9-2-49）。

矢状面在横断面和冠状面上定位，如包含肩关节，定位线垂直于冈上肌腱长轴，如包含肘关节，定位线垂直于肱骨内外髁连线。在冠状面上调整定位线平行于肱骨长轴，扫描范围包括整个上臂。在横断面上找到显示病变最好的层面，需包括整个病变区域（图 9-2-50）。

**3. 参数选择**

（1）常规扫描方位：横断面、冠状面、矢状面。

（2）常规扫描序列：横断面 $T_1WI$ FSE、$T_2WI$ FSE FS，冠状面 $T_2WI$ FSE FS/STIR、$T_1WI$ FSE，矢状面 $T_2WI$ FSE FS/STIR。如需增强可分别行横断面 $T_1WI$ FS、冠状面 $T_1WI$ FS、矢状面 $T_1WI$ 的增强扫描，注射对比剂 0.1 mmol/kg。

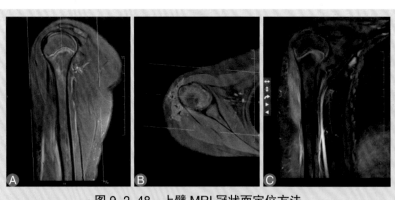

**图 9-2-48　上臂 MRI 冠状面定位方法**

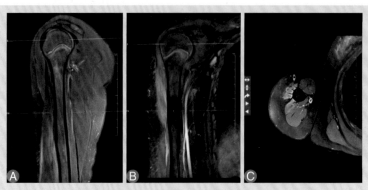

**图 9-2-49　上臂 MRI 横断面定位方法**

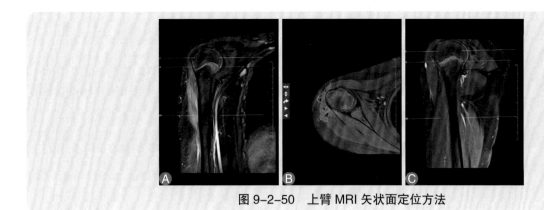

图 9-2-50　上臂 MRI 矢状面定位方法

（3）技术参数如下。

1）横断面：FOV 为 25 ～ 30 cm，层厚为 4 ～ 5 mm，间距为 1 mm，矩阵为 320×224。

2）冠状面：FOV 为 30 ～ 35 cm，层厚为 4 ～ 5 mm，间距为 1 mm，矩阵为 320×224。

3）矢状面：FOV 为 30 ～ 35 cm，层厚为 4 ～ 5 mm，间距为 1 mm，矩阵为 320×224。

4. 注意事项

为了保持受检者的舒适度，上肢自然伸直，置于身体的两侧，若不能伸直的受检者可用海绵垫适当垫高，调整至受检者舒适的位置。

上肢扫描由于太偏离主磁场的中心，可以适当增加激励次数以增加信噪比；如使用 FS 技术，脂肪信号抑制不均匀，可使用 DIXON 或 STIR 序列代替，但增强扫描不能使用 STIR 序列扫。

在扫描上肢或下肢时，其冠状面和矢状面需至少包含一个关节。

上肢（如上臂、前臂）通常行单侧扫描，下肢（如小腿、大腿）通常行双侧对称扫描（也可单侧）。如病变范围较小，又不需大范围扫描时，采用表面柔性线圈进行小范围扫描可获得良好的分辨力及对比度；如范围较大，则需使用体部相控阵线圈扫描，以加大扫描范围。

（六）小腿、大腿 MRI

1. 适应证

适用于骨关节创伤、骨关节肿瘤与肿瘤样病变、骨髓病变、类风湿性关节炎、肌肉软组织损伤或病变、肌肉软组织肿瘤。

2. 操作要点解析

（1）线圈：体部相控阵线圈。

（2）体位：仰卧位，足先进，身体与床体保持一致，遵循"三中心"原则（主磁场中心、线圈中心和扫描部位的中心尽量在一个点上）；在单侧扫描时，身体向健侧移动，使扫描部位尽量靠近主磁场及线圈的中心。

（3）定位位置：病变中点（线圈中心）。

（4）扫描基线：冠状面在横断面和矢状面上定位。在横断面上调整定位线，双侧对称扫描；在矢状面上调整定位线，使其平行于长骨长轴。两端尽量包全两端关节，如不能包含两侧，需至少包含邻近患侧关节，包括整个病变区域（图 9-2-51）。

矢状面在横断面和冠状面上定位。在冠状面上调整定位线平行于长骨长轴，在横断面及冠状面上找到显示病变最好的层面，需包括整个病变区域（图 9-2-52）。

横断面在矢状面和冠状面上定位，在冠状面及

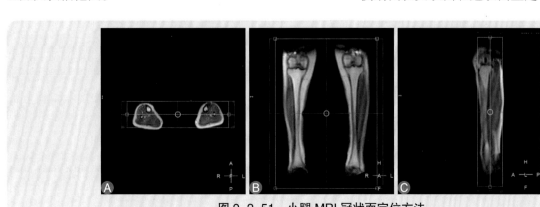

图 9-2-51　小腿 MRI 冠状面定位方法

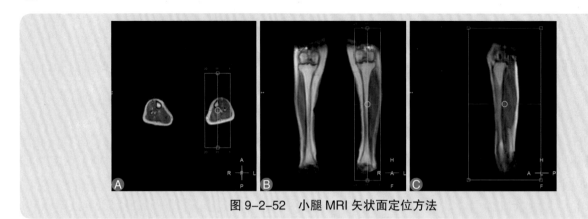

图 9-2-52 小腿 MRI 矢状面定位方法

矢状面上找到显示病变最好的层面，调整定位线，使其垂直于长骨的长轴，扫描范围需包括整个病变区域（图 9-2-53）。

**3. 参数选择**

（1）常规扫描方位：横断面、冠状面、矢状面。

（2）常规扫描序列：冠状面 STIR、$T_1WI$ FSE，矢状面 STIR，横断面 $T_2WI$ FRFSE FS、$T_1WI$ FSE。如须行增强扫描，可分别行横断面、冠状面、矢状面 $T_1WI$ 的增强扫描，注射对比剂 0.1 mmol/kg。

（3）技术参数推荐如下。

1）横断面：FOV 为 32 ~ 36 cm，层厚为 4 ~ 5 mm，间距为 1 mm，矩阵为 320×224。

2）冠状面：FOV 为 35 ~ 40 cm，层厚为 4 ~ 5 mm，间距为 1 mm，矩阵为 320×224。

3）矢状面：FOV 为 35 ~ 40 cm，层厚为 4 ~ 5 mm，间距为 1 mm，矩阵为 320×224。

**4. 注意事项**

为了保证受检者可以配合完成检查，应调整至受检者舒适的位置。

根据病灶的位置、大小，合理选择线圈、层厚、FOV、分辨力等。大范围扫描时脂肪抑制应使用 STIR 序列，小范围扫描时推荐使用 FS 序列。如使用 FS 脂肪抑制序列不均匀，可使用 STIR 序列代替，但增强不能使用 STIR 序列扫描。

对于下肢长骨如小腿、大腿，通常使用扫描范围较大的体部线圈行双侧对称扫描，以便左右对称观察。如病变范围较小又不需大范围扫描时，可采用表面柔性或正交线圈进行小范围扫描，可获得良好的分辨力及对比度；单侧小范围扫描时，选用扫描范围较小的线圈扫描。

在扫描四肢长骨如不能包全两侧关节时，其冠状面和矢状面至少需包含邻近病变的一个关节。在扫描四肢长骨时，回波链不宜太长；骨质及软骨具有短 $T_2$ 的特性，所以回波时间（echo time，TE）不宜过长。对于四肢长骨，建议频率编码方向设置为扫描短轴的方向，相位编码设置为扫描长轴方向，如图像伪影较严重，可以尝试改变编码方向。四肢长骨 DWI 的 b 值通常选择 600 ~ 800。

**（七）髋关节 MRI**

**1. 适应证**

适用于观察髋关节外伤、股骨头坏死、骨性关节炎，以及周围软组织损伤和水肿等。

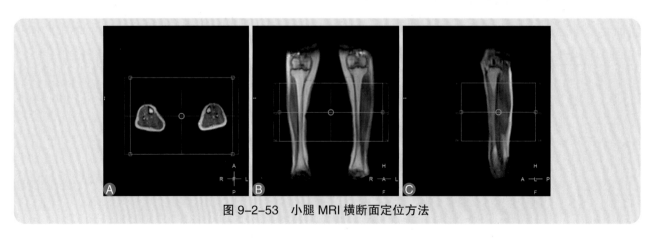

图 9-2-53 小腿 MRI 横断面定位方法

## 2. 操作要点解析

（1）检查前准备：检查前去除受检者身上的金属异物（包括磁疗内衣等），排空膀胱尿液以减小伪影。

（2）线圈：相控阵表面线圈或腹部线圈。

（3）体位：仰卧位，足先进，身体与床体保持一致，下肢伸直，自然放松，双脚尖并拢，用海绵垫固定减小运动伪影，使扫描部位尽量靠近线圈及主磁场中心，双侧对称扫描。用海绵垫压迫下腹部，以减轻呼吸运动伪影，双手上举，注意双手不要交叉为环路，佩戴耳机保护听力。

（4）定位位置：髂前上棘与耻骨联合连线的中点下 2 cm 水平（或者股骨大转子的位置）。

（5）扫描基线：横断面在矢状面和冠状面上定位。在冠状面上找到显示股骨头最好的层面，调整定位线，使定位线平行于两侧股骨头中点的连线，双侧髋关节对称扫描，扫描范围上至股骨上部髋臼，下至股骨大转子，需包括整个病变区域（图 9-2-54）。

冠状面在横断面和矢状面上定位。在横断面上找到显示股骨头最好的层面，定位线平行于双侧股骨头中点的连线；在矢状面上调整定位线，使定位线平行于股骨长轴。扫描范围前至股骨头前缘，

后至股骨大转子后缘结构，需包括整个病变区域（图 9-2-55）。

## 3. 参数选择

（1）常规扫描方位：横断面、冠状面、矢状面。

（2）常规扫描序列：横断面 $T_1WI$ FSE、$T_2WI$ FSE FS，冠状面 $T_2WI$ FSE FS、$T_1WI$ FSE，部分病例可加扫斜矢状面、3D $T_2^*$ GRE 等序列。如需行增强扫描，可分别行横断面 $T_1WI$ FS、冠状面 $T_1WI$ FS、矢状面 $T_1WI$ 的增强扫描，注射对比剂 0.1 mmol/kg。对于髋臼唇或关节软骨病变，可行 2D 或 3D FSPGR 扫描。

（3）技术参数：髋关节选择大 FOV，双侧对称扫描，FOV 为 35 ~ 40 cm，层厚为 4 ~ 5 mm，间距为 1.0 mm，矩阵 ≥ 320×224。单侧 3D FOV 为 16 ~ 20 cm，层厚为 1 ~ 2 mm，无间距。

## 4. 注意事项

为了保证受检者的舒适度，下肢自然伸直，若不能伸直，受检者可用海绵垫适当垫高。

髋关节一般行大 FOV 的大范围扫描，若需观察髋关节的细微结构，可用小线圈行单侧小 FOV 的高分辨力扫描。

如进行定位及定量分析时，需同时行髋关节的

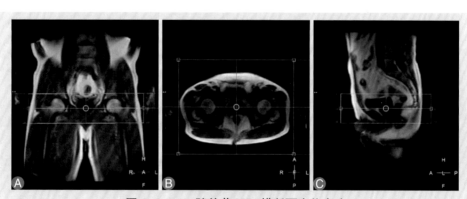

**图 9-2-54　髋关节 MRI 横断面定位方法**

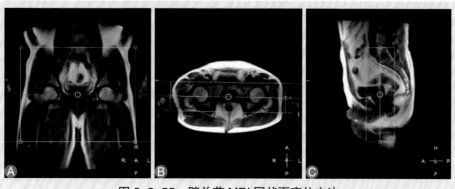

**图 9-2-55　髋关节 MRI 冠状面定位方法**

斜矢状面扫描。

### （八）膝关节 MRI

#### 1.适应证

适用于膝关节外伤、半月板及韧带损伤、滑膜积液、关节炎等。

#### 2.操作要点解析

（1）线圈：专用线圈或关节表面线圈。

（2）体位：仰卧位，足先进，身体与床体保持一致，下肢伸直，患侧置于床中心，膝关节自然放松，将膝关节外旋 15° ~ 20°，屈曲 10° ~ 15°，使扫描部位尽量靠近主磁场中心，用海绵垫固定，以减小运动伪影，佩戴耳机保护听力。

（3）定位位置：髌骨下缘。

（4）扫描基线：矢状面在横断面和冠状面上定位。在横断面上找到显示股骨内外髁最好的层面，定位线垂直于内外髁后缘的连线；在冠状面上调整角度，使定位线垂直于关节面，中心置于髌骨下缘。扫描范围包括股骨内外髁，需包括整个病变区域（图 9-2-56）。

冠状面在横断面和矢状面上定位。在横断面上找到显示内外髁最好的层面，定位线平行于内外髁后缘的连线；在矢状面上调整角度，使定位线平行于胫腓骨干，中心位置放置于髌骨下缘水平。若为屈曲受检者，定位线尽量与膝关节的走行一致。扫描范围由髌骨向后包括整个膝关节，需包括整个病变区域（图 9-2-57）。

横断面在矢状面和冠状面上定位。在矢状面上定位线垂直于髌骨后缘，在冠状面上调整角度，使定位线平行于关节面。扫描范围由髌上囊向下至胫腓关节面，需包括整个病变区域（图 9-2-58）。

#### 3.参数选择

（1）常规扫描方位：横断面、冠状面、矢状面。

（2）常规扫描序列：矢状面 PDWI FS、T$_1$WI FSE，冠状面 PDWI FS，横断面 PDWI FS。观察软骨可行 3D 梯度回波序列扫描（如 3D-WATS 等），若需行增强扫描，可分别行横断面、冠状面、矢状面 T$_1$WI FS 的增强扫描，注射对比剂 0.1 mmol/kg。

（3）技术参数推荐：膝关节选择小 FOV，高分辨力扫描，FOV 为 15 ~ 20 cm，层厚为 3 ~ 4 mm，间距为 0.5 ~ 1.0 mm，矩阵 ≥ 256 × 224。3D FOV 为 16 ~ 20 cm，层厚为 1 ~ 2 mm，无间距。

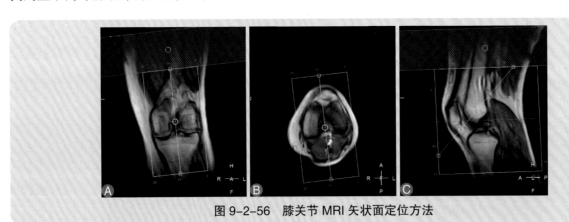

图 9-2-56 膝关节 MRI 矢状面定位方法

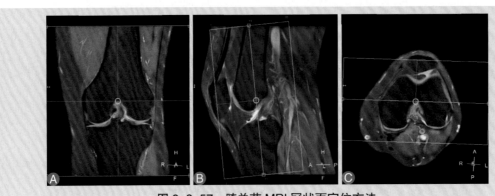

图 9-2-57 膝关节 MRI 冠状面定位方法

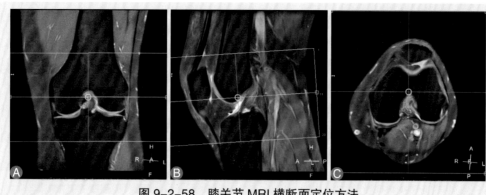

图 9-2-58　膝关节 MRI 横断面定位方法

**4. 注意事项**

保证受检者的舒适度，膝关节自然伸直，不必强调膝关节外旋 15° ～ 20°。

观察受检者的膝关节韧带，如诊断髌骨关节不稳定等疾病，需受检者尽量配合屈曲和外旋的体位设计。

观察半月板及韧带的情况，可进行 3D 各向同性扫描。

特殊要求可进行膝关节造影及膝关节动态 MRI 检查。

关节扫描 PDWI 序列的回波链不宜过长（8 ～ 10），否则会使图像模糊。

**（九）踝关节 MRI**

**1. 适应证**

适用于足踝关节运动损伤及外伤后、周围软组织肿胀、肌肉韧带损伤。

**2. 操作要点解析**

（1）线圈：专用线圈或关节表面线圈。

（2）体位：仰卧位，足先进，身体与床体保持一致，下肢伸直，患侧置于床中心，踝关节自然放松舒适，使扫描部位尽量靠近主磁场中心，用海绵垫固定，避免外旋。

（3）定位位置：内外踝连线。

（4）扫描基线：横断面在矢状面和冠状面上定位。在矢状面上找到显示关节面最好的层面，定位线平行于胫骨下缘关节面（如需观察肌腱应垂直于相应肌腱的走行）；在冠状面上调整角度，使定位线与关节面平行。扫描范围上至胫腓关节，下至跟骨下缘，需包括整个病变区域（图 9-2-59）。

矢状面在横断面和冠状面上定位。在横断面上找到显示内外踝最好的层面，定位线垂直于内外踝连线（或与跟骨长轴平行）；在冠状面上调整角度，使定位线平行于胫腓骨干（或垂直于关节面，如需观察肌腱，应平行于肌腱的走行）。扫描范围包括整个跟骨及内外踝和整个病变区域（图 9-2-60）。

冠状面在横断面和矢状面上定位。在横断面上找到显示内外踝最好的层面，定位线平行于内外踝连线（或垂直于跟骨长轴）；在矢状面上调整角度，使定位线平行于胫腓骨干（如需观察跟腱，扫描线应平行于跟腱的走行）。扫描范围包括跟骨、内外踝及整个病变区域（图 9-2-61）。

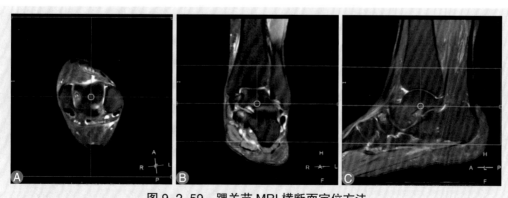

图 9-2-59　踝关节 MRI 横断面定位方法

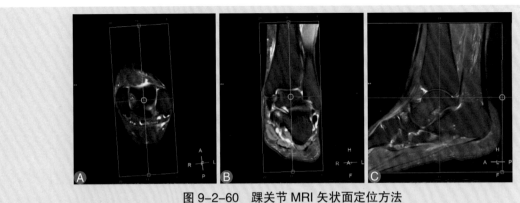

图 9-2-60 踝关节 MRI 矢状面定位方法

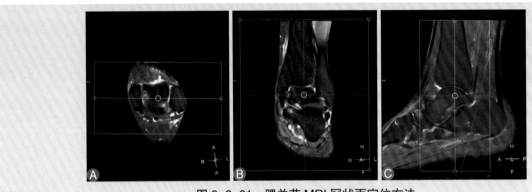

图 9-2-61 踝关节 MRI 冠状面定位方法

**3. 参数选择**

（1）常规扫描方位：横断面、冠状面、矢状面。

（2）常规扫描序列：横断面 PDWI FS 或 $T_2$WI FS，矢状面 PDWI FS、FSE $T_1$WI，冠状面 PDWI FS 或 $T_2$WI FS。部分病例可加扫 3D FSPGR 扫描，如需行增强扫描，可分别行横断面、冠状面、矢状面 $T_1$WI FS 的增强扫描，注射对比剂 0.1 mmol/kg。

（3）技术参数：选择小 FOV，高分辨力扫描，FOV 为 15 ～ 20 cm，层厚为 3 ～ 4 mm，间距为 0.5 ～ 1.0 mm，矩阵 ≥ 256×224。3D 层厚为 1 ～ 2 mm，无间距。

**4. 注意事项**

如肌腱与主磁场呈约 55° 夹角时会产生"魔角效应"，在胫骨后肌腱中常见。

关节扫描 PDWI 序列的回波链不宜过长（8 ～ 10），否则会使图像模糊，对细节的显示不佳。

**（十）足 MRI**

**1. 适应证**

适用于足踝关节运动损伤及外伤后、周围软组织肿胀、肌肉韧带损伤。

**2. 操作要点解析**

（1）线圈：专用线圈或通用表面线圈。

（2）体位：仰卧位，足先进，身体与床体保持一致，下肢伸直，患侧置于床中心，足自然放松，使扫描部位尽量靠近主磁场中心，用海绵垫固定，避免外旋。

（3）定位位置：足中心。

（4）扫描基线：横断面在矢状面和冠状面上定位。在矢状面上找到显示足部最好的层面，定位线平行于足长轴；在冠状面上调整角度，定位线平行于足长轴。扫描范围从距骨至跟骨，需包括整个病变区域（图 9-2-62）。

矢状面在横断面和冠状面上定位。在横断面上找到显示距骨最好的层面，定位线垂直于第 2 ～ 5 跖骨的连线（或与跟骨长轴平行）；在冠状面上调整角度，使定位线平行于足部长轴。扫描范围包括整个足部及内外踝，需包括整个病变区域（图 9-2-63）。

冠状面在横断面和矢状面上定位。在横断面上找到距骨最好的层面，定位线平行于第 2 ～ 5 跖骨的连线（或垂直于跟骨长轴）；在矢状面上调整角度，使定位线垂直于足弓。扫描范围从足背到足底，需包括整个病变区域（图 9-2-64）。

**3. 参数选择**

（1）常规扫描方位：横断面、冠状面、矢状面。

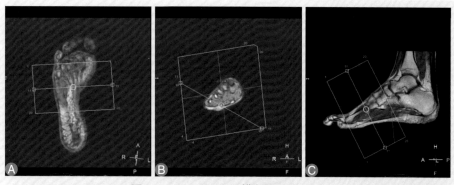

图 9-2-62　足 MRI 横断面定位方法

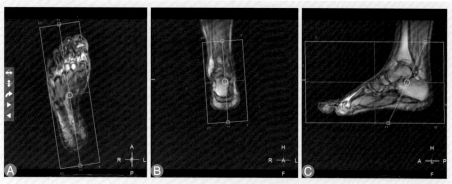

图 9-2-63　足 MRI 矢状面定位方法

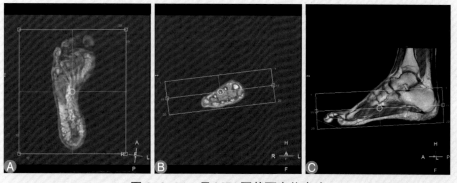

图 9-2-64　足 MRI 冠状面定位方法

（2）常规扫描序列：横断面 PDWI FS 或 T₂WIFS，矢状面 PDWI FS、T₁WI FSE，冠状面 PDWI FS 或 T₂WI FS。

部分病例可加扫横断面 T₁WI FSE 及冠状面 T₁WI FSE，如需行增强扫描，可分别行横断面、冠状面、矢状面 T₁WI FS 的增强扫描，注射对比剂 0.1 mmol/kg。

（3）技术参数：选择小 FOV，高分辨力扫描，FOV 为 20 ~ 25 cm，层厚为 3 ~ 4 mm，间距为 0.5 ~ 1.0 mm，矩阵 ≥ 256×224。

4. 注意事项

了解脚趾情况的受检者需加大 FOV 至 26 cm 或 28 cm，将病变范围包全。

当肌腱与主磁场约呈 55° 夹角时会产生"魔角效应"，在胫骨后肌腱中常见。

无专用线圈扫描，可使受检者足部平踩于线圈（通常采用脊柱相阵控线圈或 8 通道头线圈）中心进行扫描。

对于关节软组织、软骨，使用较短的 TE 和短回波链。

# 第三节　实践考核要点

## 一、MRI 实践操作思维导图

请扫码查看

## 二、MRI 实践操作考核要点

对 MRI 进行临床实践操作考核时，推荐使用 MRI 实践操作考核评分表（表 9-3-1），并结合思维导图中的重点内容进行综合考评。

表 9-3-1　MRI 实践操作考核评分表

| 考核项目 | 具体要求 | 分值 |
|---|---|---|
| 1. 开关机流程 | 正确掌握设备开机、关机 | 5 |
| 2. 设备故障处置 | 正确处置设备故障或网络问题 | 5 |
| 3. 核对受检者信息 | 核对受检者的姓名、年龄 | 10 |
| 4. 核对检查信息 | 恰当询问受检者的病情，核对受检者的检查部位和检查方式 | 10 |
| 5. 检查前准备 | （1）仔细排查 MRI 检查的禁忌证<br>（2）协助受检者正确着装，去除体外金属物品<br>（3）注重对受检者隐私的保护<br>（4）根据检查部位，进行呼吸训练 | 10 |

续表

| 考核项目 | 具体要求 | 分值 |
|---|---|---|
| 6. 体位设计 | （1）体位设计合理、准确<br>（2）正确定位扫描中心 | 10 |
| 7. 扫描参数选择 | （1）正确输入患者的身高、体重<br>（2）根据检查部位选择正确的扫描序列<br>（3）根据受检者的情况和病变情况调整序列参数 | 10 |
| 8. 图像质量控制 | （1）清晰显示受检部位的解剖结构，无伪影<br>（2）恰当地进行图像后处理，调节亮度、对比度等<br>（3）及时上传图像<br>（4）图像排版打印 | 10 |
| 9. 安全意识 | （1）防止发生各种磁共振安全问题<br>（2）摆位时面朝检查室门口<br>（3）对于危重或意识不清的受检者，需安排临床医师及家属陪同<br>（4）协助受检者上、下检查床<br>（5）进入操作间后持续关注受检者的情况 | 20 |
| 10. 消毒 | （1）在检查过程中正确进行手部消毒<br>（2）检查结束后，整理检查室，对检查床进行消毒 | 5 |
| 11. 能力考查 | （1）与受检者沟通的技巧<br>（2）增强受检者过敏现象的识别及妥善处理的能力<br>（3）运用所学知识，合理、灵活地解决检查过程中出现的问题 | 5 |
| 总分 | | 100 |

# 第十章
# 介入放射实践操作指南

# 第一节　一般要求

## 一、数字减影血管造影系统及辅助设备的认知

数字减影血管造影系统主要包括 X 射线发生系统（X 射线高压发生装置、X 射线管、准直器、附加滤过、自动曝光控制等）、图像采集及处理系统（影像接收系统、数字脉冲透视和采集控制系统、数字减影血管造影专用显示器）、机架及导管床（悬吊式和落地式机架、介入专用和外科手术导管床）、控制装置等子系统。

数字减影血管造影系统的常用辅助设备包括图像后处理工作站、图像存储工作站、心导管工作站、除颤仪、麻醉机、血管内超声波诊断仪、主动脉内球囊反搏仪、血流储备分数仪等。

## 二、数字减影血管造影系统的运维环境及注意事项

数字减影血管造影系统的运维环境包括操作间、手术间和设备间。

手术间和设备间室内温度一般应控制在（23±2）℃，湿度控制在 40% ~ 60%，温湿度的控制对于设备的正常运行尤为重要。有的数字减影血管造影设备特别要求手术间的温度控制在 18 ~ 22 ℃。

温湿度的波动、电流电压的变化冲击都有可能引发设备故障、零部件损害和使用设备寿命的缩短，非不可抗拒因素，应保持设备和设备的辅助设施，如水冷机、风冷机、空调、除湿机等全天候通电。定期检查空调系统，保证湿度和温度控制功能正常。保持设备（机柜、水冷机）及设备间、操作间、手术间的清洁，避免灰尘堆积。尽量不使用容易产生静电的针织品和一次性用品等。

禁止使用带有腐蚀性、挥发性的液体（如草酸/福尔马林等）清洁设备及机房。

电网倒闸、断电、维修前，变压器更换、电缆更换、配电箱维修前，需关闭设备。雷电多发期及多发地区注意防雷电。建议每周按正常步骤开关机一次，非紧急情况不建议强制关机。

按正常程序开机，开机后运行透视及曝光功能，确认设备正常运行后再进入介入诊疗过程。

关机前，确保血管造影图像已成功保存及传输

打印。关机后 30 分钟再关闭总电源。使用平板探测器的设备，建议不要关闭总电源，保持设备始终通电。严格按照系统要求预留时限联系设备厂商完成定期维护、保养及系统升级。

保证数字减影血管造影系统的运维环境可靠，需注意实施"六供十二防"。六供：提供可靠和充足的电源、地线、宽带、循环水、气源和维修空间。十二防：防鼠、防火、防水、防震、防潮、防冻、防干燥、防热、防酸、防磁、防霉、防尘。

## 三、数字减影血管造影系统的开启与关闭

不同品牌的数字减影血管造影系统有不同的开启与关闭程序，但总体原则大致相同。

1. 开启系统

（1）确保设备主开关已经打开且紧急关闭按钮处于未被激活状态。

（2）按规定时间持续按下系统控制台上的电源按钮，然后松开，系统开始自检，等到显示屏提示自检结束即可（一般需要 5 ~ 10 分钟）。

注意：①正常启动后方可进行介入诊疗，若持续不进入正常状态，可尝试重启系统，若问题还未解决，请联系设备维修人员；②在开机过程中，大部分设备主机会有防撞报警，当设备正常启动完毕后，该报警会自动消失。

2. 关闭系统

（1）调用主菜单中的关闭系统选项。

（2）点击相应对话框，并确认：①应用程序终止；②计算机的操作系统关闭；③系统关闭。

（3）有的设备会设置一键关机按钮，按要求按压即可。

注意：①再次强调平板探测系统需要温度维持，因而主机总电源不能关闭，若特殊情况需要关闭总电源，请在主机关闭 20 ~ 30 分钟后关闭总电源；②关机前请将机架复位，建议恢复到设备常规工作位。

## 四、数字减影血管造影系统运行故障的应急处置方法

数字减影血管造影系统及辅助设备相对复杂，在介入检查和治疗过程中出现各种设备故障是不可避免的，应建立和知晓故障应急预案和处理方法。

（1）启动故障致系统信息显示受限：重启系统，执行相关检查，优化系统资源。

（2）存储容量图标闪烁，存储空间受限：确保受检者信息传输或备份的情况下删除受检者图像，释放空间。

（3）机架活动未激活：自动或手动使机架达到工作位置。

（4）碰触保护被激活：反方向移开或远离障碍物，释放碰撞保护传感器。

（5）紧急制动按钮被激活：排除制动按钮后，再次按压紧急制动按钮并释放。

（6）制动开关在启动过程中意外或错误连接：检查操作杆、脚踏板、各触摸键是否按下，释放各相关按钮。

（7）系统提示变压器温度过高，电源消耗过多：停止或减少系统运动，检查环境条件，冷却系统。

（8）机架运动、导管床运动限制：重新建立机架、导管床与系统通讯。

（9）门机连锁启动致曝光停止：确认检查室门是否打开，检查门机连锁开关是否故障。

（10）脚闸、手闸曝光故障：检查手闸、脚闸是否粘连，与主机连接是否正常。

（11）系统正常，但显示器黑屏：成像系统［图像评估系统和（或）图像采集系统］可能关闭，重启系统。

（12）平板探测器冷却系统故障：检查冷却系统、冷却水箱系统状态。

（13）管球温度过高：暂停透视、采集，等待温度下降到允许曝光状态，同时检查环境状态。

（14）主准直器故障：一般复位（按压准直器控制模块按钮）后能自动恢复。

（15）高压注射器联动：检查注射器是否激活，检查联动信息状态。

（16）其他故障：注意查看操作手册，咨询相关专业工程师并报修。

### 五、介入诊疗受检者信息核对及信息导入操作流程指导

进行诊疗前，必须核对、确认并登记受检者信息，选择相应的诊疗程序。

（1）从网络列表导入受检者信息：从受检者的工作计划库导入受检者信息（一般 RIS 计划库会自动定期更新，从系统设置更新间隔时间）。从受检者浏览器选择登记表，在工作列表中确认并选择

要诊疗受检者的信息，添加需要补充的信息，登记并选择诊疗程序，开始诊疗。

（2）手动登记受检者信息：从受检者登记页面进入，核对并输入受检者信息，选择诊疗程序，开始诊疗。

（3）从本地列表中添加受检者信息：可以在本地数据库中预先登记当日所有计划诊疗的受检者信息，术前选择相应的受检者数据登记并进入诊疗程序。

## 第二节　实践操作指南

### 一、介入手术感染控制

（1）介入手术室需严格按照手术室的规范管理，严格执行《医院感染及消毒隔离管理制度》，严格划分污染区、清洁区、无菌区。介入手术室应设有机房、操作间、观察室、清洗室等。介入物品需摆放整齐，应有明确的标识，减少 X 射线散射，减少人员流动，并严格管控外来人员。

（2）介入医师、介入技师和介入护士应严格遵守其岗位职责，规范介入手术室的相关感染制度，提高感染控制意识，避免感染的发生。

（3）进入导管室必须按规定着装，佩戴口罩、帽子，更换室内拖鞋。非本室工作人员不得随意进入。实习生在带教老师的带领下方可进入，严格控制进入导管室的人员数量。

（4）介入手术中的感染预防：术前对受检者进行卫生知识和预防感染的宣教，缓解受检者术前的紧张情绪。对穿刺部位严格消毒，术中各项操作均需无菌进行，各种物品需准备充足，减少人员走动，缩短手术时间，减少术后感染的机会。

（5）手术废弃物的处理：利器放入专用利器盒；医疗物品（如注射器、输液器、辅料等）置入黄色医疗垃圾袋中；生活垃圾（如器材包装袋等）置入黑色生活垃圾袋中。

（6）遵守传染病防护法，正确使用防护用具，接种防护疫苗。

### 二、介入实践中辐射防护与安全

（1）介入实践中的辐射损伤：在介入诊疗过

程中处于介入诊疗区域内的人员都可能会受到不同程度的 X 射线辐射损伤。

（2）组织器官对辐射的敏感性：在介入诊疗过程中，对中高敏感组织在不影响手术操作的情况下需进行防护措施。

（3）熟知照射量、吸收剂量、比释动能、当量剂量的概念。

（4）建立合理的介入诊疗中的辐射防护体系。在满足临床需求的前提下，使介入诊疗区域内的人员所接受的辐射剂量和风险达到尽可能低的水平。

（5）了解数字减影血管造影辐射防护对医疗机构、数字减影血管造影设备和介入人员的要求。

（6）辐射防护的三项基本原则：实践的正当性、辐射防护的最优化、应用个人剂量限值。

（7）掌握数字减影血管造影实践中受检者的辐射防护与安全：①增加 X 射线管与受检者之间的距离；②缩短受检者与影像接收器的距离；③缩短透视时间；④采用低帧率的脉冲透视；⑤减少同一区域重复曝光；⑥减少不必要的斜位摄影；⑦避免或减少使用放大模式；⑧减少图像采集的帧数和次数；⑨使用准直器，使 X 射线束对准感兴趣区域。

（8）应特别重视数字减影血管造影实践中儿童的辐射防护与安全。

（9）数字减影血管造影实践中术者的辐射防护与安全：①介入诊疗的工作人员应当知道如何减少受检者的辐射剂量；②必须使用个人防护用品进行防护，如铅衣、铅眼镜、铅围脖；③使用时间 - 距离 - 屏蔽原则；④使用悬吊式铅屏或铅屏风；⑤介入诊疗人员的手部尽量在 X 射线的主射线束外；⑥注意在介入诊疗区域内的站立位置，非手术人员远离 X 射线管，减少停留时间；⑦X 射线管应在诊疗床下透视和采集；⑧开展个人剂量测量。

（10）数字减影血管造影实践中辐射防护与安全的其他要求：①应清楚介入手术对医患可能造成的辐射损伤及其性质；②应了解介入设备的输出参数，以及典型的医患受照剂量；③应记录介入手术中相应的技术参数；④应清楚降低医患受照剂量的方法；⑤应参加辐射防护方面的培训；⑥应设立核查制度，以便查明辐射所致的并发症及受检者以前接受介入诊疗的情况并随访；⑦应知晓可能会出现的放射损伤，并记录在知情同意书中；⑧所有介入设备生产商和供应商应提供放射防护设备、降低辐

射的技术方法、适当的辐射剂量显示设备。

## 三、介入专用高压注射器与对比剂的使用流程及注意事项

高压注射器由注射头、主控箱、操作面板、多向移动臂及移动支架组成。注射头由机械部分和电路控制两部分组成。

掌握注射头、控制台主要操作键的功能。

根据介入诊疗的需要设定高压注射器参数（对比剂注射流速、总量、压力及注射延迟）。

掌握高压注射器的使用流程。

了解对比剂的使用流程及注意事项。

## 四、介入图像的处理、传输与存储

（1）掌握常用的图像处理如下。

1）窗口技术。

2）再蒙片。

3）像素移位。

4）图像的合成或积分。

5）补偿滤过。

6）界标与感兴趣区的处理。

（2）图像传输与存储：数字减影血管造影主机产生的图像经 HIS/RIS/PACS 系统传输至后处理工作站进行存储和后处理等操作。

介入诊疗中产生的数字减影血管造影图像可通过主机光驱刻录至光盘中，但因年份久远，很多光盘病例易丢失，遂现改存入硬盘中统一整理保存。

（3）了解数字减影血管造影特殊成像技术：旋转数字减影血管造影技术、三维数字减影血管造影技术、实时模糊蒙片数字减影血管造影技术、步进数字减影血管造影技术、自动最佳角度定位数字减影血管造影技术、C 形臂 CT 技术、路图技术、虚拟支架置入术等。

（4）数字减影血管造影图像质量控制因素：设备因素、注射参数、受检者状态、造影技术。

## 五、介入诊疗的适应证、禁忌证及并发症

（1）适应证

1）血管性疾病：血管瘤、血管畸形、血管狭窄、血管闭塞、血栓等。

2）血管疾病的介入治疗、血管手术后随访等。

3）肿瘤性疾病：了解肿瘤的血供、范围及肿瘤的介入治疗，肿瘤治疗后的随访等。

4）结构性心脏病、冠状动脉疾病、冠心病和心肌缺血的诊断，冠状动脉疾病的介入治疗，心律失常导管消融术，结构性心脏病的诊断与介入治疗，起搏器植入术等。

5）血管外伤的诊断与介入治疗。

6）其他相关介入诊疗。

（2）禁忌证

1）碘过敏。

2）严重的心、肝、肾功能不全。

3）严重的凝血功能障碍，有明显出血倾向；严重的动脉血管硬化。

4）高热、急性感染及穿刺部位感染。

5）恶性甲状腺功能亢进、骨髓瘤。

6）女性月经期及妊娠3个月以内者。

（3）并发症

1）穿刺插管所致的并发症：暂时性动脉痉挛、局部血肿、假性动脉瘤、夹层动脉瘤、动静脉瘘、动脉切割、血管破裂、气栓形成、血栓形成、动脉粥样硬化斑块脱落、动脉栓塞、严重心律失常、导管在动脉内折断。

2）对比剂过敏所致的严重并发症：休克、惊厥、喉头水肿、急性肺水肿、急性肾衰、横贯性脊髓炎、癫痫和脑水肿等。

## 六、头颈数字减影血管造影

（1）体位设计如下。

1）颈内动脉：正位、水平侧位。

2）椎动脉：25°～30°汤氏位、水平侧位。

3）基底动脉：前后位、侧位。

4）颈部血管：常规正位、左45°斜位、右45°斜位。

（2）设置对比剂造影参数。

（3）图像优化措施、三维重建图像处理：双向摄影系统、立体摄影和旋转数字减影血管造影、放大摄影。

（4）头颈部血管解剖：颈内动脉及其分支、颈外动脉及其分支、静脉系统。

## 七、心脏与冠状动脉造影

（1）设置对比剂造影参数。

（2）冠状动脉造影常用检查体位如下。

1）左冠状动脉如下。

蜘蛛位：左主干及前降支、回旋支开口和分叉病变。

左肩位：前降支中远段及回旋支病变。

正头位：前降支近中段病变。

右肩位：前降支病变。

肝位：回旋支及前降支病变。

2）右冠状动脉如下。

左前斜位：右冠状动脉病变。

头位：左室后支、后降支及右冠状动脉远段。

右前斜位：右冠状动脉病变。

3）左心室造影：右前斜位30°或加头位20°～30°、左前斜位60°或加头位30°。

（3）心脏与冠状动脉血管大体解剖：心脏由房间隔、室间隔和房室瓣分成4个心腔，即左、右心房和左、右心室。冠状动脉分为左冠状动脉（前降支、回旋支）和右冠状动脉。

（4）各种参数测定及曲线分析做出定性和定量诊断：可通过测量软件测量长度及管腔面积等定性定量诊断。

## 八、胸部数字减影血管造影

（1）设置对比剂造影参数。

（2）体位设计如下。

肺动脉：正位，肺栓塞加摄斜位。

支气管动脉：正位，必要时加摄侧位或斜位。

锁骨下动脉、腋动脉、胸廓内动脉：正位，必要时加摄15°～30°斜位。

（3）胸部血管大体解剖：肺动脉、支气管动脉、肺静脉、支气管静脉、肋间动脉与静脉、胸廓动脉与静脉。

## 九、腹部数字减影血管造影

（1）设置对比剂造影参数。

（2）体位设计如下。

1）腹腔动脉、肝动脉：正位，必要时加摄左或右前斜位。

2）肾动脉：正位，必要时加摄左或右斜前位7°～15°。

3）肾上腺动脉：正位，必要时加摄左或右前斜位10°～20°。

4）胰腺的供养动脉、脾动脉、胆系供养动脉：正位，必要时加摄斜位。

（3）腹部血管大体解剖：腹部动脉系统及静脉系统。

## 十、四肢血管数字减影血管造影

（1）设置对比剂造影参数。

（2）体位设计如下。

1）上肢动脉和静脉造影：常规使用正侧位，按需求加摄不同角度的斜位。

2）下肢血管造影：常规使用正位，根据病情需要加摄其他体位。

（3）图像优化措施及补偿技术如下。

1）补偿过滤器（密度补偿）：因四肢动脉形状不同，X 射线成像区域密度相差大，需进行密度补偿。通常可用的滤器材料如铜板、铝板、铅板等。

2）四肢末梢血管，可术前加热被摄影部位（温热法或利用血管扩张剂药物等）。

3）下肢静脉造影：可在对比剂注入前在下肢的踝部上方加止血带。

## 第三节　实践考核要点

### 一、数字减影血管造影实践操作思维导图

请扫码查看

### 二、数字减影血管造影实践操作考核要点

数字减影血管造影实践操作考核要点（表 10-3-1）如下。

（1）掌握数字减影血管造影系统的构成。

（2）熟悉数字减影血管造影设备的开启与关闭。

（3）了解数字减影血管造影设备的应急处置方法。

（4）掌握受检者信息核对及信息导入操作。

（5）了解手术感染的控制要点。

（6）掌握介入辐射防护与安全要点。

（7）熟悉介入专用高压注射器的使用。

（8）掌握介入图像的处理、传输与存储要点。

（9）熟悉头颈数字减影血管造影的体位设计、系统解剖。

（10）掌握冠状动脉造影的适应证、禁忌证及并发症、常用体位、系统解剖及常用器械。

表 10-3-1　数字减影血管造影实践操作考核要点

| 内容 | 考核目标 | 理论考核要点 | 实践考核要点 |
| --- | --- | --- | --- |
| 介入诊疗技术 | 熟悉数字减影血管造影设备的构成及基本操作；熟悉头颈、心脏与冠状动脉、胸部、腹部、四肢血管的数字减影血管造影检查技术；熟悉数字减影血管造影常用的图像后处理方法；了解介入诊疗中辐射防护的基本原则与措施；了解手术感染的控制要点 | 数字减影血管造影设备的构成；数字减影血管造影检查的适应证、禁忌证、并发症等；冠状动脉造影技术参数、常用体位及大体解剖；数字减影血管造影图像处理、传输与存储要点；数字减影血管造影的设备应急处置原则 | 抽查数字减影血管造影设备操作；抽查常用介入诊疗图像后处理技术；抽查不同介入手术的参数选择、常用体位及数字减影血管造影图像解剖结构常用低剂量技术；受检者与医护人员的辐射防护要点 |

# 第十一章
# 毕业设计和答辩

毕业设计（论文）是完成专业培养目标的重要环节，是考核学生理论联系实际能力的重要指标。通过毕业设计（论文）的教学过程，培养学生的实践能力和创新精神，以及综合运用所学知识分析问题、解决问题的能力，适应高层次医学影像技术专业人才培养的需要。同时培养学生设计研究方案、收集加工各种信息、熟练进行数据处理、分析研究结果、撰写论文的初步能力。

# 第一节　毕业设计要求

医学影像技术专业本科学生在第4学年内，即实习期间必须完成一篇毕业论文，论文的写作应该贯穿整个实习过程。毕业设计（论文）工作由实践教学基地负责具体的组织与实施。

要求学生端正毕业设计（论文）过程中的学习态度，遵守出勤制度。这是学生第一次系统性地、相对独立地完成一项工作，锻炼价值很大。在就业、考研面试时，对方经常会询问毕业设计（论文）的情况。学生要严格按照毕业设计进度要求，按时提交阶段成果。

# 第二节　选题

## 一、选题原则

选题是关系到毕业设计（论文）工作质量的主要环节，选题的原则如下。

（1）符合专业培养目标，满足教学基本要求，能体现教学计划中对"三基"能力和知识结构的基本要求。

（2）选题的范围与难度适当，应符合学生知识和实践技能的要求。在保证达到教学基本要求的前提下，既要保证大多数学生能够在规定时间内，经过努力基本完成，得出结果或阶段性成果，又要保证少数优秀学生能够得到更好的培养、锻炼。

（3）课题力求与教师的科研密切配合、与学生的实习和社会实践相结合。少数题目也可以对某些专题进行比较深入的研究。

（4）课题一般以中小型为主，对于由几名学生共同完成的课题必须明确规定每名学生应独立完成的任务。课题应任务明确、要求具体、难度适当。

## 二、选题程序

（1）根据选题原则，指导教师提出拟做课题，经所在实践教学基地审核后，课题学生数量原则上按照1.5∶1的比例报送医学影像学学系审查（如题目的难度、工作量大小、可行性等），学系主任签字后，报学院教育教学委员会审批。

（2）题目经学院审批通过后向学生公布，确定后的题目不得随意变动。必须改变时，需上报所在学院，批准后方可改变。

（3）本着因材施教的原则，让学生在导师的指导下选题，采取自愿与分配相结合的办法，确定自己毕业设计（论文）的课题。由多个学生共同完成的课题，应明确各个学生独立完成的工作内容。

（4）选题、审题工作尽可能于进行毕业设计（论文）的前一个学期完成，以便学生准备。

# 第三节　实验设计与实施

毕业设计在实践教学基地指导教师与医学影像学学系教师的共同指导下完成。学生跟随指导教师做好毕业设计（论文）开题报告，实践教学基地将学生选题汇总交医学影像学学系备案。开题通过后进入毕业设计（论文）的实施阶段，包括文献调研、分析设计和毕业论文的撰写。

## 一、毕业设计（论文）开题

开题工作在学生根据个人情况选题后进行，可以由各实践教学基地独立开展，或请其他实践教学基地组织开题小组联合进行。开题工作应在审批备案后2周内完成。

## 二、毕业设计（论文）中期检查及要求

学生在毕业设计（论文）执行期间，学系领导、高年资专业教师、各相关医院教育处负责人要定期巡视和检查各医院毕业设计（论文）的情况，对实习生毕业设计（论文）的实施与进展进行管理和质量监控，如发现存在问题，需及时与所在科室领导取得联系、协调解决。

检查的内容主要有：①是否已完成与课题相关的 1 篇文献综述（约 3000 字）；②开题报告及论证意见；③实践教学基地是否具有完成相关课题的技术条件；④指导教师的业务能力；⑤课题所需的经费或试剂药品落实情况；⑥与完成课题有关的病例及标本收集情况。

# 第四节　论文撰写

医学影像技术专业本科学生在实习期间必须完成一篇毕业论文，论文的写作应该贯穿整个实习过程。毕业设计（论文）工作在首都医科大学和各临床医学院教育处的领导下，由各实践教学基地负责具体组织与实施。

撰写本科生毕业论文是本科生培养过程的重要环节和基本训练之一，必须按照确定的规范认真执行。指导教师应加强指导，严格把关。为规范首都医科大学本科生毕业论文形式，按照国家标准化管理委员会颁布的《科学技术报告、学位论文和学术论文的编写格式》，结合首都医科大学的实际情况，特制定相关要求（以下简称"毕业论文"）。

毕业论文按照"首都医科大学本科生毕业论文撰写与印制要求"书写，原始记录本上应有指导老师的检查记录及签名。论文的要求：题文相符，结构严谨，立论有据，资料可靠，方法先进实用，概念清楚，文字通顺，无错别字，约 5000 字。要求提交纸质版并制成多媒体形式进行交流。论文的撰写工作应在实习工作结束前完成。

## 一、毕业论文字数要求

撰写毕业论文应简明扼要，既能够全面、真实反映个人的学习过程及研究过程，达到申请相应学位的水平，又不能抄袭或搬用别人的研究成果或理论（正常的引用除外，但需注明出处，且引用不宜篇幅过长）。一般情况下，毕业论文的正文字数大约为（包括综述但不包括图表）10 000 字；根据学科特点，如无须撰写综述，字数可约为 5000 字。

## 二、毕业论文撰写文字语种

论文须采用中文撰写（英文摘要除外）。

## 三、毕业论文内容编排顺序及相关格式要求

**1. 封面**

要求使用统一格式的封面。

**2. 扉页**

采用统一格式（同封面），内容及要求如下。

（1）题目：概括整个论文的核心内容，简明扼要、准确明了、引人注目。一般不宜超过 25 个字。英文题目应与中文题目一致，置于中文题目之下，英文题目各实词的首字母应大写。

（2）作者姓名：如实并按照入学时备案姓名为准。

（3）指导教师：一律以学院备案并指定的指导教师为准，并写明指导教师的职称。

（4）专业：按在校获得的学位授权专业规范名称填写。

（5）学院名称：应署法定名称。

（6）完成时间：应采用大写形式标明完成时间：××××年×月，如"二〇〇五年三月"，不要写成"2005 年 3 月"。

（7）单位代码：×××××。

（8）密级：按照国家有关规定，学位论文密级划分为公开、内部、秘密、机密、绝密共 5 级。其中，密级确定为内部的论文，是指准备申请专利或技术转让，在理论、技术上有所突破且又尚未公布科研项目的论文。密级确定为秘密、机密或绝密的论文，是指论文背景源于保密科研项目、课题或内容涉及其他更高级别国家秘密的论文。学校对本科生毕业论文不建议设定其他密级，一般情况下均设定为公开，如确有需要，须学位申请人提出书面申请（主要说明保密原因及年限），指导教师签字后报所在学院主管领导对论文进行密级审定，由学院签发保密证明提交教务处，由学校保密委员会最终审定后，论文方可设定相应的密级。

**3. 毕业论文原创性声明及使用授权声明**

在上交毕业论文时，论文作者及指导教师必须用签字笔或钢笔签名。

**4. 目录**

全文定稿后，要按照不超过三级标题的原则列出文章目录。目录的文字部分左对齐，页码右对齐，

文字与页码之间加点线连接。

注：①摘要→前言（另起一页）；②结论→参考文献（另起一页）→文献综述（另起一页）→附录：数据图片（另起一页）→致谢（完）。

**5. 中文摘要与外文摘要**

（1）中文摘要一般约为500字，摘要末尾列出 3～5 个关键词。

（2）英文摘要上方应有英文题目，内容同中文摘要，摘要末尾列出关键词。

**6. 前言（引言、序言）**

内容应包括本研究领域的国内外现状，本论文所要解决的问题，该研究工作在经济建设、科技进步和社会发展等方面的使用价值和理论意义，论文使用的理论工具和研究方法，论文的基本思路和逻辑结构等。

**7. 正文**

正文为论文的核心部分，占主要篇幅。由于研究工作涉及的学科、选题、研究方法、工作进程、结果表达方式等有很大差异，可以有不同的写作方式。一般应包括材料、方法、结果与分析、讨论及结论等部分。根据专业特点，可加文献综述。要求实事求是、客观真切、准确完整、合乎逻辑、层次分明。

（1）图：应有"自明性"，即只看图、图题和图例，不阅读正文，就可理解图意。每幅图应有简短确切的题名，连同图号置于图下。曲线图的纵横坐标必须标注"量、标准规定符号、单位"。坐标上标注的量的符号和缩略词必须与正文中一致。照片均应是原版照片粘贴，或黑白、彩色打印，不得采用复印方式。照片应主题突出、层次分明、清晰整洁、反差适中。照片采用光面相纸，不宜用布纹相纸。对显微组织的照片必须注明放大倍数。

（2）表：表的编排一般是内容和测试项目由左至右横读，数据依序竖排，表应有"自明性"。每个表应有简短确切的题名，连同表号置于表上。表的各栏均应标明"量或测试项目、标准规定符号、单位"。表中缩略词和符号必须与正文中一致。如数据已绘成曲线图，可不再列表。

（3）公式：应另起一行居中，用 Word 中的公式编辑器进行编辑，一行写不下的长公式在等号或数字符号（如"+""-"）处换行，在下一行开头不重复这一符号。主要公式应用阿拉伯数字予以编号，公式编号用圆括号括起来放于公式右边行末，公式与编号之间不加虚线。公式编号既可采用全文统一编号，也可按章编号，但必须与图表编号方式一致。文中引用公式时，公式编号必须用圆括号括起来，如"见公式（25）"或"由公式（15.3）可见"等。

（4）单位：一律采用国家规定的法定计量单位，在使用惯用单位时，要在其后括号内标明相应的法定计量单位，单位符号一律使用国际通用符号（如 m、kg、s）；数字一律使用阿拉伯数字。

（5）技术术语：毕业论文中的科学技术术语，要采用全国科学技术名词审定委员会公布的科技名词或国家标准化管理委员会给出的名词，尚未编订或有争议的名词，可采用惯用名词。

（6）外文缩写：使用外文缩写时，要在首次出现处括号内给出含义说明，如计算机中央处理器（central processing unit，CPU）。

（7）外国人名：熟知的外国人名（如牛顿、爱因斯坦、达尔文、马克思等）使用标准中文译名，其余采用外文全名，不译成中文。

（8）国内机构名称：国内机构名称应使用全称，即便是熟知、惯用名称，也不可以使用缩略名称，如不能把"中国科学院"写成"中科院"。

（9）注释：毕业论文中需要加注释时，要采用页脚注形式，不要在文中加注释，也不要采用篇尾注释。注释超过一条时，要加注释编号，注释编号采用按页编号方式，换页重新编号。

**8. 文献综述**

为学生在广泛阅读某一主题的文献后，经过理解、整理、融会贯通、综合分析和评价而形成的一种不同于研究论文的文体。综述的目的是反映某一课题的新水平、新动态、新技术和新发现。从其历史到现状，以及存在的问题和发展趋势等，都要进行全面的介绍和评论，使阅读者不用查阅大量文献，就可迅速而全面地了解有关情况。

文献综述内容应与毕业论文研究课题密切相关。

**9. 参考文献**

为了反映论文的科学依据和作者尊重他人研究成果的严肃态度，同时向读者提供有关信息的出处，正文之后一般应列出主要参考文献。参考文献以20篇以内为宜，且在5年内公开出版或发行的为主。

参考文献按论文中引用顺序排列，依据《信息与文献参考文献著录规则》（GB/T7714—2015）编写。

参考文献中的标点符号：西文采用"半角标点符号＋空格"，中文采用"全角标点符号"形式。

10.附录

包括放在正文内过于冗长的公式推导、以便他人阅读所需的辅助性数学工具、重复性的数据图表、论文使用的符号意义、单位缩写、程序全文及有关说明等。附录不属于必需部分。

11. 致谢

对指导教师和给予指导或协助完成毕业论文工作的组织和个人表示感谢。内容应简洁明了、实事求是。对课题资助者应予感谢。

### 四、论文排版、印刷及装订要求

毕业论文使用 Word 文档排版。

（1）页面设置如下。

A4 纸页边距：上为 3.8 cm，下为 3.8 cm，左为 3.2 cm，右为 3.2 cm，装订线为 0 cm。页码范围：普通；页眉距边界 2.8 cm，页脚距边界 2.8 cm。页眉键入"首都医科大学本科生毕业论文"，宋体，小五号字，居中，置于页面上部；论文页码居中，置于页脚。

（2）文字大小：中文正文标题三号宋体加粗，各级标题小四号宋体加粗。论文引言、正文、结论部分为宋体小四号字，行间距为 1.5 倍；文中表格为宋体五号字。英文正文标题为三号 Times New Roman 加粗，英文摘要各级标题为小四 Times New Roman 加粗，参考文献中文为小四宋体，英文为小四 Times New Roman（论文层次序号及说明举例：一级 1　×××××顶格；二级 1.1　×××××顶格；三级 1.1.1　×××××顶格；四级 1.1.1.1　×××××顶格）。

（3）论文中图表、附注、参考文献、公式一律采用阿拉伯数字连续（或分章）编号。图序及图名置于图的下方；表序及表名置于表的上方。

（4）打印和装订：打印 A4 纸张，左侧装订。从目录开始，其后面的所有内容一律采用双面印刷；目录前的内容采用单面印刷。封面使用统一格式，157 g 白色光铜纸黑白打印。

（5）装订册数：应按照指导教师、论文评阅人、答辩委员等每人一本，报送教务处一份，根据所在学院、系和有关人员的要求，确定打印和装订册数，学院可根据需要自行设定印刷数量。

第五节　答辩

毕业论文答辩是一种有组织、有准备、有计划、有鉴定的比较正规的审查论文的重要形式。学生在完成毕业论文后，必须经过本学院或学系组织论文答辩。

### 一、预答辩

毕业论文在实践教学基地完成后，按照科研论文撰写的要求成文，经指导教师修改和审查后，由实践教学基地科室领导安排在科内进行预答辩，预答辩通过后，再回学院参加正式答辩。

### 二、论文答辩的组织与程序

（1）学生于实习结束时（论文已完成），约在每年的六月上旬，由实践教学基地返回学院，将毕业实习鉴定表、毕业论文及原始记录本交医学影像学学系审查。实习鉴定不及格，则不能参加论文答辩。

（2）学系根据论文的研究方向进行亚专业分类，一般分为多组研究方向，送交答辩委员会成员评阅，并填写"毕业论文评阅表"。

（3）答辩委员会人员至少有 5 名，主要由实践教学基地影像技术相关专业的专家组成。为保证毕业论文答辩的质量，答辩中应遵循指导教师回避原则。学校鼓励各专业聘请外单位专家参与答辩评审。

（4）全体毕业生必须参加答辩大会，学生根据毕业论文的方向分为多个小组，答辩可按下列顺序进行：①每位同学用多媒体、幻灯片报告论文 10～15 分钟；②答辩委员向学生提问，本组同学也可对论文答辩学生提问，根据提问的数量和质量及回答问题情况分别计入学生问答双方的答辩成绩；③在确认有论文原始记录本后，各答辩委员按评分标准评分；④综合各位答辩委员的意见，计算总分（以 100 分计），记入毕业论文（设计）成绩。

### 三、成绩评定

根据学生在毕业论文完成期间的态度、论文质量、论文答辩的情况综合评定，包括导师评定成绩、毕业论文评阅成绩及毕业论文答辩成绩。

# 第十二章
# 毕业技能考核

医学影像技术毕业技能考核是测试四年制医学影像技术学生在校技能学习和临床实习是否合格的重要手段，是评估医学影像技术技能教学的终末手段。良好的考核方案既适合临床影像技能的发展，又能考评学生的实际操作能力。毕业技能考核成绩是学生毕业成绩的重要组成部分。

# 第一节　考核内容

根据实习考核要求，参照2022年卫生专业技术资格考试大纲-西医类-放射医学技术（师）专业实践能力要求，毕业技能考核包括常规X射线检查技术、CT检查技术、MRI检查技术、数字减影血管造影检查技术。各学校可以根据专业培养目标和本校设备条件，制定和选择考核项目和具体的考核题目。

（1）常规X射线检查技术：常见体位X射线摄影（头颅、胸部、腹部、脊柱与骨盆、四肢与关节），X射线造影检查（泌尿系统造影），乳腺摄影检查。

（2）CT检查技术：颅脑检查，眼部检查，颈部检查，胸部检查，冠状动脉CTA，腹部检查，脊柱检查，四肢骨关节及软组织检查。

（3）MRI检查技术：颅脑检查，脊柱和脊髓检查，腹部和盆腔检查，骨、关节及肌肉系统检查。

（4）数字减影血管造影检查技术：头颈部造影技术，胸部造影技术，心脏和冠状动脉造影技术，腹部与盆腔造影技术，四肢造影技术。

# 第二节　考核方式

毕业技能考核考察毕业学生完成医学影像学检查的能力，一般来说，要在以下几个环节进行考核，并制定相应的评分标准。

（1）核对受检者信息：认真核对受检者的姓名、年龄、性别、检查目的等信息。

（2）了解适应证与禁忌证：了解受检者病史，是否有检查禁忌证。如果是增强检查，确认受检者没有对比剂不良反应的高危因素，签署对比剂知情同意书。

（3）设备的准备：根据检查需要，确认设备处于随时可用状态。

（4）受检者的准备：去除受检者检查部位上可能影响图像质量的任何异物，指导受检者采用恰当的体位和姿态进行检查，并做好局部合理防护。如果需要呼吸训练，要求受检者配合。

（5）影像学检查：根据检查需求和设备特点，设置检查参数，操作设备完成检查。

（6）数字图像处理与传输：处理所获得的检查影像，确认符合临床要求。将影像传输到存储服务器。

# 第三节　组织与实施

根据考核内容范围，按不同考核项目，分别设置若干考核题目。在每一个考核项目中随机抽取考核题目，按考核要求完成影像学检查的各个环节。由学院和临床教学基地共同指派考核教师，依据评分标准打分，给定学生考核成绩。考核计分表见表12-3-1。

表 12-3-1　考核计分表

学生姓名＿＿＿＿＿＿＿　　　学号＿＿＿＿＿＿＿

| 考核项目（打对勾） | 题目号 | 考核内容 | 满分 | 得分 |
|---|---|---|---|---|
| 常规X射线检查技术□ | | 核对受检者信息 | 10 | |
| CT检查技术□ | | 了解适应证与禁忌证 | 10 | |
| MRI检查技术□ | | 设备的准备 | 10 | |
| 数字减影血管造影检查技术□ | | 受检者的准备 | 10 | |
| | | 影像学检查 | 50 | |
| | | 数字图像处理与传输 | 10 | |
| 总分 | | | 100 | |

# 参考文献

[1] 郑晓林, 朱纯生. 现代X线投照技术学. 第1版. [M]. 北京: 世界图书出版有限公司, 2017.

[2] 于兹喜, 郑可国. 医学影像检查技术学. 第4版[M]. 北京: 人民卫生出版社, 2016.

[3] 李萌, 樊先茂. 医学影像检查技术. 第3版[M]. 北京: 人民卫生出版社, 2014.

[4] LAMPIGNANO J P, K L E. bontrager's textbook of radiographic positioning and relatedanatomy. 9th ed. [M]. Louis: Elsevier, 2018.

[5] 北京医学会放射技术分会, 中华医学会影像技术分会. 数字X射线摄影成像技术和影像质量综合评价专家共识[J]. 中华放射学杂志, 2022, 56(7): 734-744.

[6] 中华医学会影像技术分会, 中华医学会放射学分会. 乳腺影像检查技术专家共识[J]. 中华放射学杂志, 2016, 50(8): 561-565.

[7] 中华医学会影像技术分会, 中华医学会放射学分会. CT检查技术专家共识[J]. 2016, 50(12): 916-928.

[8] 中华医学会放射学分会头颈学组, 中华医学会影像技术分会辐射防护学组. 头颈部CT检查和辐射剂量管理专家共识[J]. 中华放射学杂志, 2020, 54(9): 827-838.

# 彩　插

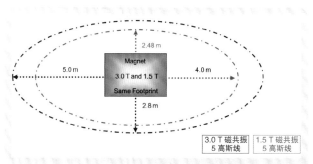

图 4-3-1　1.5 T、3.0 T 磁共振 5 高斯线示意影台

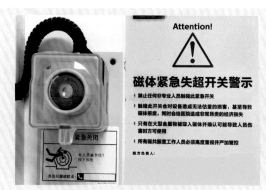

图 4-3-3　MRI 设备失超按钮

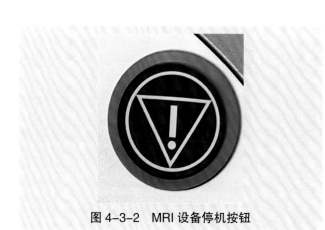

图 4-3-2　MRI 设备停机按钮

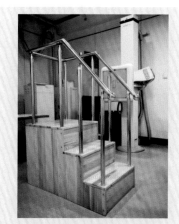

图 5-1-1　下肢负重位专用摄影台

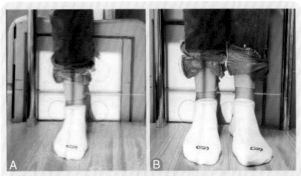

图 5-2-142　负重踝关节正位体位设计

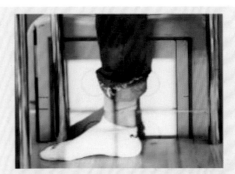

图 5-2-146　负重踝关节侧位体位设计

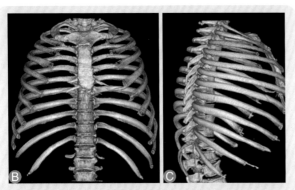

B. 肋骨 VR 图像；C. 肋骨 VR 图像显示病变位置的三维空间结构。

图 8-2-9　胸部 CT 重组方案及标准影像

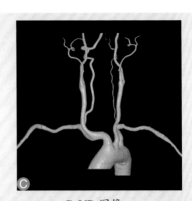

C. VR 图像。

图 8-2-24　颈部 CTA 标准影像

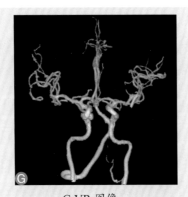

G.VR 图像。

图 8-2-23　颅脑 CTA 标准影像

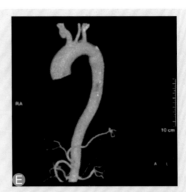

E. 容积再现可以更直观、立体地观察血管结构，追踪血管的起源及走行。

图 8-2-26　主动脉 CTA 重组方案及标准影像

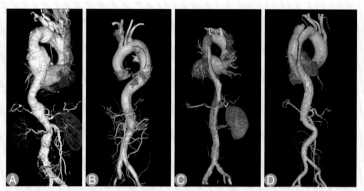

A.主动脉瘤；B ~ G.主动脉夹层：撕脱的内膜瓣呈线样的低密度影，将主动脉分为真、假两腔，一般情况下假腔大于真腔，对比剂的排空较真腔延迟。主动脉壁内侧可见明显的破口，多在主动脉壁近端，即主动脉根部、弓部或降主动脉近端。

图 8-2-27　主动脉瘤及主动脉夹层

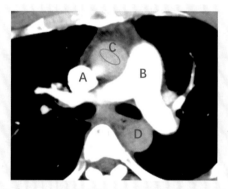

图中 C 易受 A、B 的干扰，且 C 位于上游，不宜设置过低的阈值（易导致扫描过早使检查失败），建议采用椭圆形监测点来增加感兴趣区与 A、B 的距离来提高抗干扰性；同理，D 位于下游，不宜设置过高的阈值。

图 8-2-28　监测点的设定

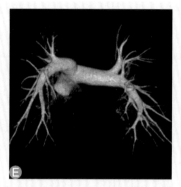

E.VR 图像可以更直观、立体地观察血管结构，追踪血管的起源、走行。

图 8-2-31　肺动脉 CTA 重组方案及标准影像

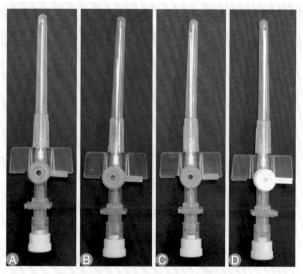

图 8-2-36　22 ~ 17G 套管针

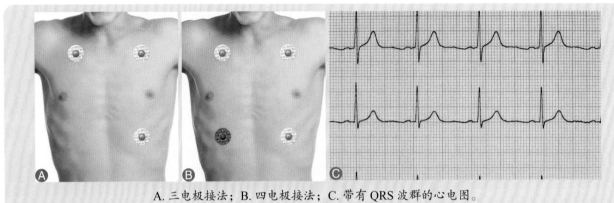

A. 三电极接法；B. 四电极接法；C. 带有 QRS 波群的心电图。

图 8-2-37　心电监护电极连接方式及正常心电图

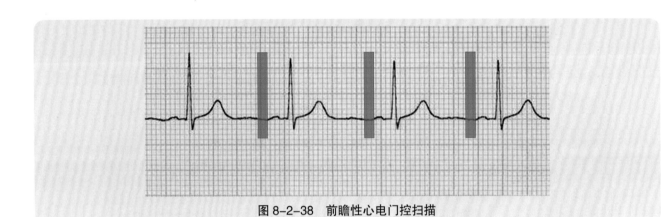

图 8-2-38　前瞻性心电门控扫描

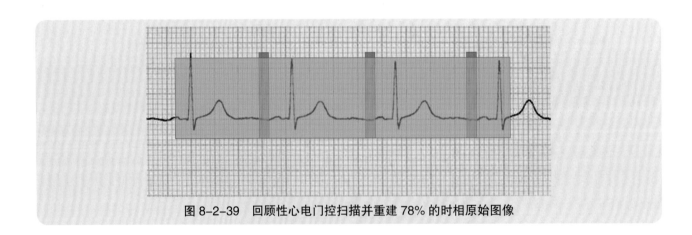

图 8-2-39　回顾性心电门控扫描并重建 78% 的时相原始图像

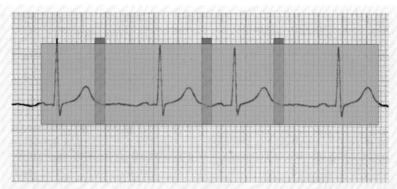

图 8-2-40　心律不齐的受检者回顾性心电门控扫描并 R 波后 300 毫秒绝对时相的重建图像

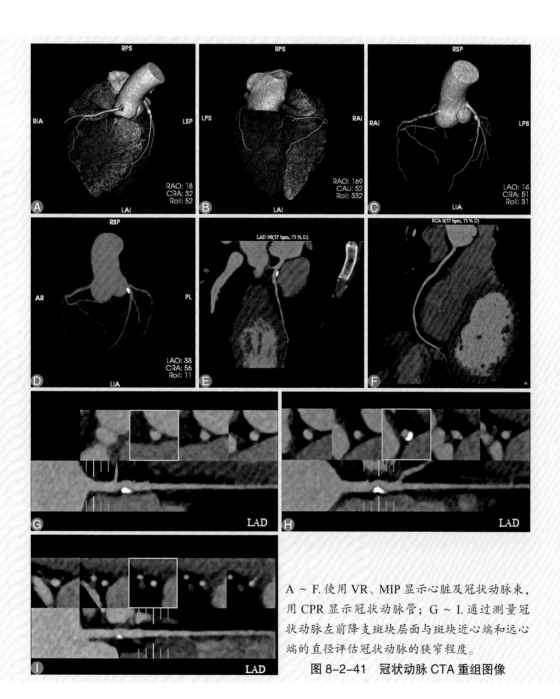

A ～ F. 使用 VR、MIP 显示心脏及冠状动脉束，用 CPR 显示冠状动脉管；G ～ I. 通过测量冠状动脉左前降支斑块层面与斑块近心端和远心端的直径评估冠状动脉的狭窄程度。

图 8-2-41　冠状动脉 CTA 重组图像

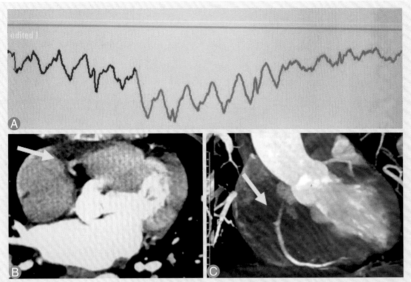

A. 系统未正确识别 R 波波峰位置的心电图；B、C. 提示冠状动脉显示不清（箭头）。

图 8-2-42　异常心电图及冠脉血管 CT 图像

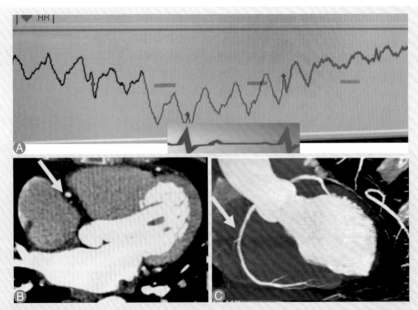

A. 根据一个正常心动周期用"纸片法"推测 R 波波峰位置；B、C. 编辑后冠状动脉显示效果明显改善。

图 8-2-43　异常心电图使用"纸片法"进行心电编辑后的冠脉血管 CT 图像

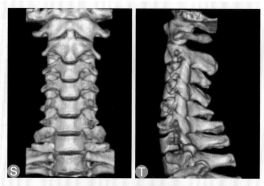

S、T. 分别为正位、侧位颈椎 VR 重组图像。

图 8-2-46 颈椎平扫 CT 重组方案及标准影像

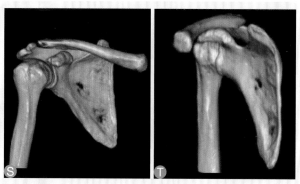

S、T. 分别为正位、侧位肩关节 VR 重组图像。

图 8-2-54 肩关节 CT 重组方案及标准影像

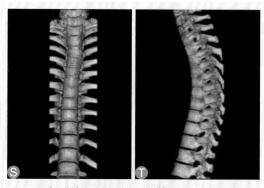

S、T. 分别为正位、侧位胸椎 VR 重组图像。

图 8-2-47 胸椎平扫 CT 重组方案及标准影像

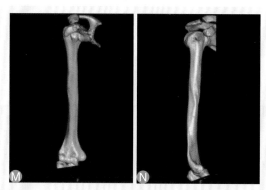

M、N. 分别为正位、侧位肱骨 VR 重组图像。

图 8-2-56 肱骨 CT 重组方案及标准影像

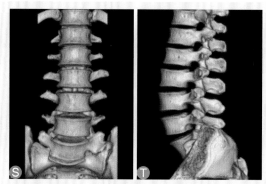

S、T. 分别为正位、侧位腰椎 VR 重组图像。

图 8-2-48 腰椎平扫 CT 重组方案及标准影像

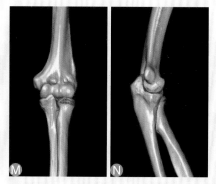

M、N. 分别为 VR 正位、侧位标准影像。

图 8-2-58 肘关节 CT 重组方案及标准影像

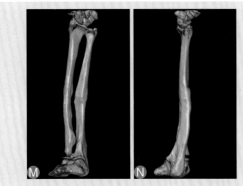

M、N. 分别为正位、侧位尺桡骨 VR 重组图像。

图 8-2-60 尺桡骨 CT 重组方案及标准影像

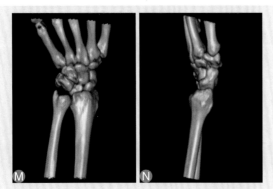

M、N. 分别为正位、侧位腕关节 VR 重组图像。

图 8-2-62 腕关节 CT 重组方案及标准影像

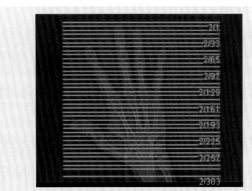

图 8-2-63 手 CT 正位定位像

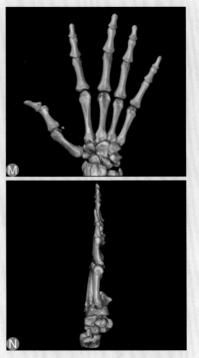

M、N. 分别为正位、侧位手 VR 重组图像。

图 8-2-64 手 CT 重组方案及标准影像

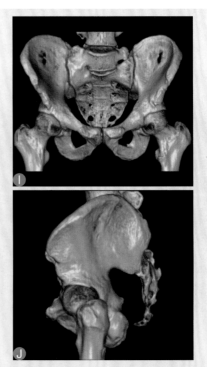

I、J. 分别为正位、侧位骨盆 VR 重组图像。

图 8-2-66 骨盆 CT 重组方案及标准影像

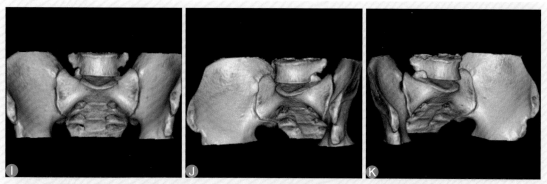

I、J、K. 分别为正位、左前斜位和右前斜位骶髂关节 VR 重组图像。

图 8-2-68　骶髂关节 CT 重组方案及标准影像

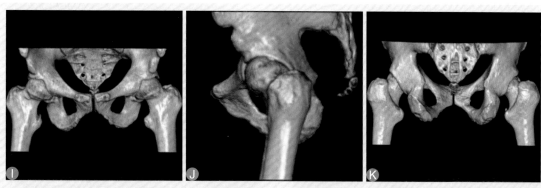

I ～ K. 分别为正位、侧位和背后位髋关节 VR 重组图像。

图 8-2-70　双侧髋关节 CT 重组方案及标准影像

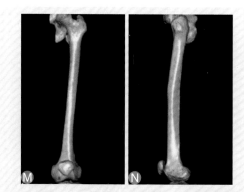

M、N. 分别为正位、侧位股骨 VR 重组图像。

图 8-2-74　股骨 CT 重组方案及标准影像

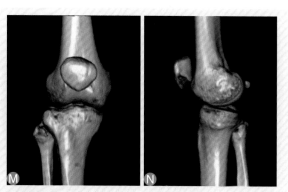

M、N. 分别为正位、侧位膝关节 VR 重组图像。

图 8-2-76　膝关节 CT 重组方案及标准影像

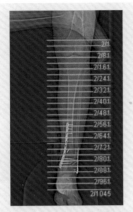

图 8-2-77 胫腓骨 CT 正位定位像

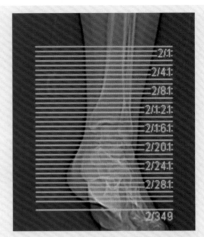

图 8-2-79 踝关节 CT 正位定位像

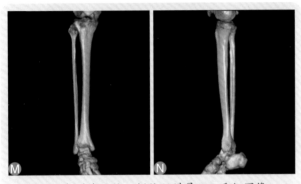

M、N.分别为正位、侧位胫腓骨 VR 重组图像。

图 8-2-78 胫腓骨 CT 重组方案及标准影像

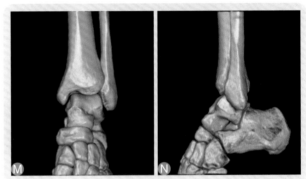

M、N.分别为正位、侧位踝关节 VR 重组图像。

图 8-2-80 踝关节 CT 重组方案及标准影像

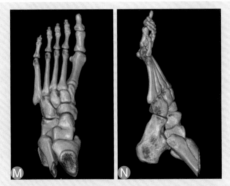

M、N.分别为正位、侧位足 VR 重组图像。

图 8-2-82 足 CT 重组方案及标准影像示意

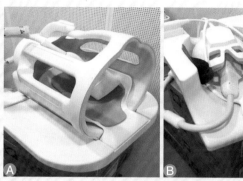

A. 颅脑 8 通道相控阵线圈；B. 眼眶 8 通道相控阵表面线圈。

图 9-2-3　MRI 检查线圈

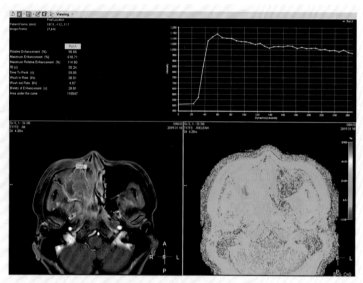

图 9-2-10　鼻窦动态增强图像

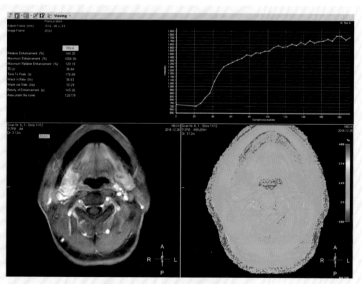

图 9-2-15　颈部动态增强扫描

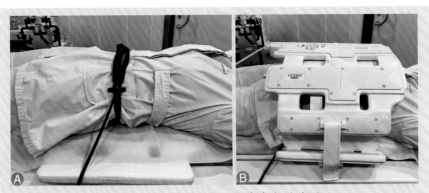

A. 呼吸门控捆绑方式；B. 腹部相控阵线圈。

图 9-2-16　肝胆胰脾、肾脏、肾上腺 MRI 呼吸门控和线圈的使用方法

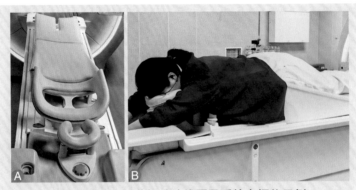

图 9-2-28　磁共振乳腺线圈及受检者摆位示例